全国中医药行业高等教育"十四五"创新教材

医学影像物理学

（供医学影像技术、医学检验技术、生物医学工程等专业用）

主 编 章新友

全国百佳图书出版单位
中国中医药出版社
·北 京·

图书在版编目（CIP）数据

医学影像物理学/章新友主编 . —北京：中国中医药出版社，2022. 12
全国中医药行业高等教育"十四五"创新教材
ISBN 978-7-5132-7979-6

Ⅰ.①医…　Ⅱ.①章…　Ⅲ.①影像诊断-医用物理学-医学院校-教材　Ⅳ.①R445

中国版本图书馆 CIP 数据核字（2022）第 235735 号

中国中医药出版社出版

北京经济技术开发区科创十三街 31 号院二区 8 号楼
邮政编码　100176
传真　010-64405721
三河市同力彩印有限公司印刷
各地新华书店经销

开本 787×1092　1/16　印张 16. 5　字数 366 千字
2022 年 12 月第 1 版　2022 年 12 月第 1 次印刷
书号　ISBN 978-7-5132-7979-6

定价　66. 00 元
网址　www. cptcm. com

服 务 热 线　010-64405510
购 书 热 线　010-89535836
维 权 打 假　010-64405753

微信服务号　zgzyycbs
微商城网址　https：//kdt. im/LIdUGr
官 方 微 博　http：//e. weibo. com/cptcm
天猫旗舰店网址　https：//zgzyycbs. tmall. com

如有印装质量问题请与本社出版部联系（010-64405510）

全国中医药行业高等教育"十四五"创新教材

《医学影像物理学》编委会

编写说明

21世纪，随着计算机技术在医药领域的广泛应用，医学影像技术得到了快速发展，医学成像与处理技术已成为医药学人才必备的知识。近年来，全国高等医药院校按照教育部有关文件精神，不仅在医学影像技术专业的本科生中开设了作为必修课程的医学影像物理学，有的高校还为医学检验技术、生物医学工程和计算机科学与技术等本科专业开设本课程。作为医学影像技术的专业人才，掌握医学影像成像与处理技术是十分必要的，也是今后从事专业工作的必需知识。本书作为全国中医药行业高等教育"十四五"创新教材，参照医学影像物理学课程的教学大纲，由来自全国十余所从事医学影像物理学课程教学和研究的一线教师、专业技术人员参与撰写。

本教材除可供医学影像技术等本科专业的学生使用外，也可供医学检验技术、生物医学工程和计算机科学与技术等本科专业学生使用，还可作为医药工作者的参考书。

本教材在介绍医学影像成像及处理技术的发展、医学影像及处理技术基础和医学成像原理的基础上，力求与医学临床相结合，在保证教材科学性、系统性的前提下，重点介绍医学图像处理技术，医学图像重建与可视化，医学图像的压缩、存储与传输、医学图像处理软件与医学图像应用等内容。在医学图像处理软件与医学图像应用中介绍了数字化人脑图谱技术、数字化虚拟人体和舌象图像，以及图像指导治疗、手术计划和导航、远程医学诊断、医学虚拟现实等医学图像的最新应用成果。每章后面有"本章小结"，并有丰富的习题，以便学生课后复习。

本教材在编写过程中得到各参编高校和中国中医药出版社的支持，以及全国各兄弟院校同行的帮助，在此表示感谢！希望广大师生能及时反馈教材中存在的不足，以便今后再版时修订提高。

《医学影像物理学》编委会
2022年5月

目　录

第一章　医学影像成像技术的发展 ▷▷▷▷

教学目标：

通过本章的学习，熟悉医学成像及图像处理技术的发展过程和趋势，了解医学成像及图像处理技术的未来展望。

教学重点和难点：

●成像技术与处理技术的基本概念。

●成像技术的发展与展望。

●图像处理技术的发展与展望。

医学图像研究可以分成两大部分：医学图像成像技术（medical imaging）研究、医学图像处理与分析，两者包含了更广泛的研究内容。医学图像成像技术研究包括图像传感器阵列研究，新成像原理、新成像模式研究，高分辨率、高性能显示器件研究，图像感知、观察性能及评估。这些内容都属于如何将实际人体信息转换为计算机的二进制数据问题。这些数据是通过传感器获取的测试数据，经过一定的重建算法把这些数据转换成与二维图像像素或三维体数据对应的原始图像数据集。这种图像重建是通过重建算法成像的重建，与基于断层扫描数据得到三维集合的形态图像重建不同。

医学图像处理与分析包括图像增强技术、图像分割技术、图像配准技术、图像显示技术、图像指导治疗、图像引导手术、医学虚拟环境。这部分内容统称为医学图像后处理（post-processing）及其应用。

第一节　医学影像技术的发展

医学影像技术是利用专门成像机制的设备，以无创性方式获取人体内部结构信息的学科，包括 X 线成像技术［含 X 线透视、摄影、数字 X 成像和计算机 X 线断层扫描（computed tomography，CT）］、超声成像技术、磁共振成像（MRI）技术、核医学技术等。自 X 线成像技术应用于医学诊断以来，逐渐形成了获取影像和利用影像进行诊断的分工与合作。随着数字时代的到来，大影像学科的形成，影像技术也从单纯 X 线摄像发展到综合影像技术，成为医工结合、致力于医学影像获取、处理方法与质量控制研究的学科。数字时代的影像技术是研究如何正确和充分地使用设备，克服不利因素，在尽量减少患者痛苦和损伤的情况下，快速获取真实、直观、满足临床需要的影像，这已经成为当前研究的重点。

一、第一张人体影像照片

1895 年 11 月 8 日，伦琴在维尔茨堡大学实验室中研究阴极射线的穿透力时，发现在暗室中旁边涂有氰化铂钡的荧光屏上，似乎也发出点蓝白色的光。阴极射线泄漏是不可能的，伦琴将放电管用黑纸板层层裹住，但是外面的镀有铂氰化钡的纸依然发出明亮的荧光，不管镀层是面向放电管还是背向放电管均一样。断电时，荧光不见了。在放电管与镀层间放置不同厚度的纸板、木板、玻璃均不能阻挡镀层发出荧光；而 15mm 厚的铝片只使荧光减弱，只有铅玻璃阻挡效果才感明显。若将手放在荧光屏前，可在屏上见到手骨阴影和淡淡的外围组织轮廓。伦琴断定产生荧光的根源在于放电真空管内，而且就在阴极射线轰击真空管玻璃之处。他认为这是一种新的未知射线，遂

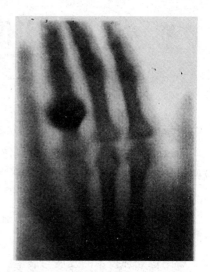

图 1-1 伦琴夫人戴戒指的手 X 照片

将其命名为 "X 射线"，后来将夫人的手放到照相底板上用 X 射线照了一张照片，这是人类史的第一张 X 射线照片，伦琴亲自在照相底板上用钢笔写上 1895/12/22，上面还有他们的结婚戒指，如图 1-1 所示。

二、医学成像技术的发展

（一）医学 X 射线成像技术的发展

X 射线的发现对医学的发展具有划时代的意义。X 射线发现不久，就被人们应用到临床。从伦琴发现 X 射线到现在的一百多年时间里，射线影像设备一直在朝着不断满足人们需求和方便人们使用的方向发展。在刚开始的阶段，X 射线检查仅仅被应用在密度差别较大的骨折和体内异物的诊断上。随着各种造影剂的发明和使用，X 射线检查由人体局部对比的检查，逐步应用于人体各部分的检查，大大扩展了检查范围。

由于物理学、电子学、工程学、化学和计算机等学科的进步和发展，尤其是在 X 射线影像设备中得到了广泛应用，X 射线产生的影像在可见性和可控性等方面都有了显著的进步，特别是计算机数字图像处理技术及其相关技术的发展和应用，使 X 射线影像设备数字化得以实现和发展。

传统 X 线摄像是以胶片为介质，集影像采集、显示、存储和传递功能于一体。因此，其中某一功能的改进不能单独进行，新技术难以得到应用。数字成像技术则将这些功能分解成不同的独立单元，从而可对每一功能进行单独最优化，使 X 线摄像进入了一个崭新的境界。

计算机断层扫描（CT）是计算机技术与 X 线检查技术相结合的产物。早在 1917 年

奥地利数学家 J. Radon 利用数学理论证明利用 X 射线投影值可以重建物体的二维或三维图像。1971 年英国 EMI 公司工程师 Hounsfield 成功研制了世界上第一台头部 CT 扫描仪,以后又出现了全身 CT、螺旋 CT 和超高速 CT 等。X-CT 是运用一定的物理技术,测定 X 线在人体内的衰减系数,通过一定的数学方法,经电子计算机处理,求解出衰减系数值在人体某剖面上的二维分布矩阵,再应用电子技术把此二维分布矩阵转变为图像画面的灰度分布,从而实现断层重建医学影像的技术。CT 把计算机技术引入医学成像,开创了数字影像的先河,为医学影像学带来了一场深刻的革命。CT 的特点:一是体层影像;二是密度分辨率大幅度提高。随着多层螺旋 CT(multi-slice CT,MSCT)的发展,同时具备了快速、薄层、长距离、X 线利用率高四大优势,实现了有临床实用价值的各向同性扫描。通过后处理技术,不仅能够从冠状面、矢状面及任意角度、任意层面观察解剖形态,而且可以三维立体地显示各种解剖结构,彻底改变了 CT 只能显示横断层面的局限,使 CT 的应用达到了一个更新的境界。

(二) 医学超声成像技术的发展

医学超声诊断技术起源于 20 世纪 40 年代,1950 年代应用到临床上,1960 年代得到进一步发展,1970 年代得到广泛应用,1980 年代后与计算机技术相结合,随着计算机、通信、微电子、图像等相关技术迅猛发展,医学超声诊断技术日益精臻。

用于医学上的超声频率为 2.5~10MHz,常用的是 2.5~5MHz。超声在介质中传播的速度因介质不同而异,在固体中最快,液体中次之,气体中最慢。在人体软组织中约为 1500m/s。超声仪器有 A 型超声诊断仪、M 型超声诊断仪、B 型超声诊断仪(B 超),如图 1-2 所示,还有彩超(彩色多普勒血流显像仪),如图 1-3 所示。彩超属于实时二维血流成像技术,可在同一时间内获得多个回波信号,并对回波信号进行处理,获得速度大小、方向及方差信息,同时滤去迟缓部位的低频信号,再将提取的信号转变为红色、蓝色、绿色的色彩显示。尤其是利用先进的实时二维彩色超声多普勒系统,使血流图像和 B 超图像同时显示,即 B 型超声图像显示血管的位置而多普勒测量血流,这种 B 型和多普勒系统的结合能更精确地定位任—特定的血管。

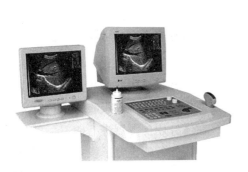

图 1-2 B 超

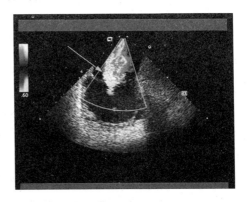

图 1-3 彩色多普勒

（三）医学核磁共振成像技术的发展

核磁共振（nuclear magnetic resonance，NMR）是由美国斯坦福大学的布洛赫 Felix Bloch 和哈佛大学的珀塞尔（Edward Purcell），在 1946 年分别同时发现。因此，两人获得了 1952 年诺贝尔物理学奖。它是将人体置于特殊的磁场中，用无线电射频脉冲激发人体内氢原子核，引起氢原子核共振，并吸收能量。在停止射频脉冲后，氢原子核按特定频率发出射电信号，并将吸收的能量释放出来，被体外的接收器收录，经电子计算机处理获得图像，称为核磁共振成像。20 世纪 80 年代初 NMR 成像用于临床，为了与放射性核素检查相区别，改称为磁共振成像（magnetic resonance imaging，MRI）。MRI 设备如图 1-4 所示。

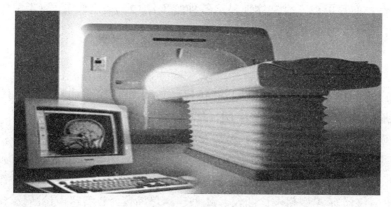

图 1-4　MRI 设备

医疗卫生领域中的第一台 MRI 设备产生于 20 世纪 80 年代，2021 年在我国县级及以上的医院得到了普及。MRI 的最大优点是无伤害性。与 1901 年获得诺贝尔物理学奖的普通 X 线或 1979 年获得诺贝尔生理或医学奖的 CT 相比，MRI 并非利用电离辐射成像。但是，体内有磁金属或起搏器的患者却不能用 MRI 检查，因为它们的磁场太强；而且，患幽闭症的患者也不宜用 MRI 检查。

（四）医学核素成像技术的发展

放射性核素成像（radio nuclide imaging，RNI），是一种利用放射性核素示踪方法显示人体内部结构的医学影像技术。放射性核素显像主要是功能性显像，可以进行功能性的量化测量。由于体内不同组织和器官对某些化合物具有选择性吸收的特点，故选用不同的放射性核素制成的标记化合物注入体内后，可以使体内各部位按吸收程度进行放射性核素的分布，再根据核素衰变放射出射线的特性，在体外用探测器进行跟踪，就可以间接获得被研究物质在生物体内的动态变化图像。核素成像包括正电子发射型计算机断层成像（positron emission computed tomography，PET）、单光子发射计算机断层成像（single photon emission computed tomography，SPECT）和 γ 照相机。

各类影像系统的功能和适宜检查的范围是不同的。以脑部成像为例，脑结构的确定可以用 X-CT 和 MRI 图像来完成，不过单独使用 CT 和 MRI 都不能获取脑及周围结构的全部结构性定义，两者配准后可以提供全部脑结构三维定位的体图像，只是在空间分辨率和三维覆盖范围上有一定限制。脑的功能性成像首先是采用核医学技术，包括 SPECT 和 PET 成像，使用特定的放射学同位素来测量脑部血容量（CBV）、脑血流（CBF）及局部代谢，由于这些设备的低分辨率大大限制了特定结构中功能的准确定位，使得有效性受到限制，而功能性 MRI 成像方面的最新进展，提供了无损伤的关于脑功能特征的成像技术。

21 世纪的影像技术学已经是多种学科发展的综合，因而具有与多种学科交叉的优势。只有不断地在边缘与交叉领域谋求发展，才可能把握学科发展的方向；只有立足于现代高科技与医学的交叉点，才能不断扩展影像技术的研究空间；只有不同学科之间相互学习、相互启发和交流，才能有效推进医学科学的发展。

第二节　医学图像技术发展概况

图像是一个很古老的事物，早在原始社会，人类的祖先就通过画图来表达他们的思想和进行信息传递。医学是关系到亿万人身心健康的一门重要学科，医学的发展水平是一个国家综合国力的重要标志。西医学离不开医学图像信息的支持，西医学成像技术在很大程度上依赖于计算机的应用。在医学成像中，人体、器官或器官局部的图像是通过放射等物理手段生成的，图像生成后，必须进行显示以供解释，需要时则通过计算机精细地处理和测量图像。

一、医学图像处理的提出

随着计算机技术的不断发展，西医诊疗学已经与医学图像处理技术结合得越来越密切。从 20 世纪 20 年代开始，人们已经开始了图像处理技术的研究，然而直到 20 世纪 60 年代，随着第三代计算机产生之后，图像处理技术才得到了不断发展和普遍应用。医学图像处理技术涉及的内容很多，主要包括医学成像技术、医学图像重建与可视化技术、医学图像增强技术、医学图像分割技术、医学图像配准、图像的压缩与存储技术。在上述研究内容中除医学成像技术外，其余的又被称为图像后处理技术。所谓图像后处理，是指对获取的图像进行处理，使之满足各种需要的一系列技术的总称。本章节以下部分内容所指的医学图像处理指的是图像后处理技术。

目前的医学影像学检查手段如 CT、MRI、超声等都可以产生数字图像，在此基础上，利用计算机技术对图像进行再加工，并从定性到定量对图像进行分析的过程称为医学图像处理技术，其应用的意义在于增强图像的显示能力，提高疾病诊疗准确率与医学图像数据的应用价值。图 1-5 为人体医学图像研究的结构框图，虚线左边部分为成像技术要解决的问题，右边部分为图像处理与分析技术要解决的内容。

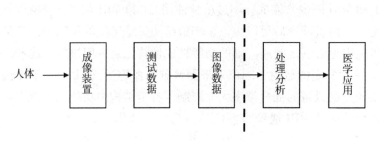

图 1-5　医学图像研究框图

二、医学图像处理技术的发展

过去几十年，各种各样新的医学成像技术在临床中应用，使得医学诊断和治疗技术得以迅猛发展。CT、超声成像（US）、MRI、PET、SPECT、数字减影血管造影（DSA）等都取得了良好的应用效果。在提高影像设备获得图像能力的同时，图像的后处理也成为人们关注的另一个焦点。

（一）图像分割技术的发展

图像分割是指将图像中具有特殊含义的不同区域分开来，这些区域是互相不重叠的，每一个区域都满足特定区域的一致性。自 20 世纪 70 年代起，图像分割技术就一直受到人们的高度重视，至今已提出上千种分割算法。然而，由于尚无通用的分割理论，现提出的分割算法大都是针对具体问题的算法，并没有一种适合所有图像的通用分割算法。另外，研究者也没有制定出选择分割算法的标准。对图像分割的研究可分为三类：一是对分割算法的研究；二是对分割评价方法的研究；三是对分割评价方法和评价准则进行系统的研究，从而保证采用恰当的评价方法和评价准则来研究分割技术。目前的研究大多都集中在第一类上，已有研究者通过医学图像的自动分割，区分出特定的器官或组织，或找到病变区。

分割的方法可分为：①基于区域的分割方法，即利用不同对象特征的不连续性和同一对象内部的特征相似性，把图像归于不同的区域。②基于边界的分割方法，即图像在区域边缘上的像素灰度值的变化往往比较剧烈，基于边缘的分割方法试图通过检测不同区域间的边缘来解决图像的分割问题。③糊阈值分割方法，即处理的医学图像一般较为复杂、有一定的模糊性，此时需采用糊阈值的方法分割。④神经网络分割方法，即模拟生物特别是人类大脑的学习过程，由大量并行的节点构成，也称为处理单元，执行一些基本的运算，学习过程通过调整节点间的连接关系及连接的权值来实现。目前，比较有效的神经网络模型都是利用多层网络，并且利用反向传播方法对网络进行训练。另外，还有小波分析分割等方法。

此外，人们意识到，无论是哪一种传统的分割技术都难以得到理想的分割结果。因为从技术角度来讲，分割方法都是基于图像像素特征的，即都遵循这样一种原则：灰度值越相近的像素，则越有可能是一个组织或器官，而对于有些情况，如果要检测肝脏整体边界，一旦遇到肝内有肿瘤或其他情况，造成肝内部肿块与正常肝灰度值差别很大时，一般的算法都很可能将肿块与正常肝看成两个独立的组织，但这却不是人们所要的结果。因此，研究者提出一种基于知识的分割方法，即通过某种手段将一些先验的知识导入分割过程中，从而约束计算机的分割过程，使得分割结果控制在人们所能认识的范围内而不至于太离谱。基于知识的系统在医学图像处理上已有成功案例，但在普通计算机上实现速度很慢、效率非常低。目前，基于知识的分割技术都是针对具体问题进行的，而对于知识的表示和实现方法，还未曾看见有理论上的系统分析研究报道。

由于医学图像的多样性和复杂性，加之目前医学影像设备成像技术上的不同特点，使得提取的医学图像存在一定的不足，如存在一定的图像噪声，图像中实体部分的边缘也有可能存在局部不清晰现象，这使得医学图像的分割比普通图像更加困难。因此，目前医学图像的分割还没有通用的理论和方法。

（二）　图像配准与融合技术的发展

医学图像配准与融合技术的研究始于 20 世纪 60 年代，到 20 世纪 80 年代开始逐渐引起学者们的关注。到 20 世纪末，单模刚性配准问题已基本解决，但多模图像配准由于涉及模式和领域的复杂性，仍需要密切关注。我国研究者对医学图像配准与融合技术的研究开始于 20 世纪 90 年代初。

在临床诊断上，医生常常需要各种医学图像的支持，如 CT、MRI、PET、SPECT 及超声图像等，但无论是哪一类的医学图像往往都难以提供全面的信息。不同模态的图像能提供解剖结构、生理特征、机能形态等不同方面的信息，而不同模态的图像往往具有不同的成像机理，且在不同视角、不同时间拍摄。因此，在多模态图像融合前应先进行多模态医学图像的配准，准确定位病变或手术位置等，给医学诊断和制定治疗方案提供更加准确全面的影像依据。这就需要医生将患者的各种图像信息综合研究，然而，当医生对获取的图像进行比对分析时，首先需要解决的就是这几幅图像的对齐问题，这就是图像的配准（或称为匹配）问题。医学图像配准，是确定两幅或多幅医学图像像素的空间对应关系；而融合是指将个同形式的医学图像中的信息综合到一起，形成新的图像的过程。图像配准是图像融合必需的预处理技术，反过来，图像融合是图像配准的一个目的。图像配准方法一般分为两类：一类是基于像素的配准方法，利用相关函数、Fourier 变换和各阶矩阵之间的关系计算配准参数，它采用的是两幅图像像素灰度值的某种相似性最大化原理；另一类是基于特征的配准方法，主要利用图像的角、点、线、边缘及表面等特征。

目前国内外学者对于多模态医学图像的配准技术等进行了很多研究，在相关文献中也提出了很多种配准的方法。图像配准是公认难度较大的图像处理技术，学者在图像配准方面有很多研究成果，如几何矩的配准、利用图像的相关系数、样条插值等多项式变换对图像进行配准，以及一致图像配准方法、金字塔式多层次配准方法等。立体脑图像的弹性配准又是医学图像配准领域中的难点问题，也是近年来医学图像处理技术研究中的热点，有学者提出了可以精确匹配不同大脑之间的皮层褶皱部分及皮层下结构体的配准算法，即基于属性向量的层次化弹性配准算法（hierarchical attribute matching mechanism for elastic registration，HAMMER）。但这些方法大都是针对某一种特定的应用而独立研究的，这使得各种配准方法较多但却不成体系。

（三） 三维重建技术的发展

从 20 世纪 80 年代开始，医学图像体数据的三维重建在计算机图形学的基础上，已经发展成为一门新兴的学科。至 20 世纪 80 年代后期，随着医学图像成像技术的进步，CT 和 MRI 能提供高分辨率的二维图像，但人们不满足仅对二维图像做分析处理，越来越需要对二维图像序列组做三维显示。医学成像技术的发展为三维重建的研究提供了必要的物质保障，而三维重建技术为医学影像的应用提供了重要的技术支持和广阔的应用前景。经过多年的发展，医学图像三维重建已经从辅助诊断发展成为辅助治疗的重要手段。三维重建技术能充分利用 CT、MRI 等医学图像体数据，采用面绘制或体绘制的成像算法，可根据需要得到任意视角透视的三维投影图像，便于医生对人体内部结构进行观察。利用三维重建技术对医学图像进行处理，构造三维模型，并对三维模型从不同方向投影显示，提取出相关器官的信息，能使医生对感兴趣器官的大小、形状和空间位置获得定量描述。三维重建技术使得医生能够直观、定量地察看器官的三维结构，加强图像中原有的各种细节，从而帮助医生做出正确的诊断。三维重建的结果可以生成并保存到一系列结果图像帧，可按电影序列在线或离线反复回放，有利于医生对医学图像数据进行管理，实现数字化医院。

三维重建的图像与二维图像相比，三维医学图像更直观、逼真，医生能更好地借助它对病变进行空间定位。正因如此，医学图像的三维重建越来越得到重视。目前，图像的三维重建方法主要有两类，即面绘制和体绘制。

（四） 医学影像存档与通信系统的发展

医学影像存档与通信系统（picture archiving and communication system，PACS），顾名思义，是一种医学图像管理系统，不是成像装置。在 20 世纪 70 年代，Paul Capp 医生提出了数字放射诊断学这一概念，之后的 Heinz U. Lemke 教授又提出了数字图像通信和显示的概念。1982 年，国际光学工程学会（SPIE）在美国加州举行了第一次关于 PACS 的国际会议，此后这项会议每年都在南加州举行。1982 年，日本医学影像技术学会（JAMIT）举办了第一次国际会议，此后这项会议与医学成像技术会议合并每年举行一次。从 1983 起，欧洲 PACS 组织每年都举办国际会议讨论 PACS。在美国，最早的 PACS 的研究源于 1983 的一个远程放射学研究计划，至 1985 年，由公司管理。1990 年，来自 17 个国家的 100 多名科学家参加了在法国依云小镇举行的一次关于 PACS 的国际会议，这次会议总结了当时 PACS 研发的各种状况，并促使美国建立一个大规模的 PACS。

PACS 这个名词从 20 个世纪 80 年代出现到现在，短短几十年的应用与发展可以说是日新月异，其能高速发展的原因在于：①在 PACS 中相关标准中，技术更新与学术界相关成果的不断涌现。②医院实际的需求与厂商之间激烈的竞争。③计算机软硬件技术与互联网技术的飞速发展。PACS 发展的初期，数字化医学影像设备所产生的数字图像都是各个设备生产厂商开发的专有格式，且彼此之间不兼容，这极大地阻碍了 PACS 的发展。因此，1993 年美国放射学会（ACR）和美国电器制造商协会（NEMA）联合制定了 DICOM 3.0 标准，用来统一 PACS 的通信传输协议。起初许多设备生产商对这种开放的网络传输协议相当抵触，因为他们盲目地认为这样会对他们的利益造成冲突，更深层次的原因是这些厂商的思想已经落后于信息技术的发展，他们还没意识到信息技术会给医疗影像业带来什么，即使有的厂商使用了 DICOM 标准，他们也不愿意公开，而使用其他名称。

DICOM 这种窘迫的处境使得当初协议的制定者十分恼怒，也使得广大客户十分无奈与不快。直到 1997 年这种情况才发生了改变，这时许多医学影像设备生产厂商已经意识到，如果开放网络环境采用统一的 DICOM 协议意味着能挖掘更大的市场空间与机会。因此，他们纷纷主动开始接受 DICOM 协议，DICOM 协议直到此时终于成为事实上的工业标准。近些年来，DICOM 标准也随着应用的变化而不断更新，它所兼容的医学影像种类也不断扩充，已从原来的只支持放射影像，扩展到支持病理、内窥镜等其他类型的医学影像。目前的 DICOM 3.0 标准可以让 PACS 充分地利用各种医学影像设备，并能够对各个公司开发的图像采集系统、图像显示系统、图像管理系统、打印系统等进行有效的集成，显然 DICOM 标准已经成为 PACS 的基石。

PACS 的发展历程主要经历以下三个阶段。

第一代 PACS 的特点是人工获取图像。这时用户需要主动寻找数据，并到指定的地点获取，如用户给出查询条件，才能查询图像。这种原始的方式，必须要求用户清楚图像的传输过程。

第二代 PACS 的特点是图像支持主动路由到指定地点。这一代的 PACS 引入了"自动路由""预提取路由"等概念，通过进行配置可以使图像能够自动传输到需要的地方。这种模式是半自动化的，需要较少的人工参与，目前我国所使用的 PACS 多是这一代。

第三代 PACS 的特点是图像主动寻找用户，可以路由到指定的人。这一代的 PACS 可以根据用户预定义的规则和外部系统，如医院信息系统（hospital information system，HIS）和放射信息系统（radiation information system，RIS）的信息，将图像自动传输给指定的人，这种模式实现了 PACS 工作流程的自动化。

传统医学上，患者的医学胶片都由医院专门机构统一管理，临床医生只能借阅，看完之后需及时归还，这无论对患者还是医生都很不方便。为了保存这些胶片，一些大医院不得不开辟专门的房间，而且胶片保存期有限，因此这种传统的图像管理方式越来越不适应时代的发展。PACS 正是在这样的背景下诞生的，它利用计算机代替胶片来保存患者图像。首先要把图像数字化，然后存入计算机中，通过网络互联，医生就可以及时调用所需的图片。

在 PACS 中，其重要的一环是数据的传输和交换。为了规范数字医学图像及其相关信息的交换，ACR 和 EMA 在 20 世纪 80 年代正式推出 ACR-NEMA 标准 1.0 和 ACR-NEMA 标准 2.0 版本，1993 年又推出功能扩充的面向网络环境的 DICOM 3.0。目前 DICOM 3.0 已成为医学图像通信领域公认的国际标准。该标准的确立，使得不同地区和国家、医院之间可以实现自由的信息交换，推动了远程医疗的发展。PACS 事实上已经超出了狭义的图像处理范畴，而是一个以图像为基本元素、以服务为核心的医学影像应用体系。它也不仅仅是一个医学图像服务网络，更是一种新的医疗运作模式，它带来了医院管理中思维方式的突破，过去那种各自为政的管理体系被打破。因此，在实施过程中虽然困难不少，而且耗资巨大，一般的医疗单位很难独立承担。正是如此，如何降低成本成了专家最为关心的话题，也是 PACS 开发人员必须考虑的问题。

从医学影像技术的发展历程和技术现状来看，医学影像后处理技术还远未成熟。就分割技术而言，虽然其在众多医学影像处理技术中起步早、发展快，但在许多时候，分割所得到的结果仍然不理想。当前，图像分割仍然是研究最多最广的图像处理技术，但随着时间的推移，三维建模及 PACS 的研究将占据主导地位。

三、医学成像及处理技术的展望

自从伦琴发现 X 线以来，放射设备得以迅速发展，放射条件日臻完善，放射技术日新月异。技术的发展充实与完善了设备的硬件与软件功能，高档设备的技术指标主要用于临床研究与功能的开发，代表了生产厂家的技术实例；低档设备则在努力充实与不断提高硬件的性能，并且迅速把高档、中档设备较成熟的功能与软件移植过来，从而显著改善了低档设备的性能指标，拓宽了低档设备的适用范围。

随着计算机技术、半导体技术及网络化应用的迅速发展与现代数字医学影像设备的不断进步，在影像诊疗过程中产生了包含海量患者信息的高质量数据。同时充分利用高分辨率、高质量的数据，针对患者感兴趣的区域数据进行有效的采集，充分挖掘其中的有用信息，并进一步地提高诊断率与利用分子生物学、核医学、磁医学等技术对人体生理生化指标、发病机制机理进行的定性分析、定量分析和治疗成为数字化诊疗与医学图像后处理技术前进与发展的基础。

（一）医学图像成像技术的展望

随着多探测器阵列技术的应用，现有成像形式可以产生更多的数字图像。例如，多探测器阵列的螺旋 CT 相对单探测器的 CT，可以产生更薄的切片图像。同时，由于采样检测数量的增加，数字 X 射线投影图像的尺寸将会由 $(1000 \sim 2000) \times (100 \sim 2000)$（像素）发展到 4000×5000（像素），增大了图像的空间分辨率。灰度图像的灰阶值从 8bit 增大到 10bit、12bit，甚至 16bit，而彩色图像数据将以每像素 32bit 或 4 字节的大小进行存储。可以预期，在图像质量不断改善的同时，图像数据量也会有大幅度的增加。

在图像数据量不断增减的同时，成像设备的尺寸变得越来越小。例如，计算机 X 线成像（CR）设备从原来占用 $36m^2$ 的空间和需要特殊的电源及冷却设备供应，变为目前的桌面型设备，几乎可以放置在任何地方。CT 和 MRI 设备也变得越来越小、便携和可靠性更好。

1. 成像系统的发展方向

随着计算机技术、数字图像处理技术及其他相关技术的发展，医学成像系统将还会有更大的发展空间。从总的发展趋势来看，医学成像是朝着从平面到立体、从局部到整体、从静态到动态、从形态到功能等方向发展。用更准确的术语来说，这就是要获得多维图像、多参数图像与多模式图像。

（1）多维图像　由于三维图像在诊断与治疗中的重要意义，它仍然会是今后一段时间里的研究热点。目前，在三维医学成像领域中，比较成功的是以 X-CT、MRI 及数字减影图像的数据为基础构成的三维图像。其他领域（例如超声成像系统）中的三维成像还需要做更多的研究。动态显示的三维图像，实际上就是空间三维坐标加上时间变量的四维图像。获得随时间变化的动态三维图像的关键，是要加快数据采集与处理的速度。由于医学图像，特别是三维图像处理的数据量非常大，因此，研制高速图像处理系统的硬件与软件势在必行。

（2）多参数图像　为了扩大医学图像在临床诊断中的应用范围并提高诊断的有效性，医生往往希望能得到同一断面的不同参数的图像。例如，MRI 在不同的成像条件下可以获得同一断面但分别反映质子密度、弛豫时间 T_1 或 T_2 的图像，这就是多参数成像的一个例子。

（3）多模式图像　不同的成像方式具有各自的特点，不同来源的图像分别携带着不同的信息。例如，X-CT 与 MRI 所提供的人体断面解剖结构是很清晰的，而在反映脏器的功能方面，放射性同位素又有其独到之处。如果把不同来源的图像经过一定的坐标变换后融合在一起，医生就能从一幅图像上同时获得关于患者脏器的解剖形态与功能的多种信息，这种所谓的"多模式图像"，势必在今后的临床诊断与医学研究中发挥重要的作用。

PET-CT 是近年来迅速发展并获得广泛认同的医学影像诊断手段，它将前者功能代谢显像的优势与后者解剖形态显示的优势结合在一起，从而使对病变的定位和定性诊断都更加准确。PET 作为一种先进的核医学影像手段，对于功能、代谢和受体分布等的显示具有优势，被称为"生化显像"或"分子成像"，生成的图像突出了细胞活动；而 CT 是一种临床广泛应用而又仍在迅速发展的 X 线成像技术，在显示解剖结构、形态和密度等方面具有优势。两者的结合起到优势互补、相互配合、互为对照的作用。PET 通过与 CT 结合，提高病灶定位的准确性，同时缩短检查时间；提高对病灶的定性诊断能力。

在以往的临床实践中，主要通过视觉将解剖图像和功能图像进行比较和融合，后来逐渐发展到通过软件将不同设备的图像进行融合。软件融合比视觉融合更直观、更具有说服力，但往往也较为复杂、费时、费力，且在不同检查时，患者的姿势和状态有所不同，可能会影响准确性。PET-CT 的出现则克服以上不足。两种检查在同一设备上先后完成，同时获得功能、解剖和两者的融合图像。显然，这种同机图像融合简单且精确，在此基础上的病灶定位和定性也将更准确。

总之，多维、多参数及多模式图像在临床诊断（病灶检测和定性、脏器功能评估、血流估计等）与治疗（三维定位、体积计算、外科手术规划等）中所能发挥的重要作用是确定无疑的。

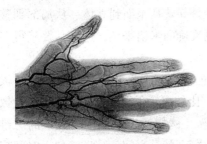

图 1-6　X 线血管成像术

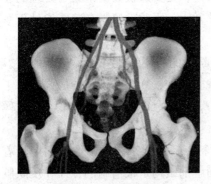

图 1-7　CT 血管成像术

2. 其他各种成像新技术

（1）X 光血管成像术　X 光血管成像术让手上细小的血管都呈现出来。由这种最新数码探测仪生成的图像质量可以让放射科医师不再使用高剂量辐射物，也能看清楚器官的细微之处。图 1-6 为 X 线血管成像术，这张照片显示了手外伤的直接影响——没有血液流向第四根手指，而其他手指的小血管却清晰可见。

（2）CT 血管成像　对于用于显现骨盆的 CT 血管成像来说，成像剂会注射到静脉，使血管与软组织形成鲜明对比，电脑软件可以进一步凸显骨骼和血管之间的差别，让医生可以做出更明确、快速地诊断，如图 1-7 所示。

（3）弥散张量成像（DTI）　一种描述大脑结构的新方法被称为弥散张量成像（DTI）。比如，采用弥散张量成像研究精神分裂症患者时，可重建精神分裂症患者的大脑图像。

弥散张量成像其实是 MRI 的特殊形式。如果说核磁共振成像是追踪水分子中的氢原子，那么弥散张量成像便是依据水分子移动方向制图。神经细胞纤维长而薄，分子通常会沿着神经细胞纤维扩散。研究人员可以突出水分子和一组组神经细胞纤维以相同方向运行的部位。像这样的弥散张量成像图（呈现方式与以前的图像不同），可以揭示脑瘤如何影响神经细胞连接，引导医疗人员进行大脑手术。它还可以揭示同中风、多发性硬化症、精神分裂症、阅读障碍有关的细微反常变化。

3. 医学图像的手术参与

随着影像技术的发展，医学图像设备从单纯性的诊断设备朝着手术设备发展，医学图像参与了从手术前计划到手术中应用和手术后疗效评价的全过程。

医生应用 MRI 对外科手术进行实时检测和探测，术中和术后即刻进行疗效评价已进入临床实用阶段，国内大中城市部分三级甲等以上的医院安装了 1.5T 和 3.0T 的术中 MRI 设备。

医生应用 CT 实现一体化智能手术系统，也是术中 CT 图像和全身手术导航结合的一种综合性解决方案。将全身手术实施导航与术中即时影像一体化整合，创造了可靠的影响导航一体化复合手术系统，集成了多种手术和诊断工具。利用自由移动 CT 扫描获取图像，手术导航实时定位，从而帮助医生实现精准手术，使计划更全面、操作更方便、效率更强大。术中 CT 能解决单纯使用导航的漂移问题和减少患者再次手术的可能性。它可应用于神经、脊柱、儿童、新生儿、心血管、烧伤等科室危重症的监护，以及神经、脊柱、颌面、耳鼻喉、四肢、儿童、介入、整形等手术。

（二） 医学图像处理技术的展望

在当前计算机多核并行处理能力不断增强、价格降低并且临床诊疗要求实时、快速、准确的前提下，医学图像后处理技术从 2D 进步到 3D、4D 诊断，同时还产生了虚拟内窥镜、组织分割、虚拟现实技术与计算机辅助探测技术等多种诊疗方法和手段，并在可视化应用和智能化应用方向上不断取得新进展。

1. 医学图像多维多模式后处理技术

医学图像 2D 后处理技术中，除具备图像放大、旋转、图像比较等功能外，还包括基于容积数据的高级功能，如多平面/曲面重建，使医生可以按照任意的平面或曲面获得感兴趣面的 2D 图像，以适应人体结构的复杂性。在 3D 可视化技术应用中，容积图像处理技术得到了广泛应用，使医生能看到任何感兴趣的图像信息，让容积数据处理实现了没有盲点的高级处理，在提高信息挖掘质量的同时，也提高了容积数据处理的效率。在医学影像 3D 智能化处理技术应用中，组织分割技术可针对骨骼、四肢血管、腹部血管和颈部血管做有效的自动与半自动提取，提供的多种手动分割工具，可以为诊断与治疗方案提供三维解剖图像。随着 4D 彩色超声技术的诞生，在医学影像检查像素、体素的基础上，引入四维-时间向量的概念，在 3D 超声波图像加上时间维度参数。四维成像技术（4D）就是四维彩超，能直观、立体地显示人体器官的三维结构及动态，实时地观察立体结构，而以往的二维成像技术只能显示人体器官的某一切面。4D 技术的应用，为临床超声诊断提供了更丰富的影像信息，减少了病灶的漏诊，提高了诊疗质量，还可以显示人体内脏器官或胎儿在母体内的即时动态活动图像。4D 技术适用于心脏、肝、胆、脾、胰腺、妇产科、外周血管、表浅器官（如眼球、甲状腺、乳腺、阴囊等）软组织各种疾病的检查，尤其在妇产科方面，对胎儿进行超声检查能立体显示胎儿的颜色、面、各器官的发育情况；对胎儿畸形，如唇裂、腭裂、骨骼发育异常、心血管畸形等能早期诊断，如图 1-8 所示。4D 技术成为医学影像技术的一次重大进步与飞跃。

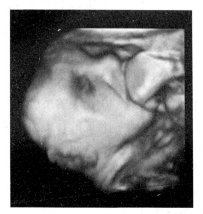

图 1-8 胎儿四维彩超

2. 计算机辅助探测与虚拟现实技术

计算机辅助探测技术首先被国外应用在针对肺癌和乳腺癌的早期探测中。其中，智能化乳腺辅助探测技术集中了图像目标识别、特征提取、智能学习和决策。

有些工作如医疗手术的模拟与训练等，需要考虑参与者的人身安全，用真人作为对象有时候受到很多限制，而医学虚拟人技术（virtual human technology）较好地解决了这一问题。数字化虚拟人研究始于 1989 年的美国可视人体计划。我国于 2001 年 11 月第 174 次香山科学会议上，正式启动虚拟人体研究。此后，相关的"数字化虚拟人体若干关键技术"和"数字化虚拟中国人的数据集构建与海量数据库系统"相继列入国家高新技术研究。通过虚拟人体实现人体解剖信息的数字化，人们能以三维图像的形式看到人体数千个解剖结构的大小、形状、位置及器官间的相互空间关系，专家认为这将使几百年发展起来的基于尸体解剖的实验解剖学发生革命性变革，对相关领域，尤其在提高人体整体医疗水平方面将带来深远的影响，在医学可视化领域的应用给临床带来全新的诊断信息。

　　虚拟技术的应用对医生的诊断、术前的手术计划和术中导航等方面具有非常重要的实用价值。在可视化技术逐渐成熟的基础上，人们开发出一种称为虚拟内窥镜的技术。内窥镜技术在临床疾病诊断中具有广泛的应用，但在检查过程中必须向患者体内插入内窥探头，这样不仅给患者带来不适，而且医生操作也十分不便。而且人体内部很多部位真实内窥镜也无法到达，如心脏、脊髓、耳内等。虚拟内窥镜技术是将视点置于三维数据场内部，并采用透视投影的方式实现重采样和图像合成的三维可视化模式。它与普通重建技术不同之处，在于虚拟内窥镜技术的观察视点在人体器官内部，并且模拟真实内窥镜检查时的情况进行实时绘制和显示。在用虚拟内窥镜进行检查时，由于是完全无接触式的，又可以获得类似用标准内窥镜观察患者内脏的观察效果，对于复杂病例的诊断和治疗，起到了其他任何方法都无法替代的作用，也是医生可以无创地最大程度获得患者活体解剖结构的可视化技术。

　　在医学数字化的过程中，针对包含大量信息的数字化医学图像应用的探索永无止境，图像后处理的新技术、新方法层出不穷，在计算机与网络技术的基础上，向更精确、更清晰、更安全、更智能的方向发展。未来图像处理技术的要求，主要集中在更高级的数字图像分级开窗显示、增强显示，以及医生工作站的操作、管理软件的研究和开发。

四、医学影像学的最新进展

（一）医学影像技术的最新进展

　　从历史角度来看，技术发展推动了医学成像技术的进步。在其他领域，特别是国防和军事领域，成像技术不断发展，由于这些技术能用于检测和诊断人类疾病和损伤，它们被逐渐引入医学领域。例如，最初开发用于潜艇检测的超声波（声呐）、闪烁探测器和从曼哈顿计划中出现的反应堆生产的同位素（包括^{131}I、^{60}Co 及 ^{99}mTc），最初在国防和空间研究实验室合成的稀土荧光化合物，用于检测战场上快速失血的电子设备，以及最初出于安全、监视、防御和军事目的而发展的微电子和计算机行业。基础研究实验室还研发了几种成功应用到临床医学中的成像技术，包括：①用于计算机断层摄影成像的重建技术。②核磁共振的实验室技术逐渐演变为磁共振成像、光谱学和在临床医学中使用的其他方法。

　　目前，医学影像学发展的动力正在从"技术推动"转向"生物/临床拉动"。这种转变反映了对人类健康和疾病的生物学基础更为深入的理解，以及在将技术引入临床医学之前对技术的问责制的需求不断增长。越来越多的尚未解决但对人类疾病和残疾的诊断和治疗非常重要的生物学问题，正在激励着人们开发新的成像方法，通常与非成像探索相关联。例如，人类大脑的功能及各种精神障碍，如痴呆症、抑郁症和精神分裂症的原因和机制，这些都是生物医学科学家和临床医生面临的生物之谜。功能成像技术，如发射型计算机断层扫描仪（ECT）和 MRI 是解决这一难题的特别有效的方法；功能性磁共振成像（fMRI）尤其具有应用前景，特别是用于揭示人类大脑如何在健康、疾病和残疾条件中发挥作用。另外，使用 X-CT 和 MRI 作为反馈机制来塑造、引导和监测癌症的手术和放射治疗。

20 世纪 90 年代，电离辐射的诊断和治疗应用归属于单一医学专业。但在 20 世纪 60 年代后期，这些应用开始分为不同的医学专业，如放射诊断学和放射肿瘤学，各自有单独的培训计划和临床实践。如今，成像技术已广泛用于放射肿瘤学，用以表征待治疗的癌症、设计治疗方案、指导放射的实施、监测患者对治疗的反应，并长期跟进患者以评估治疗的成功与否，以及并发症的发生和复发的频率。辐射肿瘤学培训和实践的这一发展过程正在鼓励放射肿瘤学家和放射诊断学家之间建立更密切的工作关系。

（二） 医学成像的分子医学时代

医学成像通常专注于获取患者在器官和组织水平上的结构（解剖学）和功能（生理学）信息，由此导致了影像学发现与病理状况的相关性，以及人类疾病和损伤检测及诊断的重大进展。然而，检测和诊断通常发生在疾病或损伤阶段。此时需要进行的是根治性干预，在检测和诊断耽搁一段时间后，随之而来的治疗有效性会受到损害。在许多病例中，疾病和损伤的早期检测和诊断，将改善治疗的有效性并增强患者的健康。该目标要求医学成像将其重点从器官和组织水平上的人类疾病和损伤，扩展到细胞和分子水平。专家认为，医学成像处于目前有利的位置，可得益于分子生物学和遗传学领域的前沿研究。

造影剂广泛用于 X 射线、超声和磁共振成像技术，以增强与患者解剖学和生理学相关的性质的可视化。目前广泛使用的药剂通过施用于特定的解剖学区室（如胃肠或血管系统）或依赖于组织中的非特异性变化（如增加的毛细血管通透性或细胞外液空间的改变）定位于组织中。这些定位机制通常不能提供足够的药剂浓度以揭示与异常状况相关的细微组织差异。因此，在生物化学受体系统、代谢途径和"反义"分子技术知识的基础上，需要发展新的造影剂来实现足够的浓度差异以揭示病理状况存在。分子医学的另一个重要成像应用是使用成像方法来研究分子和遗传过程。例如，可以对细胞进行遗传改变，以改变其磁化率，从而允许通过磁共振成像技术识别细胞；使其具有放射性，因此可通过核成像方法显现细胞。另一种可能性是用遗传物质转染细胞，导致细胞表面受体表达，从而结合放射性化合物。可以想象，这种技术可用于监测基因治疗的进展。分子生物学和遗传学正在以惊人的速度发展，产生了包含人体解剖学和生理学的静态和动态过程的分子和遗传基础的新知识。这种新知识可能会产生越来越具体的成像方法，用以在越来越基础的水平上可视化正常或异常的组织结构和功能。这些方法很可能有助于分子医学的持续进步。

本章小结

1. 医学图像研究内容和医学成像及图像后处理技术的发展。
2. 医学成像与医学图像后处理新技术、新设备和新方法。

思考与练习

1. 医学图像研究可以分成哪两大部分？
2. 医学成像技术一般有哪些？
3. 医学影像的后处理技术有哪些？
4. 何谓医学成像的分子医学时代？

第二章　医学影像及处理技术基础 ▷▷▷▷

教学目标：

通过本章的学习，掌握图像质量与采样和量化的关系，采样和量化过程，图像数据量的计算方法；了解医学成像系统的分类及成像原理，医学图像处理研究的内容和医学图像处理系统的组成，采样定理和数字图像频谱的内容，数字图像的矩阵表示方法；理解医学影像与图像处理的基本概念。

教学重点和难点：

● 采样和量化过程。

● 采样定理和数字图像频谱。

● 图像质量与采样和量化的关系。

● 数字图像的矩阵表示与图像数据量。

医学成像及处理技术基础，主要介绍了医学成像系统的分类及成像原理。医学图像处理研究的内容，医学图像处理系统的组成及医学图像数字化过程。

第一节　医学成像及处理系统概述

医学成像及处理系统是一个比较复杂的医学诊断系统，就过程而言主要包括医学图像信号的采集、量化和后处理等；就设备而言它主要由成像系统和计算机系统等组成。

一、医学图像的基本概念

图像是对客观对象的一种相似性的、生动性的描述或写真，或者说图像是对客观对象的一种表示，包含了被描述对象的有关信息。人类从外界获得的信息约有 75% 来自视觉系统。视觉信息来源于图像，这里的图像是比较广义的，如照片、绘画、动画、视频等。图像含有大量的信息，俗话说"百闻不如一见""一目了然"，都反映了这个事实。

模拟图像是指空间坐标及明暗程度都连续变化的图像，又称连续图像，是不能直接被计算机处理的图像，如照相机所拍的照片、医学用的 X 线底片及眼睛所看到的一切景物图像等。数字图像是指模拟图像经采样后得到若干离散的像素点，并将各像素的颜色值用量化的离散值即整数值来表示的图像。像素是组成数字图像的基本元素，即数字图像是将模拟图像经过数字化过程转变而成的。因此，数字图像又被称为离散图像。一幅图像可以表示成一个矩阵的形式，矩阵的每个元素表示每个像素的灰度值，如图 2-1 所示。

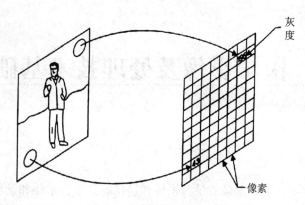

图 2-1　数字图像的表示法

医学成像是借助于某种介质（如 X 线、电磁场、超声波、放射性核素等）与人体的相互作用，把人体内部组织、器官的形态结构、密度、功能等，以图像的方式表达出来，提供给诊断医生，使医生能根据自己的知识和经验对医学图像中所提供的信息进行判断，从而对患者的健康状况进行判断的一门科学技术。其目的是通过各种方式探测人体，获得人体内部结构的形态、功能等信息，将其转变为各种图像显示出来，进行医学研究和诊断。

图像处理是改善输入图像质量的处理过程，也指为某种预期目的而对图像进行一系列操作的技术，如为了压缩图像数据而采用图像编码；为了解释和理解图像而进行图像的特征分析与计算。图像处理又分为模拟图像处理和数字图像处理两大类，本书所介绍的医学图像处理泛指对与医学相关的图像进行数字化处理，即以数字方式对图像进行的任何操作。

二、数字图像的优点

数字图像与模拟图像相比，数字图像的优点表现在以下几个方面。

（一）灵活性大

模拟图像，如照片通常只能进行线性变换，对照片进行放大、缩小等处理，这极大限制了对模拟图像的处理工作。而数字图像对计算机而言实际就是一组数据，可以按个人的意愿随意修改，不仅可以进行线性变换，还可以进行非线性变换，如可对数字图像进行变形、融合等处理，也可利用一切数学公式对其随意处理。

（二）精确度高

目前的计算机技术几乎可以将一幅模拟图像数字化为任意大的二维数组，如可对每毫米采样 80 个或更多的像素点，每个像素的亮度可以量化为 12bit，这样的精度已经非常高了，和彩色照片已经没有多大区别，完全可以满足绝大多数的需要。

（三） 再现性好

模拟图像如照片，即使使用非常好的底片和相纸，时间久了也会褪色，当照片放大时难以保持原先的光滑。而数字图像不同于模拟图像，它不会因存储、传输或复制而产生图像质量的退化，从而可以在任何时间、场合下准确的再现原图像。

三、医学成像的系统分类

医学成像系统按其信息载体可分为以下四种基本类型。

（一） X线成像系统

1. X线

X线具有穿透性和摄影效应，这是成像的基础。X线波长很短，具有很强的穿透力，能够穿透被照射的人体组织，在穿透过程中由于受到一定程度的吸收会发生衰减，由于被穿透的组织结构在密度和厚度上有所差异，导致剩余下来的X线量有差别，经过显像这一步骤后，如经X线片、荧屏或电视屏显示就能获得具有黑白对比、层次差异的X线影像。

普通X线分为透视和X线照相。透视是指由于荧光效应，当X线透过人体被检查部位时转换成波长较长的荧光并在荧光屏上形成影像。透视能看到心脏、横膈及胃肠等活动情况，多用于胸部及胃肠检查，其缺点是荧光影像较暗，细微病变和密度、厚度较大的部位（如头颅、脊椎等）看不太清楚。照相，亦称摄影，是指X线透过人体被检查的部位并在胶片上形成影像，影像一般要比透视清楚，适用于头颅、脊椎及腹部等部位检查，还可留作永久记录。

诊断用X线机适用于全身各系统疾病的检查，包括呼吸、循环、泌尿生殖、骨骼、中枢神经等，可提供重要的和确切的诊断信息，已成为临床医学中不可缺少的重要组成部分。

2. CT

CT利用人体组织对X线吸收系数（CT值）的差别来进行成像。CT图像密度分辨率高，比普通X线照片高10~20倍，以不同的灰度来表示，反映器官和组织对X线的吸收程度，能准确测出某一平面上各种不同组织之间的放射衰减特性的微小差异，极其精细地分辨出各种软组织的不同密度，如黑影表示低吸收区，即低密度区，如肺部；白影表示高吸收区，即高密度区，如骨骼。

CT技术自20世纪70年代初开始在临床应用以来，经过多次升级换代，由最初的普通头颅CT扫描仪发展到现在的高档滑环式螺旋CT和电子束CT，其结构和性能不断完善和提高，可用于身体任何部位组织器官的检查，因其密度分辨率高、解剖结构显示清楚、对病变的定位和定性较高，已成为临床常用的影像检查方法。

3. 数字减影血管造影技术

数字减影血管造影技术（DSA）是利用计算机处理数字化的影像信息，以消除骨骼和软组织影的减影技术，是新一代血管造影的成像技术。

DSA 是基于顺序图像的数字减影，将同一部位的两帧造影和未造影的图像（即减影对）分别经影像增强器增强，摄像机扫描矩阵化，再经模/数转换进行数字化，两者相减而获得数字化图像，最后经过数/模转换形成减影图像。其结果消除了整个骨骼和软件组织结构，从而将血管在减影图中显示出来，具有很强的对比度。DSA 用于机体各系统器官的血管造影，并广泛应用于临床。

（二） 超声成像系统

超声是超过正常人耳能听到的声波，频率在 20000Hz 以上。超声在介质中以直线传播，有良好的指向性。超声在传播过程中会发生反射、折射、散射、衰减等现象。反射回来的超声为回声。

超声检查是利用超声的物理特性和人体器官组织声学性质上的差异，以波形、曲线或图像的形式显示和记录，借以进行疾病诊断的检查方法。人体各种器官与组织都有特定的声阻抗和衰减特性，因而构成声阻抗上的差别和衰减上的差异。超声射入体内，由表面到深部，将经过不同声阻抗和不同衰减特性的器官与组织，从而产生不同的反射与衰减。根据接收到回声的强弱，用明暗不同的光点依次显示在影屏上，则可显出人体的断面超声图像，这被称为声像图。利用超声多普勒系统，能探查心脏活动和胎儿活动以及血流状态。

（三） 核医学成像系统

核医学成像，是一种以脏器内外或脏器内部正常组织与病变组织之间的放射性差别为基础的脏器或病变的显像方法，通过有选择地测量摄入体内的放射性核素所放出的 γ 射线来实现人体成像。核医学成像系统包括 γ 相机成像技术、ECT、SPECT 和 PET。γ 相机既是显像仪器，又是功能仪器，临床上可用它对脏器进行静感式动态照相检查，主要用于心血管疾病的检查。

（四） MRI

MRI 是利用原子核在磁场内共振所产生信号经重建后成像的一种成像技术。含单数质子的原子核，如人体内广泛存在的氢原子核，其质子有自旋运动，带正电，产生磁矩，如同一个小磁体。通常氢原子核自旋轴的排列没有规律，但在均匀的强磁场中，则氢原子核的自旋轴将按磁场磁力线的方向重新排列好。用特定频率的射频脉冲进行激发，氢原子核吸收一定的能量而共振，即发生了磁共振现象。停止发射射频脉冲，则被激发的氢原子核将把所吸收的能量逐步释放出来，其相位和能级都恢复到激发前的状态，这一恢复过程称为弛豫过程，而恢复到原来平衡状态所需的时间则称为弛豫时间。人体不同器官的正常组织与病理组织的纵向弛豫时间 T_1 是相对固定的，而且它们之间有一定的差别，横向弛豫时间 T_2 也是如此。这种组织间弛豫时间上的差别，是 MRI 的成像基础。

MRI 成为在医学影像学上进行人体测量的新技术。MRI 能完全自由地按照要求选择剖面图，对显示解剖结构和病变较敏感；除了能进行形态学研究外，还能进行功能、组织化学和生物化学方面的研究。

下面是对各种医学成像设备主要特征的比较，见表2-1。

四、医学图像处理的研究内容

当医务工作者分析患者所拍摄的影像时，图像的清晰度、对比度、复杂性、定位性等质量因素会影响到对病情的诊断。图像不清晰或对比度不好，图像中与诊断无关或混淆视觉的内容较多，或需要利用平面图像将患者病变呈现出立体的定位，所有这些问题都可以利用医学图像处理解决。比如，不清晰的图像可采用"图像增强"处理，复杂的图像可以进行分割来突出感兴趣的部位，利用三维重建技术可将二维平面断层图像立体化及对肿瘤细胞、白细胞、染色体、放射照片等的自动识别。

医学图像处理研究的内容包括医学图像增强、恢复、分割等预处理技术，医学图像配准，医学信息三维可视化，虚拟现实技术，DICOM 数据通信技术，PACS 和图像引导手术等。

表 2-1 几种医学影像设备的比较

比较内容	X-CT	MRI	US	PET	DSA
信息载体	X 线	电磁波	超声波	γ 射线	X 线
检测信号	透过的 X 线	磁共振信号	反射回波	511keV 湮没光子	透过的 X 线
获得信息	吸收系数	核密度、T_1、T_2、血流速	密度，传导率	RI 分布	吸收系数
结构变化	物体组成和密度不同，电子密度不同	物体组成，生理、生化变化	人体组织弹性和密度改变	标志物的不同浓度	物体组成和密度不同，电子云密度不同
影像显示	器官大小与形状（二维）	人体组织中形态、生理生化状态变化（二维、三维）	器官大小与形状（二维）	示踪物的流动与代谢（三维）	组织中充满吸收物所占位置（二维）
成像平面	横向	任何平面	任何平面	横向	纵向
成像范围	断面（方向）有限	全身	断面（方向）自由	全身	全射（纵轴向）
空间分辨率	<1MM	<1MM	2MM	10MM、3MM	0.5MM
影像特点	形态学	形态学	线性动态	生理学	形态学
信号源	X 线管	质子	压电换能器	摄取标志物	X 线管
探测器	X 线探测器	射频接收线圈	压电换能器	闪烁计数器	影像强度计
典型用途	检测肿瘤	脑肿瘤成像	胎儿生长、检测肿瘤、心脏病	脑中葡萄代谢图	血管狭窄处的测定
对患者侵袭	有造影剂侵袭	无造影剂侵袭	无造影、无侵袭	RI 注射	有造影、有侵袭
安全性	辐射危险	无辐射危险、有强磁场吸引力	安全	辐射危险	辐射危险
价格	高	高	低	高	高

（一） 医学图像数据预处理研究

正确读取医学图像数据，然后从中提取数据并实现数据的显示是医学图像处理领域的一个关键问题。

利用滤波、增强、恢复、插值、几何变换等图像预处理技术可以对图像进行各种处理，以得到更好的显示效果。几何变换可以使观察者从不同角度、不同方位观察图像。滤波、增强、恢复等操作可以消除图像数据中的噪声，提高图像的质量。如对 X-CT 或 MRI 的数据进行滤波处理，可以消减图像数据中的噪声，突出其中感兴趣的生物组织。由于医学图像本质上具有模糊性和不均匀的特点，为准确分辨医学图像中的正常组织结构和异常病变，还需要对医学图像进行分割。

（二） 医学图像配准研究

医学图像主要有解剖图像和功能图像两大类。前者主要描述人体的生理解剖结构，其来源包括 X-CT、MRI 及超声等，后者主要来描述人体在不同状态下组织、器官的功能及其活动状况，包括 PET、单光子发射器的计算机断层成像等。不同图像的模态能够提供不同的信息，如 X-CT 和 MRI 虽然可以精确的显示人体头部的解剖结构，但提供的功能信息却很少；而 PET 和 SPECT 虽然能够提供大量的功能信息，但是不能反映解剖结构。骨骼在 X-CT 图像中可以显示得很清楚，但要观察软组织，则需要 MRI 图像。所以，有必要将这些来自不同设备、不同模态的影像信息结合起来综合利用，从而方便医生诊断。要将不同模态的影像信息结合起来，首先要使不同图像在空间中的排列保持一致，即图像配准。目前，图像配准技术已在图像引导神经外科手术、脑功能区的定位、脑结构变化的研究等方面得到应用。

（三） 医学图像的三维可视化研究

目前的 X-CT、MRI、PET 等医学成像设备均提供人体某一部位的二维断层图像，并由一系列平行的二维断层图像来记录人体的三维信息。医学图像的三维可视化技术可从二维图像中获取三维图像模型，为医生提供更逼真的显示手段和定性定量分析工具，有利于准确确定病变空间位置、大小、几何形状及周围生物组织之间的关系，便于医生从多角度、多层次进行观察和分析，有效地参与医学图像数据的处理与分析过程。医学图像的三维可视化技术在辅助医生诊断、手术仿真、引导治疗等方面有着极其重要的作用，也是仿真内镜技术的基础。

（四） 图像存储与通信系统 （PACS） 和 DICOM 标准研究

PACS 利用计算机网络将计算机设备与各种影像设备相连接，利用高速大容量的磁光存储技术，将图像数据以数字方式存储、管理、传送和显示，其优点有：可无失真地存储胶片和影像设备图像及其相关信息；可方便对医学影像设备图像数据进行检索和数字化显示，开辟了无胶片化诊断的数字时代；为影像数据的交流提供了新的途径和解决方案；突破了空间限制，可实现专家知识和经验的共享，为患者提供更加有效的诊治方案；利用 PACS 可以在计算机上通过图像技术对医学影像进行多种处理，从而可以观察到传统读片方式所不能获得的信息，从而提高了医学影像资料的利用率；为医院实现智能化、数字化和信息化奠定了基础。

DICOM 标准是由美国放射学会和美国全国电子厂商联合会组成的联合委员会逐步制订的医疗数字影像及传输标准，目的是推动开放式的医疗数字影像的传输与交换，促进影像存储和传输系统 PACS 的发展与医院信息系统应用。现在，医学影像图像的数据通信一般遵循 DICOM 标准，国外的医疗设备厂商一般都以许可证方式提供符合 DICOM 标准的医疗设备，以解决不同厂商的各种医疗设备的互联问题。DICOM 标准是医学图像及其相关住处的通信标准。它除对硬件联结的说明以外，还包括数据元素的词典，用于合适的影像显示和注释。

（五）医学图像引导手术研究

医学影像引导下的外科手术，借助计算机和医学影像来模拟、指导医学手术所涉及的各种过程，包括数据获取及处理、手术规划、手术导航和术中反馈与更新四个方面，使外科手术向着微创化、接触少的方向发展。其中数据获取及处理包括从 X-CT、MRI 及超声等医学影像设备中获取医学图像，然后进行图像分割、图像配准和图像三维显示等一系列处理过程。

五、医学图像处理的系统

数字图像处理系统是执行处理图像、分析理解图像信息任务的计算机系统。根据处理的要求与对象不同，可分为专用处理系统和通用处理系统两种。专用处理系统是为专门用途设计的，功能较单一，结构较简单，如 X-CT 就是典型专门用于医学领域的数字图像处理系统。通用处理系统功能较多，结构较复杂，一般用于研究开发，要求传感器敏感区间宽、线性度好，如美国麻省理工学院的 MIT 图像处理系统和匹兹堡大学的 PRC 系统等。从图像传感器的敏感区域看，又可分成可见光、红外、近红外、X 射线、雷达、γ 射线、超声波等处理系统。

医学图像处理系统的硬件组成一般包括主计算机和图像处理机，以及围绕它们配备的图像输入设备、图像输出设备、计算机外围设备和人-机交互控制设备等，如图2-2所示。

（一）主计算机和图像处理机

主计算机和图像处理机是图像处理系统的中心，拥有较大的图像存储器及外围存储设备，用于存储图像数据库、模型库与图像处理分析程序库，一般将常用的图像处理与分析算法固化在 DPS 芯片上，采用并行处理和流水线结构、图像并行处理器、多处理器结构、多机结构、并行阵列机等，从而极大地提高了处理速度。系统通常采用"菜单"形式提供应用程序，用户输入简单命令就可直接调用。目前，较流行的图像处理系统均包含图像处理新算法的开发环境，一般将通用计算机作为主机，向图像处理专用机发送命令，然后将处理结果再传送回主机，如 VIEWSTATION 图像处理系统采用的是较先进的服务器-客户端的模式。

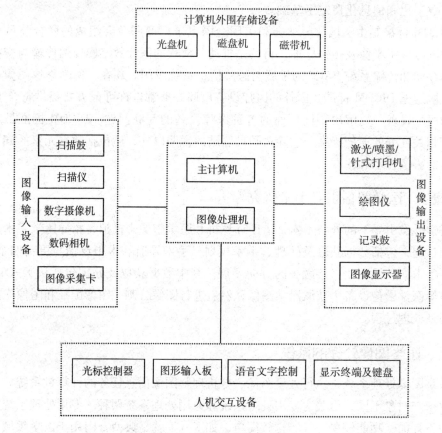

图 2-2　医学图像处理系统

（二）医学图像输入设备

医学图像输入设备的功能是完成对原始医学图像的摄取、光/电转换、模/数转换等，即进行图像数字化的过程。光信号首先经过图像传感器变成电信号，再由 A/D 转换器经过采样、量化转换为数字图像信号，图像数据被送往图像处理机进行处理，最后由图像输出设备输出。常见输入设备有鼓式扫描器、飞点扫描器、扫描仪、数码相机、数字摄像机、图像采集卡等，介绍如下。

1. 鼓式扫描器及飞点扫描器

在使用鼓式扫描器时，需要将透明底片或照片卷在一个圆鼓上，当光线聚集在图像上时，转动圆鼓就可以完成扫描。如果是透明底片，光穿过透明底片；如果是照片，光从表面反射。在这两种情况下，光束都聚焦在光检测器上，各个检测器根据光强度记录对应当前位置的图像灰度值。如果灰度值和位置坐标都取整数，就得到一幅数字图像。鼓式扫描器的定位精度能达到 $2\sim5\mu m$，样点间隔可达 $12.5\mu m$，量化等级一般达 256，是一种高精度的光密度测量仪器。

飞点扫描器工作时，飞点管发出的光点照射到输入图像上，每一瞬间只照射一个像素，被照亮的像素反射的光到光电倍增管上转换成电信号。飞点管的电子束在偏转线圈的作用下进行扫描，因此光点也就在图像上扫描，最终将一幅光学图像转换为数字图像送出。飞点扫描器的输入速度与空间分辨率也较高，量化等级稍低。

2. 扫描仪

扫描仪诞生于 20 世纪 80 年代中期，是计算机系统中一种较为流行的高分辨率的静态图形、图像输入设备。它可以像复印机一样，把纸上的图形、图像和文字信息变成像素点阵，进行数字化处理后通过计算机接口送到计算机存储、显示或处理，因而成为图文通信、图形图像处理、模式识别、计算机桌面排版、计算机辅助设计、多媒体等方面的重要输入设备。

按输入对象分类，扫描仪可分为正片和负片；按与计算机接口的类型分类，扫描仪可分为 EPP 接口、USB 接口、SCSI 接口三种类型；按色彩分类，扫描仪可分为彩色型和灰度型；按工作方式分类，扫描仪可分为平台式、手持式、滚筒式三类。从原理上讲，扫描仪是一种光机电一体化的产品，它由光源、透镜、电荷耦合器件（CCD）、A/D 转换、信号处理电路及机械传动机构组成，其核心部件是 CCD 传感器，即一种半导体光电成像器件，扫描仪通过 CCD 完成光电转换。图 2-3 为平台式扫描仪的原理框图，其工作原理是由于被扫描图像的不同，导致反射光的强弱和颜色也不同，从而得到不同颜色和灰度的图像。如图所示，平台式扫描仪使用长光管光源照射被扫描图像，产生的反射光通过光学透镜投射在 CCD 图像传感器上。CCD 把光信号变成模拟的电信号，电信号再经过 A/D 转换电路变成数字图像，通过计算机接口送给计算机进行处理。系统中副扫描是采用步进电机驱动控制部分完成的，即从上到下逐行移动扫描，而主扫描是由 CCD 扫描仪完成的，即从左到右逐列移动扫描。

扫描仪的主要指标有分辨率、灰度等级、微机接口方式、最大扫描幅度等。分辨率、灰度等级是决定图像质量的两个重要指标。扫描仪的分辨率是指扫描仪辨识图像细节的能力，通常以每英寸长度上扫描图像的点数来表示，单位为 dpi。如一台扫描仪的分辨率是 1200dpi，指的是光学分辨率和软件插值处理的总和为 1200dpi，当扫描图像时，在 1 平方英寸的扫描幅面上，可采集到 1200×1200 个像素点。在扫描图像时，扫描分辨率设得越高，生成的图像就越精细，生成的文件也越大。

3. 摄像机

一般意义的摄像机都带有大量的附属设备，而图像处理中的摄像机是指其功能部件中的摄像器件，主要任务是把输入景物光像转变为适宜处理和传输的电信号。摄像机作为图像和视频的输入设备，面向照片、胶片、场景等多种对象，具有输入速度快、灵敏度高、图像质量高、价格适中、使用方便等优点。

摄像机按照记录信号的类型，可分为模拟摄像机和数字摄像机两大类；按照摄像器件的组成，分为电子管摄像机和固体器件摄像机两类。电子管摄像机又可细分为外光电效应摄像机和内光电效应摄像机。其中，外光电效应摄像机已不再使用，而内光电效应摄像机凭借体积小、重量轻、成本低、调整方便等优点得到广泛应用。固体器件摄像机根据器件的不同，分为 CCD 固体器件摄像机和 BBD 固体器件摄像机。CCD 固体器件摄像机由于耗电低、使用寿命长、可靠性高而得到了广泛应用。

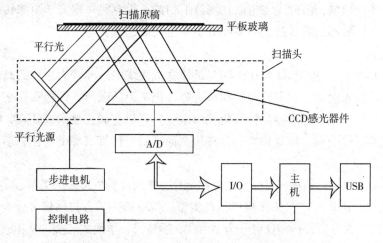

图 2-3　平台式扫描仪的原理图

下面主要讨论电子管摄像机和固体器件摄像机的基本工作过程。

（1）电子管摄像机　摄像管是摄像机中利用电子束扫描把景物的光学图像转换成电信号的一种真空电子管。电子管的外部包围着有电磁聚焦和电子束偏转线圈的架座，内部的两端分别是光电导靶和电子枪。从电子枪中发出的电子束在光导层的内表面形成带有负电的电子层，而光导层的外表面带有正电荷。当电子束按一定规律扫描光电导靶时，要对电容充电，以补充放电失去的电荷。对应图像亮的部分，由于电子泄露多，需要补充的电子也多，所以电流强度与充电所需的电子数成正比。这样，电子束扫描时，负载 R 上所形成的电信号就反映了图像或景物的亮度变化，"光图像"信号映射为随时间变化的"电图像"信号。

（2）固体器件摄像机　固体器件摄像机最常用的元件是 CCD，工作原理主要分为电荷积累过程和信息读取过程。首先在电极上加上适当的反偏电压，在二氧化硅绝缘层下产生电场，排斥硅中多数载流子，从而在电极下的硅单晶片上形成电荷耗尽层（即势阱）。受外界的光照产生的少数载流子被吸引到势阱中，光强和积累的电荷成正比。然后在硅单晶片上改变电极电压，使势阱内的电荷从一个电极传送到另一个电极，取出这些移动的电荷便形成输出信号。在传送电荷的过程中，如果受到外界的光照还会产生新的电荷，必然会影响图像的清晰度。为了避免传送时产生新的电荷，所以要在一个扫描周期内，用较长的时间感光、积累电荷，用极短的时间读取图像信号。由于图像各处的光亮不同，耗尽层内捕捉的电荷量也容易形成差异，这时就完成图像的光电转换。

4. 数码相机

数码相机是典型的光-电-机一体化设备，集传统摄影技术、数字图像处理技术和计算机技术于一体，是一种全新的照相机。数码相机由镜头、CCD、微处理器、存储器、液晶显示器和接口等设备组成，机身前头安装光学镜头、取景框、快门等部件，操作方法与光学相机差不多。拍摄影像时，将反射景物的光通过镜头聚焦到 CCD 上。CCD 把光信号转变成模拟的电信号，电信号经过 A/D 转换电路输出数字图像，最后经过 MPU 对其进行处理后存储在内置的存储器中，也可以通过接口将数码照片传送到计算机上，供计算机打印、调用、传输。数码相机用 CCD 代替了传统光学相机的感光胶片，在拍摄过程、感光本质、拍摄延迟、图像质量、存储介质、输出方式、照片的后续处理及保存等方面都有很大不同，体现了传统相机无法比拟的优越性。

分辨率是数码相机最重要的性能指标之一，它的高低决定着相机的扫描精度。数码相机的分辨率用 ppi 表示，它表示每英寸所能采集像素的数目。ppi 的值越大，扫描精度越高。一般用 1024×768、1600×1200、2048×1536 的形式表示分辨率。对于每组数字，均表示分别在照片的长度和宽度两个方向上所含的像素点数，两者的乘积，就是像素数。例如，1600×1200 = 1920000 ≈ 2000000，就是 200 万（像素）。图片的分辨率取决于图片的像素数和图片的尺寸（幅面），像素数多并且图片尺寸小的图片，即单位面积上的像所含的像素数多的图片，其分辨率也高。分辨率才是图片清晰程度的标志，在分辨率一定的情况下，像素数目多少决定了图片幅面的大小。像素数目多，只能说明该图片的幅面大，并不能说明其清晰程度，清晰程度如何，则要看其分辨率的大小。

5. 图像采集卡

图像采集卡是指将已生成的模拟图像信号转换成数字图像信号并输入计算机的设备，也称为图像捕捉卡。图像采集卡可以对输入的模拟图像信号进行捕捉、数字化、定格、存储、输出等多种操作，其作用就像一个视频信号处理平台。图像采集卡通常插于计算机的 PCI 插槽或 ISA 插槽中。

图像采集卡根据转换的数字图像质量，可分为普通质量（8bit）和高质量（16bit）的图像采集卡；根据图像的活动性，可分为静止和活动的图像采集卡；根据功能划分，有图像采集卡和图像采集处理卡，图像处理卡除了采集图像外，还能完成图像的卷积、算术逻辑运算、快速处理等多种功能；根据图像采集卡的结构划分，有面向图像帧存和面向计算机内存两种方式；根据应用场合划分，可以分为采集普通场景的通用采集卡和应用于专业领域的专用采集卡，如显微图像采集卡、医学图像采集卡、遥感图像采集卡、天体图像采集卡等。

（三）　医学图像输出设备

医学图像输出设备的功能是将经过处理的数字图像再经过 D/A 转换，成为人眼可以感知的光图像信号或将光图像信号硬拷贝下来长期保存。图像输出方式分两类：一类是软拷贝方式，即在屏幕上显示；另一类是硬拷贝方式，即用打印机将图像打印出来或用扫描仪将图像扫描到照相底片上。图像显示器是图像处理系统必备的输出设备，其他输出设备可以选配鼓式扫描器、绘图仪、彩色激光/喷墨/针式打印机等。

1. 阴极射线管显示器

阴极射线管（CRT）显示器通过在显示管内表面涂抹一层荧光粉，由计算机控制磁场，再用磁场来控制由电子枪发射出来的电子束偏向的原理进行扫描显示的，像点灰度控制电子束强度。CRT彩色选择单元有栅格方式和遮蔽模板方式两种，显示器管面荧光体的配置分别为短栅形式和点状的二维排列形式，第一种方式是单枪三束电子枪，后一种方式是三枪三束电子枪。

2. 液晶显示器

液晶是一种介于固体和液体之间的状态，即某些有机物质具有的中间态。液晶显示器是在两块平行的玻璃板间填充液晶材料，通过电压来改变液晶材料内部分子的排列状况，利用透光和遮光来显示图像。当要显示彩色图像时，还要在两块玻璃平板间加上三原色的滤光层。下面以单扫描扭曲向列型（TN）液晶显示器（LCD）为例，对LCD的工作原理作简单说明。液晶由一对玻璃基板夹着，在两基板外侧设置直线偏光板，使偏光方向相互垂直。液晶分子的排列在长轴方向与基板平行，在两基板间旋拧了90°，当偏光后的入射光通过液晶到达另一侧的偏光板上时能够射出；而当在两基板上施加电压时，液晶分子会向电极方向运动，最终液晶分子会与上基板垂直而与下基板平行，此时偏光后的入射光到达另一侧的偏光板上时就被阻断了，如图2-4所示。

3. 打印机

打印机可分为三种类型：①喷墨打印机。②激光打印机。③自给色打印机。其中激光打印机是采用电子成像技术进行打印的。当调制激光束在硒鼓上沿轴向进行扫描时，按点阵组字的原理，令鼓面感光构成负电荷阴影，在鼓面经过带正电墨粉时，感光部分吸附上墨粉，之后将墨粉转印到纸上，纸上的墨粉经加热融化形成永久性的字符与图形。其优点是分辨率高、噪声低、速度快。自给色打印机使用一种特殊的能够通过光或热的变化产生色彩的记录纸，因此不需要打印带、打印墨汁、墨粉及机械传动装置。

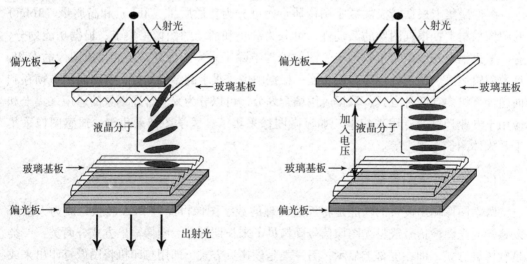

图2-4 LCD工作原理（TN型）

4. 医学图像存储设备

医学图像存储设备有磁带、磁盘、光盘、磁光盘、DVD等。磁带、磁盘除了作为计算机常用的外存储装置以外，还可用作摄录装置的存储设备。在实际应用中，要求配置高性能和高可靠性的文件服务器和网络服务器，目前多采用价格较低的磁盘阵列（RAID）。

5. 人机交互设备

人机交互设备的功能是在图像处理过程中实现人机对话，从而避免完全由机器自动操作而带来的弊端。人机交互即根据上一阶段的处理结果确定下一步应采取什么处理技术或输入什么参数，以提高处理效果。人机交互过程所需装置有键盘、鼠标、图形输入板、人的语言指令和动作指令识别装置。其中，图形输入板是一种比较精确而先进的人机对话工具，它可以向计算机发送图像位置坐标值及图像形状数据值，以供处理和显示。

六、医学图像处理的流程

医学成像及处理流程大致分为图像采集、图像预处理（图像变换、增强、恢复、分割等）、图像恢复、图像分割几个方面。

（一）医学图像采集

采集是指 PACS 获取医学影像的数字信号及其辅助信息的技术与功能。目前成熟且实用的采集方式主要有两种：一是通过成像设备的数字接口按照 DICOM 标准进行数字图像采集，这种方式主要针对提供有效数字接口的成像设备，如 B 超、彩超、CT、MRI等；另一种采集方式是通过医学专用胶片扫描仪遵循 TWAIN 标准进行胶片的数字化，由于目前国内的 X 光机大多没有图像的数字接口，所以对于 X 线片的数字化目前均采用扫描的方式。图像辅助信息的采集，主要是指以其他媒体的方式记录的对当前图像进行标识或说明的相关信息，如用文字记录的拍片患者姓名、拍片日期、部位、诊断意见等，用声音记录的患者对病情的主诉等。

（二）医学图像预处理

在实际医学应用中，系统获取的原始图像并不是完美的，由于噪声、光照等原因，图像的质量往往不高，所以需要进行预处理，以有利于提取人们感兴趣的信息，从而帮助临床上的诊断与治疗。

1. 图像变换

图像变换就是把图像从空间域转换到变换域（如频率域）的过程，主要包括傅立叶变换、几何变换（缩放、旋转、平移等）、余弦变换等。图像变换帮助人们从另一个角度来分析图像信号的特性，利用变换域中特有的性质，使图像处理过程更加简单、有效。图像变换是许多图像处理与分析技术的基础，广泛应用于图像增强、编码、融合等领域。

2. 图像增强

图像增强就是增强图像中用户感兴趣的信息，目的主要有两个：一是改善图像的视觉效果，提高图像成分的清晰度；二是使图像变得更有利于计算机的处理。它主要包括对比度增强、直方图修正、平滑、锐化等内容。图像增强的方法一般分为空间域和变换域两大类。空间域方法直接对像素的灰度进行处理。变换域方法在图像的某个变换域中对变换系数进行处理，然后通过逆变换获得增强图像。

3. 图像恢复

图像恢复是对失真的图像进行处理，使处理后的图像尽量接近原始的未失真的图像。它主要包括降质模型的一般表示式、降质系统的模型及参数的确定、频域中的恢复方法、最小二乘估计、均方估计等内容。图像恢复的方法可分为两类：一类适用于对于图像缺乏先验知识的情况；另一类是事先已经知道是哪些因素引起的图像降质，并对原始图像有比较足够的了解，此时可对原始图像的退化过程建立一个数学模型，并对图像退化的影响进行拟合。

4. 图像分割

图像分割是指根据选定的特征将图像划分成若干个有意义的部分，从而使原图像在内容表达上更为简单明了，有利于进一步对图像进行分析、识别、跟踪、理解、压缩编码等。人们一般是通过对图像的不同特征如边缘、纹理、颜色、亮度等的分析达到图像分割的目的。图像分割主要内容包括根据灰度进行分割、边界检测的基本方法、拟合曲面求导法等。医学图像分割是正常组织和病变组织的三维重建、定量分析等后续操作的基础，也是临床医学应用的瓶颈。目前，医学图像都存在一定程度的噪声，图像中目标部分边缘可能局部不清晰，这都使得医学图像分割变得更加重要和困难。

（三）　医学图像配准

医学图像配准是指同一目标的两幅或多幅图像在空间位置上的对准。图像配准的技术过程，称为图像匹配，或者图像相关。利用图像配准技术，可以将解剖图像和功能图像两大类图像结合起来，综合各自的信息优势，在一幅图像上表达多方面的信息，使人体内部的结构、功能等方面的状况通过影像反映出来，从而更直观和准确地获得人体解剖、生理及病理等信息。

（四）　医学图像重建

医学影像三维重建与可视化技术利用人体某一部位的一系列的二维断层图像重建三维图像，完成对患者器官、软组织和病变体的三维显示，辅助临床医生对患者病变体和周围组织进行分析，以准确确定患者病变体的空间位置、大小、几何形状及其与周围生物组织间的空间关系。从重建过程处理的基本元素的级别上来分，可以把这些方法分成体素级重建和切片级重建两大类。体素级重建先要确定物体表现在每个体内的小面片，然后将这些小面片连接起来构成物体的表面。切片级重建则是从一组平面轮廓重构通过这些轮廓的曲面。

（五）　医学图像的压缩、存储与传输

图像的数据量非常大，由于图像存在空间上、时间上或内容上的冗余性，可以利用图像压缩来减少图像数据量，即将一个大的数据文件转换成较小的同性质的文件，以利于存储和传输。数据压缩就是减少表示信号所需的数码，从而减少容纳给定消息集合或

数据采样集合的物理存储空间，进而减少数据传输所需要的时间区间与电磁频谱区域。

第二节　医学图像的数字化

医学图像数据主要通过 X-CT、DSA、PET 等方式获取，有时也需要将 X 摄片等模拟图像输入到计算机。由于计算机不能接受和处理模拟图像，要想利用计算机处理图像，必须先把模拟图像进行数字化，从而得到数字图像。图像数字化分为采样和量化两个步骤。对空间坐标离散化的过程称为采样，对幅度（灰度值）离散化的过程称为量化。图 2-5 为一幅模拟图像的数字化过程。简单来说，就是在成像过程中把一幅图像分割成若干个表示像素的小区域，并将各像素的连续变化的灰度值用特定的整数值来表示，这样就形成了一幅数字图像。

图 2-6 为一幅模拟图像与对应数字图像的比较。其中左图显示了投影到图像传感器平面上的模拟图像，右图显示了采样和量化后的数字图像。很明显，数字图像的质量很大程度上取决于采样和量化中所用的采样点数和灰度级数。可以简单地把采样点数理解为将一幅模拟图像在水平和垂直两个方向上等间距地分割成矩形网状结构后所形成的细微方格数，灰度级数则是一幅数字图像所含不同灰度值的个数。

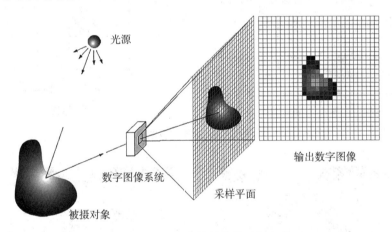

图 2-5　图像的数字化过程

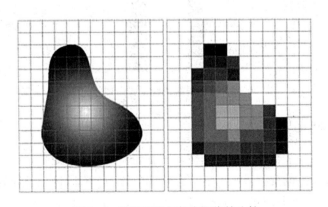

图 2-6　模拟图像与数字图像的比较

一、医学图像信号的采样

（一） 图像信号采样

采样就是把空间域上或时间域上连续的模拟图像转换成离散的采样点（像素）集合的一种操作，即空间坐标的离散化。采样时先沿垂直方向采样，然后将得到的扫描线再沿水平方向采样。具体操作：先沿垂直方向按一定间隔从上到下进行水平直线扫描，从而取出具有连续灰度值的一定数量的水平扫描线，然后再对水平扫描线按一定间隔采样得到离散信号。经过采样之后得到若干像素，它是二维离散信号的最小单位。一般情况下，水平方向的采样间隔与垂直方向的采样间隔相同。对于运动图像，也就是时间域上的连续图像，则需要先在时间轴上采样，再沿画面垂直方向采样，最后沿水平方向采样这三个步骤完成采样操作。图 2-7 和图 2-8 解释了对一幅静止连续图像进行采样的方法和效果。

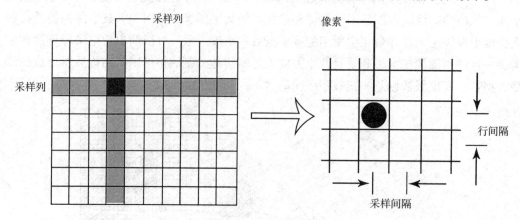

图 2-7 采样示意图

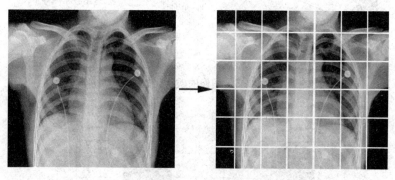

图 2-8 X 线片经采样后效果

（二） 采样定理

若函数 $f(x, y)$ 表示一幅模拟图像，则有如下二维采样定理。

若函数 $f(x, y)$ 的变换 $F(u, v)$ 在频域中的一个有限区域外处处为零，设 uc 和 vc 为其频谱宽度，只要采样间隔 $\Delta x < 1/2uc$ 和 $\Delta y < 1/2vc$ 时就能由 $f(x, y)$ 的采样值精

确重建 $f(x，y)$。

通常称 $\Delta x<1/2uc$，$\Delta y<1/2vc$ 为奈奎斯特条件，或者说要从采样样本中精确地重建原图像，则图像的采样频率必须大于或等于源图像最高频率分量的两倍，即选定采样的时间间隔必须小于其周期的一半。采样频率是指一秒钟内采样的次数，它反映了采样点之间的间隔大小。在进行采样时，采样点间隔大小的选取很重要，它决定了采样后的图像能真实地反映原图像的程度。采样间隔的大小选取要依据原图像中包含的细微浓淡变化来决定。一般来说，原图像中细节越多，画面越复杂，色彩越丰富，则采样频率应越高，即采样间隔应越小。

（三）数字图像频谱

如图 2-9（a）所示，采样函数是由若干个 δ 冲激函数组成的，使用该采样函数对 $f(x，y)$ 按直网格均匀采样，在 x、y 方向上的采样间隔分别为 Δx、Δy，如图 2-9（b）所示，则采样后所获图像 $fs(x，y)$ 的频谱，如图 2-10（b）所示，图 2-10（a）所示为原函数频谱，可以看出采样后图像的频谱是由原连续图像频谱及无限多个它的周期平移频谱组成的，只是幅值上差一个因子 $1/\Delta x\Delta y$，重复周期在 u 轴和 v 轴上分别为 $1/\Delta x$ 和 $1/\Delta y$。当满足 $\Delta x<1/2uc$，$\Delta y<1/2vc$ 即奈奎斯特条件时，即可利用低通滤波器获得原连续图像的频谱，然后利用反傅立叶变换就可以精确重建 $f(x，y)$。

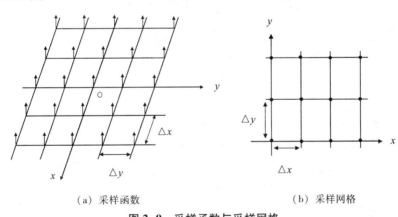

（a）采样函数　　　　　　　　　　（b）采样网格

图 2-9　采样函数与采样网格

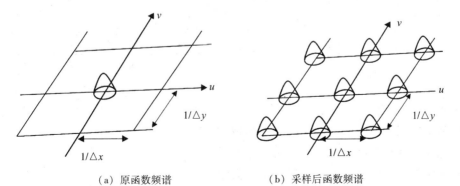

（a）原函数频谱　　　　　　　　　　（b）采样后函数频谱

图 2-10　采样图像频谱

在图 2-10（b）中，采样网格选择的是长方形阵列，当采样间隔 $\Delta x = \Delta y$ 时，就变成了正方形阵列，此时，

$$\Delta x = \Delta y \leqslant \frac{1}{2R} \tag{2-1}$$

其中 R 为图像可达到的最高空间频率。图 2-11 为当采样网格选择正方形阵列时，采样图像的频谱与应满足的条件。

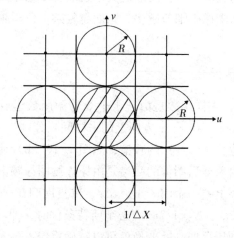

图 2-11　正方形排列的像素采样条件

当采样间隔以蜂窝状六边形排列，即各相邻像素之间的距离全部相等设为 d，如图 2-12 所示，此时进行正确采样的条件为

$$d \leqslant \frac{1}{\sqrt{3}R} \tag{2-2}$$

以上讨论的是均匀采样，适用于整幅图像浓淡变化（即灰度变化）较为均匀的情形。当整幅图像灰度变化较为明显，即部分区域变化较为剧烈，而部分区域变化较为平缓，此时宜使用非均匀采样的方法。即对灰度变化剧烈、细节丰富的区域采样要密集些，而对灰度变化较平缓的区域采样要稀疏些。这样，在总的采样点数不变的情况下，非均匀采样比均匀采样能更好地减少失真，采样效果更好。

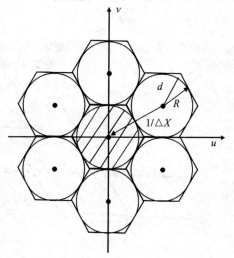

图 2-12　六边形排列的像素采样条件

（四）　混叠现象

当采样间隔过大而不满足奈奎斯特条件时，导致采样图像的频谱中，原始连续图像的频谱与它的平移复制品重叠，其中高频分量摄入到它的中频或低频分量中，中频分量摄入到高频分量中，这种现象称为混叠。在这种情况

下，由函数的采样值重建函数将产生失真。

在图 2-13 中，由于采样间隔不满足奈奎斯特条件，采样图像的频谱产生混叠，用两个圆相交表示。当使用低通滤波器只滤取含有原点的那个小方形区域中的频谱时，将导致两个问题的出现：图像信号损失一部分高频分量，致使图像变得模糊；和原图像频谱相比，增加了一些低中频分量和高频分量，这将会使图像模糊或产生波纹（莫尔波纹）。

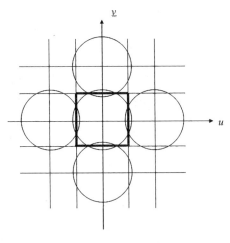

图 2-13　混叠现象

部分解决混叠的办法是：首先让图像通过一个适当的低通滤波器，滤除一部分高频分量，然后再进行取样，这样可以避免一部分高频分量的射入。

二、医学图像信号的量化

（一）　量化与量化过程

经过采样后，模拟图像在时间和空间上被离散化为若干像素点，但此时每个像素的浓淡值（即灰度值）仍是连续量。把采样后所得的各像素的灰度值从模拟量转换为离散量称为量化，即量化是灰度值的离散化。量化的操作过程称为量化过程。具体操作过程是将图像连续变化的灰度范围划分为若干个子区间，在同一子区间内的不同灰度值都用这个子区间的某一确定整数值代替，并且将这些确定值量化编码成所在子区间的序号数，这样就将连续分布的灰度值域变为一个有限可列数值序列。子区间的个数称为量化等级数，等级数通常是预先取定的。那些将连续分布的灰度值域分成若干个子区间的各分点坐标称为判决灰度或分层灰度，如图 2-14（a）中的 z_i（$i=0$，$1\cdots\cdots k$）；那些确定的代替灰度称为重建灰度或等级灰度，如图 2-14（a）中的 q_i（$i=0$，$1\cdots\cdots k-1$）；各重建灰度编码成的子区间序数称为灰度级。

若连续灰度值用 z 表示，则将在 $[z_i, z_{i+1}]$ 范围内的灰度值 z 全部用等级灰度 q_i 表示，此时 z 与 q_i 的差称为量化误差，即像素灰度实际输入值与离散输出值之差。一般像素的灰度值量化后用一个字节（8bit）来表示，如图 2-14（b）所示，把由黑-灰-白的连续变化的灰度值，量化为 $2^8=256$ 级。灰度值的范围为 $0\sim255$，代表了相应的浓淡程度，表示亮度从深到浅，对应图像中的颜色为从黑到白。

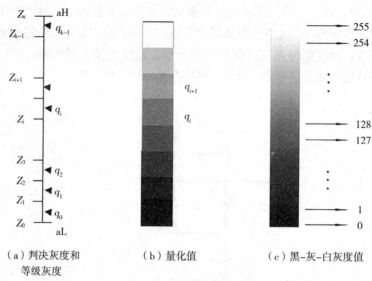

(a) 判决灰度和   (b) 量化值   (c) 黑-灰-白灰度值
　　等级灰度

图 2-14　灰度值的量化

量化过程还可以通过图 2-15 来理解。图 2-15（a）所示为一幅模拟图像，采样时对其进行从 A 到 B 的扫描；图 2-15（b）所示为从 A 到 B 的连续灰度值图像；图 2-15（c）所示为对连续灰度值进行量化的过程；图 2-15（d）所示为经量化后所得从 A 到 B 的离散的灰度值。这样，经量化后图 2-15（a）所示的模拟图像，就转换成图 2-15 中右侧所示的数字图像。

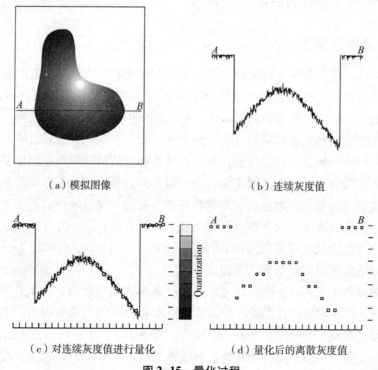

(a) 模拟图像   (b) 连续灰度值

(c) 对连续灰度值进行量化   (d) 量化后的离散灰度值

图 2-15　量化过程

（二） 常用的量化方法

连续灰度值量化为灰度级的具体量化方法有两种，即均匀量化和非均匀量化。

1. 均匀量化

均匀量化就是简单地把采样点的灰度范围等间隔地分割并进行量化，即将灰度值域划分成若干个等长的子区间，而各子区间的等级灰度为子区间的中点对应的灰度。对于像素灰度值在黑到白范围内分布较均匀的图像，这种量化方法可以得到较小的量化误差。该方法也称为等间隔量化或线性量化。对于均匀量化，在实用中一般要取 128 级、256 级或 512 级。

2. 非均匀量化

为了减小量化误差，引入了非均匀量化的方法，又称为非等间隔量化。非均匀量化的基本思想是依据一幅图像具体的灰度值分布的概率密度函数，按总的量化误差最小的原则来进行量化。具体做法是对图像中像素灰度值频繁出现的灰度值范围，量化间隔取小一些，而对那些像素灰度值极少出现的灰度值范围，量化间隔则取大一些。非均匀量化在 16~32 级较低灰度级数时是很有效的，但在 256 级以上的高精度量化时不但无效，反而会使操作变得更加复杂。

由于图像灰度值分布的概率密度函数是因图而异的，所以根本找不到一个适用于各种不同图像的最佳非均匀量化方案，故实际操作时，一般都采用均匀量化。

三、采样和量化与图像质量的关系

（一） 空间分辨率和灰度分辨率

数字图像有两个基本问题：一个是它所包含的像素数目，另一个是像素灰度值的度量。这两个问题分别对应数字图像的空间分辨率和灰度分辨率。

空间分辨率常指图像中可辨别的最小细节，常用单位距离内可分辨的最少黑白线对数目来表示，也可用数字图像的点阵数表示。空间分辨率用来衡量采样结果质量的高低，采样值是决定空间分辨率的主要参数，采样实质上就是要用多少像素来描述一幅图像。

所谓灰度级分辨率，是指在图像灰度级中可分辨的最小变化，灰度级通常是 2 的整数 k 次幂，大多数情况下 k 取 8bit。通常把大小为 $M \times N$、灰度级为 L 的数字图像称为空间分辨率为 $M \times N$、灰度级分辨率为 L 级的数字图像。图 2-16 所示为 5 位、6 位、7 位、8 位的灰度级。

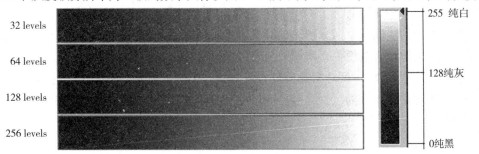

图 2-16　灰度级的表示

（二） 空间分辨率与图像质量

一幅图像经过采样后，若单位距离内每行（即横向）有 M 个像素，每列（即纵向）有 N 个像素，则图像大小为 $M×N$ 个像素，即图像的空间分辨率为 $M×N$。例如一幅 640×480 分辨率的图像，表示这幅图像在长、宽两个方向上分别被分成 640 个和 480 个像素，该图像总共由 640×480＝307200 个像素组成。显然，想要得到更加清晰的图像质量，就要使用更多的像素来表示该图像，也就是要提高图像的采样点数，但这相对要付出更大存储空间的代价。图 2-17 为一组空间分辨率变化所产生效果的例子。

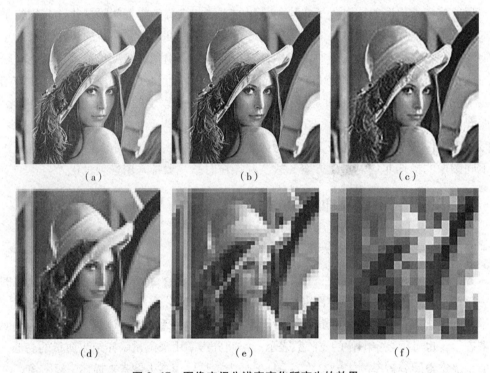

图 2-17　图像空间分辨率变化所产生的效果

图 2-17（a）为一幅 512×512 像素、256 级灰度的图像，其余各图依次为保持灰度级数不变而将空间分辨率在水平、垂直两个方向逐次减半所得到的结果，即它们是空间分辨率分别为 256×256 像素、128×128 像素、64×64 像素、32×32 像素、16×16 像素的图像。可以看到：随着空间分辨率的降低，图像质量越来越差，当空间分辨率降低到一定程度时，图像越来越模糊，块状效应也就越来越明显。对一幅图像来说，当量化级数 Q 一定时，采样点数 $M×N$ 对图像质量有着显著的影响。另外，图 2-18 说明对同一幅图像来说，随着采样点数的减少，若要保持空间分辨率不变，则图像尺寸会越来越小。

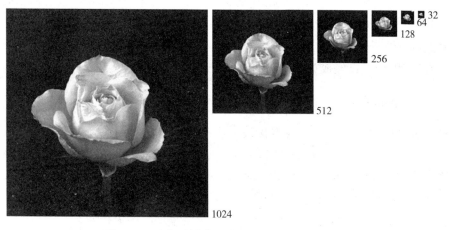

图 2-18　空间分辨率不变，图像尺寸变化情况

（三）　灰度分辨率与图像质量

灰度级越多，所得图像层次越丰富，灰度级分辨率越高，图像的视觉效果越好；灰度级越少，所得图像层次越单调，灰度级分辨率越低，图像的视觉效果越差，并会出现虚假轮廓现象。图 2-19 为一组灰度级分辨率变化所产生效果的例子。

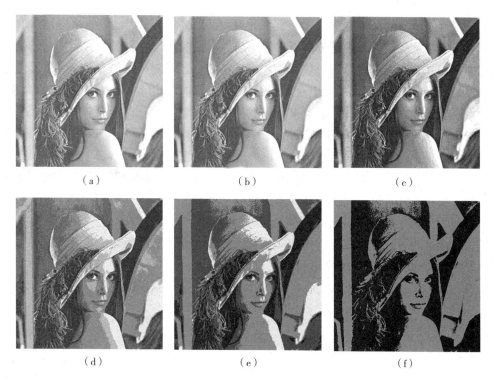

图 2-19　灰度级分辨率变化所产生的效果

图 2-19（a）为一幅空间分辨率为 512×512 像素、256 级灰度图。其余各图均保持

空间分辨率不变而灰度级分辨率依次减小为64、16、8、4、2所得到的结果。从图中可以看到上面讨论的现象。例如，图2-19（b）基本与图2-19（a）相似，而从图2-19（c）开始可看到一些虚假轮廓，图2-19（d）这种现象已经很明显，图2-19（e）随处可见，图2-19（f）已经成为木刻画的效果了。

（四）　空间和灰度分辨率同时变化的图像质量

图2-20为一组空间分辨率和灰度级分辨率同时变化的图像，从图2-20（a）到图2-20（f）分别为256×256像素、128级灰度，181×181像素、64级灰度，128×128像素、32级灰度，90×90像素、16级灰度，64×64像素、8级灰度，45×45像素、4级灰度。图像质量的退化比单独变换空间分辨率或幅度分辨率时要更快。

综上所述，图像质量与空间分辨率和灰度分辨率之间的关系如下。

（1）对一幅图像，当量化级数Q一定时，采样点数$M×N$对图像质量有着显著的影响。采样点数越多，图像质量越好；当采样点数减少时，图上的块状效应就逐渐明显。

（2）同理，当图像的采样点数一定时，采用不同量化级数的图像质量也不一样。量化级数越多，图像质量越好；量化级数越少时，图像质量越差，图像会出现虚假轮廓，量化级数最小的极端情况就是二值图像。

（五）　采样和量化对图像质量的影响

由于人眼对空间分辨率和灰度分辨率的识别都是有限的，因此只要适当地选取采样间隔与灰度量化级数，人眼是分辨不出转换前后模拟图像与数字图像的区别的。在实际应用中，如果允许表示图像的总位数$M×N×Q$给定，通过对采样点数$M×N$和量化等级$L=2Q$进行不同组合，可以主观上获得图像相同质量的评价。当限定数字图像的大小时，为了得到质量较好的图像，一般可采用如下原则：

（1）对灰度变化缓慢、细节较少的图像，应该细量化、粗采样，即采样点数$M×N$可以少些，量化等级取值应多些，这样可以避免出现虚假轮廓。

（2）对细节较多、具有复杂景物的图像，应细采样、粗量化，即采样点数$M×N$可以多些，量化等级取值应少些，这样避免模糊（混叠）。

（3）对于彩色图像，应该按照颜色成分［红（R）、绿（G）、蓝（B）］分别进行采样和量化。若各种颜色成分均按8bit量化，即每种颜色灰度级是256级，则可以处理256×256×256＝16777216≈1677万种颜色。

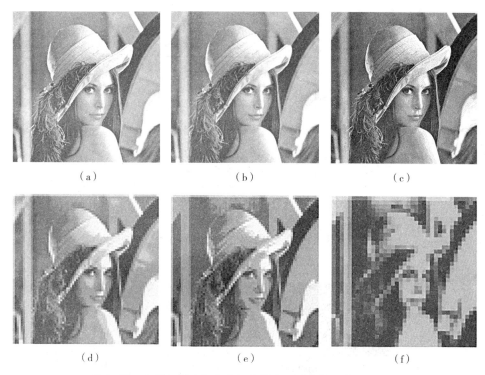

图 2-20　空间分辨率和灰度级分辨率同时变化所产生的效果

四、数字图像的矩阵与图像数据

（一）数字图像的矩阵表示

如果对模拟图像 $f(x, y)$ 采样，设取 $M×N$ 个样本，并按取样点的相对位置关系排成一个数阵，然后对每个阵元量化，便可得到一个数字矩阵，并用该矩阵代替图像 $f(x, y)$，从而用一个矩阵来表示一幅数字图像，并用图 2-21 中的坐标定义来表示。图中采用整数矩阵来描述数字图像，即用一个整数来表示每个像素的亮暗。其中原点为 $(0, 0)$，表示第一行的第一个采样，坐标 $(0, 1)$ 表示第一行的第二个采样，依次类推。但要注意图中坐标并不是图像采样的物理坐标实际值。对采样、量化后的数字图像可用以下矩阵 F 表示。

$$F = \begin{bmatrix} f_{0,0} & f_{0,1} & \cdots & f_{0,N-1} \\ f_{1,0} & f_{1,1} & \cdots & f_{1,N-1} \\ \cdots & & & \\ f_{M-1,0} & f_{N-1,1} & \cdots & f_{M-1,N-1} \end{bmatrix} \qquad 式（2-3）$$

这样，对数字图像的各种处理就可以转换成对矩阵 F 的各种运算了。

根据图像量化级数的不同，可以将图像分为黑白图像、灰度图像和彩色图像。黑白图像的像素只能是黑色或者白色，没有中间的过渡，其灰度只有两级，用 1bit 表示，故又称为二值图像，其矩阵表示如图 2-22 所示。

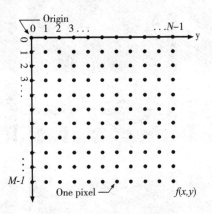

图 2-21　表示数字图像的坐标定义

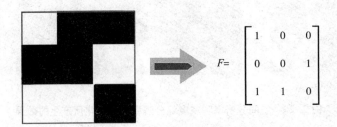

图 2-22 黑白图像的矩阵表示

灰度图像是指每个像素的信息由一个量化的灰度级来描述的图像，没有彩色信息。在灰度图像中，像素灰度级一般用 8bit 表示，所以每个像素都是介于黑色（0）和白色（255）之间的 256 种灰度中的一种，其矩阵表示如图 2-23 所示。

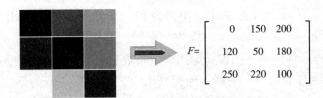

图 2-23　灰度图像的矩阵表示

彩色图像是指每个像素的信息由 RGB 三原色构成的图像，其中 RGB 是由不同的灰度级来描述的。每一个像素由红、绿和蓝三个字节组成，每个字节为 8bit，表示 0~255 不同的亮度值，这三个字节组合可以产生 1670 多万种不同的颜色，其矩阵表示如图 2-24 所示。

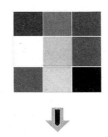

$$R = \begin{bmatrix} 255 & 240 & 240 \\ 255 & 0 & 80 \\ 255 & 0 & 0 \end{bmatrix} \quad G = \begin{bmatrix} 0 & 160 & 80 \\ 255 & 255 & 160 \\ 0 & 255 & 0 \end{bmatrix} \quad B = \begin{bmatrix} 0 & 80 & 160 \\ 0 & 0 & 240 \\ 255 & 255 & 255 \end{bmatrix}$$

图 2-24　彩色图像的矩阵表示

（二）　图像的数据量

假定图像的空间分辨率为 $M×N$，每个像素量化后的灰度二进制位数为 Q，一般 Q 总是取为 2 的整数幂，即 $Q=2^k$，则存储一幅数字图像所需的二进制位数 b 为

$$b = M×N×Q \tag{2-4}$$

占用的字节数 B 为

$$B = b/8 \tag{2-5}$$

此时 b 越小，即量化后用来表示灰度值的位数越小，其量化误差越大。若每个像素都用 8 位二进制数表示，有 $2^8 = 256$ 个灰度级；若采用 16 位二进制数表示，则有 $2^{16} = 65536$ 个灰度级。灰度级越大，图像质量就越高，但对存储空间的要求就越大。由于计算机的工作速度、存储空间是相对有限的，灰度级不能无限地提高，通常每个像素都用 8 位二进制数表示，即 256 个灰度级。

本章小结

1. 医学成像与图像处理的基本概念。
2. 医学成像系统的分类及成像原理。
3. 医学图像处理研究的内容。
4. 医学图像处理系统的组成。
5. 采样与量化的过程。
6. 图像质量与采样和量化的关系。
7. 数字图像的矩阵表示与图像数据量的计算。

思考与练习

1. 数字图像有何优点？
2. 写出 CT、PET、MRI、DSA 在医学成像方式的中文含义。

3. 医学图像处理系统的研究内容有哪些?

4. 简述一个图像处理系统的基本组成及画出方框示意图。

5. 解释数字图像处理的有关名词,即采样、量化、空间分辨率、灰度分辨率。

6. 简述图像质量与采样和量化的关系。

7. 采样和量化应遵从哪些原则?

8. 在图像量化中,有非均匀量化技术,在灰度级低的时候用它比较有效,但是为什么在灰度级级数高时几乎不用?

第三章　医学X射线成像技术　▷▷▷

教学目标：

通过本章的学习，掌握普通 X 射线成像技术；了解计算机放射成像（computedradiopraphy，CR）、数字放射摄影（digital radiography，DR）的工作原理，以及 CT 的扫描方式及后处理技术。

教学重点和难点：

● X 射线的特性和 X 射线的衰减。

● X 射线透视和 X 射线摄影的工作原理。

● CR 和 DR 的工作原理。

● CT 的扫描方式和后处理技术。

医学 X 射线成像技术（medicine X-ray imagingtechnology）是医学影像学的重要学科，在 100 多年的时间里，从 X 射线透视到 X 射线摄影，从模拟成像到数字化成像，从第一代的单束扫描 CT 到多层螺旋 CT，每一个阶段都对医学影像学的发展产生深远的影响。到目前为止，从最简单的 X 射线透视到最新的多层螺旋 CT 都在为医学临床诊断作出贡献。

第一节　普通 X 射线成像技术

自伦琴发现 X 射线后，在医学界、物理学界得到迅速的认同与积极的反响。不少医生马上将其应用于骨折诊断与体内异物探寻。1896 年 1 月 26 日纽约太阳报头版报导说："在科学发展史上从来没有哪一种伟大发现会得到人们如此快速的认同并被马上付诸实用。在伦琴教授公布其 X 射线照片后三星期内，欧洲的一些外科医生已成功地将这一发现用于确定人的手、臂、腿内子弹等异物和诊断人体各部位的骨骼疾病。"X 射线的发现是具有划时代意义的，由此 1901 年伦琴获得第一届诺贝尔物理学奖。

1912 年，劳厄通过 X 射线晶体衍射实验，证实了 X 射线是一种波长较短的电磁波。继劳厄之后，布拉格父子找到了一种测定 X 射线波谱的精确方法。后来瑞典科学家 K. 塞格巴恩应用布拉格的方法确定了各种元素的 X 线谱，彻底解开了 X 射线之谜，他获得 1924 年度诺贝尔物理奖。1920 年，美国物理学家康普顿发现了康普顿效应，并用量子力学的观点发表了 "X 射线受轻元素散射的量子理论"。1927 年康普顿获诺贝尔物理奖。

如此，在众多科学家的不懈努力下，终于清楚 X 射线的产生机制及性质：X 射线的产生是由高速电子轰击靶材料时突然受阻与靶内原子相互作用而产生；X 射线是电磁波，其波长范围为 0.0006~50nm，是能量很大的光子流。目前，用于医学成像的 X 射线波长范围为 0.008~0.031nm。X 射线具有反射、折射、干涉、衍射、偏振与量子化等特性，但由于波长短、光子能量大，其还具有一些可见光所没有的性质。

一、X 射线的特性

（一）贯穿本领

X 射线波长短，光子能量大，穿透能力强，对各种介质都具有一定程度的穿透作用。它的穿透能力不但和射线的波长有关，还与介质的原子序数、密度相关。实验表明，X 射线波长越短，介质对它的吸收越小，它的贯穿本领就越大；而原子序数越高、物质密度越大，介质吸收、散射光子也就越多，它的贯穿本领就越弱。医学上利用 X 射线的这种特性，来进行 X 射线透视和摄影。

X 射线对不同人体组织的穿透作用大致有三类，见表 3-1。

表 3-1 X 射线对不同人体组织的穿透作用

组织分类	相应人体组织	组织特点
可透性组织	气体、脂肪组织、一些脏器等	气体分子也基本上是由氢、氧、氮等原子组成，但是排列更加稀疏、密度较小；脂肪组织的原子与肌肉相似，但是排列稀疏；脏器，如肺、胃肠道等部位含有气体，同样使得密度减小，这一类组织对 X 射线的吸收最小
中等可透性组织	肌肉、血液、体液结缔组织、软骨等	软组织、体液等基本上是由氢、氧、碳、氮等原子组成、原子序数较低、摄影吸收射线较少
不易透过性组织	骨骼、盐类等	骨骼含有大量钙质，钙的原子序数相对较高，所以吸收射线比较多

（二）电离作用

由于 X 射线光子能量较大，当物质受到 X 射线照射时，电子会脱离原子核的束缚，离开原子，形成正、负两个带电粒子。在固体和液体中，被电离后的正、负离子很快复合，但是在气体中，电离后的离子不易复合，离子数的多少可以确定 X 射线照射的计量。因此，可以利用气体电离的这个特性来制作测量辐射量的仪器。

（三）荧光作用

X 射线照射到物质上，可以使得物质发生电离，若电子吸收 X 射线光子能量小于其结合能，则可以发生电子跃迁，使原子处于激发态，当原子从激发态回到基态的过程中，由于能级跃迁而产生荧光。荧光的强弱取决于 X 射线的强弱，荧光的频率取决于荧光物质电子跃迁的能级差。医疗上的 X 射线透视，就是利用 X 射线对荧光屏上的物质有荧光作用而形成医学影像。

（四）　光化学作用

X 射线和可见光一样，能使照相胶片上的溴化银发生化学反应、感光，从而形成胶片影像，医学上利用这一特性来进行 X 摄影。同时，X 射线也能使一些物质使其结晶体脱水从而发生颜色改变，这种现象称为着色作用。

（五）　生物效应

生物细胞受到 X 射线的照射后发生电离作用，使生物细胞损伤、生长受到抑制，甚至坏死。医学上利用 X 射线的这一特性对人体进行放射治疗，利用射线的生物效应来摧毁发生病变的细胞从而可以治疗某些癌症。由于其光子能量较大，因此可以深入人体内部的脏器。目前，最为常见的放射治疗包括 X 射线刀、γ 射线刀。但同时 X 射线对正常生物体组织也是有损伤作用的，因此放射医务工作者必须注意防护安全工作。

二、X 射线的衰减

医用 X 射线是利用高速电子撞击靶核而产生的，发出的主要是连续 X 射线。当 X 射线穿过物质时，X 射线就与物质发生相互的作用，而在作用的过程中，X 射线光子的能量减小，动量减小，动量的方向也发生了变化，因此在原有方向上 X 射线的强度就减小了，把这种现象称为物质对 X 射线的吸收，或者说物质对 X 射线的衰减。

（一）　X 射线衰减的微观机制

X 射线衰减的过程，即是 X 射线与物质发生相互作用的过程，其机制主要有干涉、衍射、光电效应、康普顿散射、汤普森散射、瑞利散射、电子对效应等。干涉、衍射在 X 射线波长较短时对成像影响不大，汤普森散射也由于 X 射线的光子能量较大，其发生的概率较小，对于 X 射线成像影响不大，电子对效应在医学成像领域不会出现，在这里就不讨论了，下面主要讨论光电效应、康普顿散射。

1. 光电效应

光电效应的现象是当高于一定频率的电磁波照射到金属表面，金属表面有电子逸出的现象，如图 3-1 所示。

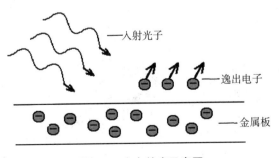

——入射光子

——逸出电子

——金属板

图 3-1　光电效应示意图

1905 年，爱因斯坦在普朗克能量量子化假设的基础上，提出光子假设。按照他的光子假设，光电效应可以解释为：一个电子一次吸收一个光子，电子获得光子全部能量，若获得光子能量大于电子的逸出功，则电子逸出金属表面，并具有初动能。初动能的大小为光子能量和电子逸出功的差值。但是如果逸出电子来自于较低能级，则在电子逸出的同时由于低能级出现空位，高能级电子发出跃迁，会辐射出一个标识光子。

人体骨骼中钙的 K 层电子结合能为 4kev，发生光电效应后，标识光子由于能量不大，很快就被周围组织所吸收。其他软组织的大多数原子结合能仅为 0.5kev 左右，辐射出的光子能量更小，更易被周围组织所吸收，所以对 X 射线的成像影响不大。

实验表明，由于光电效应而引起的线性衰减系数与介质的密度、原子序数三次方成正比，与光子能量三次方成反比。所以长波 X 射线通过介质比短波 X 射线通过介质发生光电效应的概率要大，而原子序数越高的原子如碘、钡等，发生光电效应的概率也就越高。

X 射线检查中常用钡剂或者碘剂来作为造影剂，而钡和碘的原子序数都比较大，发生光电效应的概率高，线性衰减系数大，所以可以产生高对比度的造影图像。但同时其最低能级 K 层的结合能都比较高，发生光电效应后，辐射出的光子能量大，它们能透过人体组织在原有的胶片底片上造成灰雾干扰。

2. 康普顿散射

在较高能量 X 射线成像过程中，康普顿散射起主要作用。1923 年，康普顿发现 X 射线通过介质散射后波长变长、光子方向发生偏离的现象。他将这一现象解释为光子与散射体原子中外层电子发生弹性碰撞的结果。X 射线光子与自由电子发生弹性碰撞，碰撞遵循能量守恒和动量守恒，光子的部分能量传递给自由电子，所以光子的能量减小即波长变长，由于光子撞击电子部位不一致，所以光子的出射方向也不一样，如图 3-2 所示。根据计算结果，得到散射光子波长的改变量只取决于散射角度 φ，而与入射光子的能量无关。

实验表明，由康普顿散射引起的线性衰减系数与介质中电子密度成正比，与入射光子能量有密切关系，与介质的原子序数基本无关。这就意味着对于较高能量的 X 射线而言，康普顿散射对不同组织在图像中的差别不大，不能提高图像对比度，同时散射线的发散要求医务人员须做好防护工作。

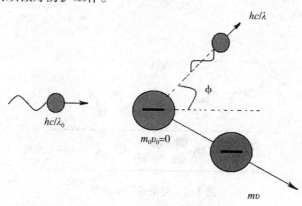

图 3-2　康普顿散射示意图

综上所述，在光子能量较低时，光电效应起主导作用；光子能量较高时，是康普顿散射的优势区间。图 3-3 为光电效应和康普顿散射的作用范围。而光电效应和康普顿散射是相对独立的，所以总的衰减系数是这两项衰减系数之和。

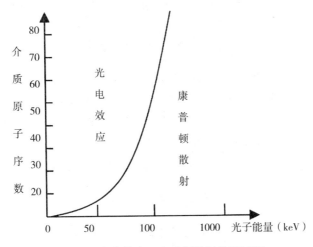

图 3-3　光电效应、康普顿散射作用区间

既然影响成像质量的关键在于散射，那么就有一些措施对其加以抑制。常用方法有：第一，在人体与检测器之间增加间距，增加空气间距意味着散射影响减小，于是图像对比度得以改善；第二，限制 X 射线照射范围尺寸，在 X 射线源出口处装准直器或锥形遮线筒，以限制入射束的总面积；第三，加滤线栅；第四，选择合理的入射 X 射线频谱，尽可能减小散射；第五，采用倒置结构 X 射线摄影，也可以减小散射影响。

（二）　单色 X 射线在介质中的衰减规律

单色 X 射线通过一定厚度的均匀靶介质后，沿入射方向出射 X 射线强度必然小于入射 X 射线强度，他们之间服从指数衰减规律。

$$I = I_0 e^{-\mu x} \qquad\qquad 式（3-1）$$

公式（3-1）称为朗伯-比耳定律，其中 I 为穿过厚度为 x 的均匀介质的出射 X 射线强度，I_0 为入射 X 射线强度，μ 为线性衰减系数。

线性衰减系数定义：与单位厚度的物质发生相互作用的光子数与 X 射线入射总光子数之比。线性衰减系数与介质属性和一定能量的射线相关，介质不同，射线能量不同，则线性衰减系数也不同。对于同一种介质而言，线性衰减系数与密度成正比，因为介质的密度越大，则介质单位体积中可能和 X 射线光子发生相互作用的原子也就越多，光子在单位路程中被吸收或散射的概率也就越大。若将线性衰减系数与密度的比值作为一个物理量，则可以反映比较各种物质对 X 射线的吸收本领，这个比值称为质量衰减系数。

对于非均质物体，如人体器官或组织，是由多种物质成分和不同密度构成，假如认为某一非均质物体在 X 线束穿过的方向是由若干个厚度为 d 的容积元组成，则每一个容积元可近似看作是一个均质物体，具有线衰减系数 μ，分析 X 线穿过该物体的强度与入射射线强度之间的关系，如图 3-4 所示。

公式 $$I=I_0e^{-(\mu_1+\mu_2+\cdots+\mu_n)x}$$ (3-1)

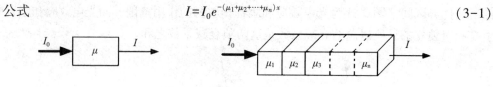

图 3-4 物质对 X 线的吸收

当 X 射线入射介质，随着介质的厚度越厚，出射 X 射线强度减小越厉害，当介质厚度为某一个值时，出射强度为入射强度的一半，这个厚度称为物质的半价层。如果已知某种介质材料相对某一频率 X 射线的半价层，则当 X 射线穿越 n 个半价层厚度的同种均匀介质材料后，则出射 X 射线的强度为原来的 $1/2^n$。不同物质的半价层厚度是针对确定 X 射线的光子能量而言的，或者说是和 X 射线的波长相关联的。

（三）连续谱 X 射线在介质中的衰减规律

实际的 X 射线是由能量连续分布的光子组成的。将能量连续分布的光子组成的 X 射线称为连续谱 X 射线。当连续谱 X 射线穿过一定厚度的介质时，各波长 X 射线强度衰减的情况是不一样的，因为线性衰减系数与介质原子序数、介质密度及光子能量相关。不同的介质，如骨骼、软组织、空气等的线性衰减系数是不一样的。总体来说，出射 X 射线的光子总数相比入射 X 射线光子数减少，而平均能量会增加，即 X 射线强度减小，硬度提高。以水模为例，对于连续谱射线和单色射线的衰减规律，从图上可以看出连续谱 X 射线透射的光子数比单色 X 射线要少。这表明，介质对连续谱 X 射线有更大的衰减，如图 3-5 所示。

在 X 射线经过的路径上可以通过多方向投影建立多个衰减公式计算出所有的 μ 值，这是 CT 图像重建的基本方法之一。

（四）X 射线在人体组织中的衰减

人体组织结构是由不同元素组成的，按各种组织单位体积内各元素总和大小的不同而有不同的密度。人体组织结构按密度来分可以归纳为三类：属于高密度的有骨组织和钙化灶等；中密度的有软骨、肌肉、神经、器官、结缔组织，以及血液、体液等；低密度的有脂肪组织，以及存在于呼吸道、胃肠道、鼻窦和乳突内的气体等。骨骼和肌肉、脂肪、气体等在密度、原子序数、电子数密度上差异比较大，因此所形成的影像对比度比较高，肌肉和脂肪在上述指标上差异不是很大。因此 X 射线成像上所产生的影像对比度不够，不足以区分肌肉、脂肪等软组织，气体由于质量密度很小，所以也能区别于骨骼、肌肉等软组织。

图 3-6 为以手部摄影为例，各种组织在不同管电压下的线性衰减系数的变化。可以看出，手部骨骼和肌肉的线性衰减系数存在很大的衰减差别，在影像上将呈现高对比度的图像，而肌肉和脂肪的线性衰减系数曲线几乎重合，在影像上呈现的图像基本上看不出差别。从图上还可以看出，当管电压增大时，三种组织的线性衰减系数趋于一致，原

因在于较高的管电压产生较大能量的光子，而较大能量的光子撞击介质产生的基本上以康普顿散射为主，所以能量衰减比较多。可见，在进行 X 射线成像时需要注意选择一定的管电压范围。

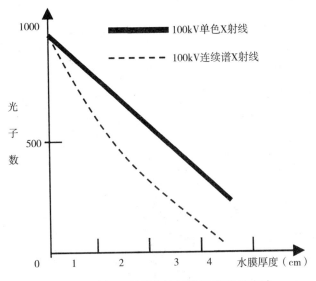

图 3-5　单色 X 射线和连续谱 X 射线的衰减

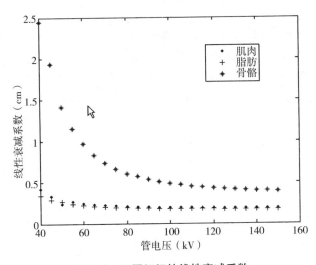

图 3-6　不同组织的线性衰减系数

三、X 射线透视及 X 射线摄影

传统的 X 射线成像有两种方法，即透视和摄影。X 射线透视是指 X 射线透过人体组织器官，在荧光屏上显现图像，医生可以根据荧光屏上的动态图像来分析组织器官的形态和功能。X 射线摄影和 X 射线透视不同的是用胶片代替荧光屏，将透过人体后的 X 射线投射到胶片上，经过显影、定影处理后再将影像固定在胶片上，医生根据胶片上的医学影像来判定被拍部位是否发生病变。由于两者图像信息采集方式的不一样，系统中部分结构不一样，下面先对 X 射线透视进行介绍。

（一） X 射线透视

图 3-7 为传统的立位 X 射线透视示意图。X 射线管发出的 X 射线穿过人体投射到荧光屏上，荧光屏上的荧光物质在射线的激发下发出可见光。荧光屏发出的荧光形成一幅与人体组织密度相关联的影像。医生除了用它来观察组织器官之外，还可以观察一些脏器的运动。X 射线透视由于可以快速成像而且操作简单、费用低廉，所以在临床上应用还是比较多。

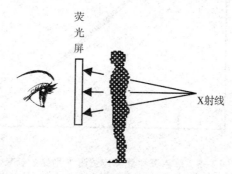

图 3-7　立位 X 射线透视示意图

但是通过荧光屏观察到的影像相比 X 射线胶片上的影像，它的图像信息量还是少很多，亮度较低、画面较暗、分辨率也不够高。放射科医生在进行透视前，往往要在黑暗的环境中待 15 分钟左右才能使眼睛适合黑暗的环境，才能观察图像。如果要提高图像的亮度，就得加大 X 射线的剂量，则被透视者和医生都得冒着接收更多 X 射线辐射的风险。

因此为了提高图像的亮度，降低 X 射线剂量成为 X 射线透视技术发展的主要目标。现代的 X 射线成像系统都引用了影像增强器，影像增强器的引入是放射成像系统的一项重大改进。

影像增强器由影像增强管、高压电路、光学系统等部件组成，其中影像增强管是关键部件。在影像增强管中，图 3-8 为 X 射线投射到输入荧光屏上产生可见光，可见光在荧光屏内侧的光电阴极按可见荧光的强度产生不同数量的光电子，光电阴极的光电子受到阳极正电位的吸引透过聚焦系统，高速飞向阳极，光电子穿过阳极小孔投到输出屏上，产生一个可见的图像，该图像比先前透视图像亮度增强数千倍，图像缩小数十倍。

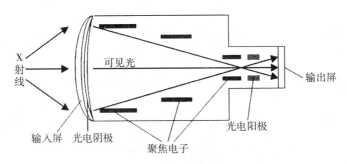

图 3-8 影像增强器结构示意图

　　由于影像增强管所产生的图像比荧光屏透视图像亮度增加数千倍，所以可以在明室中观察。但是由于输出的图像比较小，所以现代的 X 射线透视设备都会采用电视系统。影像增强管输出的图像由摄像管采集后经过对数放大器，然后经过模数转换电路后存储图像，存储的图像经过各种处理后，可以输送至显示器显示图像或者保存起来。

　　X 射线透视的影像增强器和电视系统为隔室控制、会诊、图像存储、图像传输等提供了条件，而且透视 X 射线剂量也只有普通荧光屏透视剂量的十分之一，即可获得足够清晰的 X 射线透视影像，使被透视者和仪器操作者的受辐射风险降低很多。

（二） X 射线摄影

　　传统 X 射线摄影与 X 射线透视不同的是，被照体经 X 射线照射后，是将影像信息记录在胶片上，然后经过一系列的处理将潜影变为可见影像显示在胶片上。

　　如果用 X 射线直接对胶片曝光，其效率是比较低的，所以在临床上，X 射线摄影采用的是屏-片组合形式作为成像系统的接收器。这里的屏是指荧光增强屏，片是指胶片。图3-9 为屏-片组合主要结构，这里画出的是双荧光增强屏-胶片系统，胶片中间是起支撑作用的片基，一般由 $150\mu m$ 厚的纤维醋酸酯或聚酯纤维树脂等材料构成，无色或淡蓝色。片基两面涂上黏结剂，使感光乳胶层与片基结合得更为紧密，感光乳胶大约 $10\mu m$ 厚、由许多悬在凝胶体中的卤化银晶体组成。最外面是荧光增强屏，它的作用是将 X 射线变成可见光，增强对 X 射线胶片的感光作用，减少对患者和操作者的有害辐射。屏-片结构除了感光层外面是荧光增强屏以外，与可见光感光底片结构还是非常相似的。

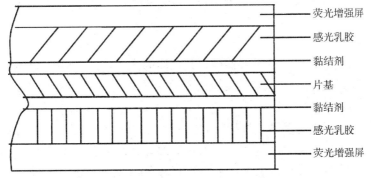

图 3-9 屏-片系统结构

1. 胶片

X 射线胶片的主要功能是医学影像的记录显示和存储。那么如何确定胶片的性能呢？

反映胶片性能的参数最主要的有两个：一个是曝光量-光密度曲线（H-D 曲线），如图 3-10 所示，为典型胶片的 H-D 曲线；二是感光速度。所谓的曝光量这里定义为射线强度对曝光时间的积分，用 H 表示；光密度反映了 X 射线胶片的曝光程度或者说反映了胶片吸收光的能力，也称为胶片的成像密度，或直接称为胶片的密度，用 D 表示，一般 X 射线摄影所用的胶片光密度范围为 0.2～3.2。从图可以看出，胶片的光密度随着曝光量的增大而增大，在 ABC 阶段，光密度比较低，所产生的如图像对比度比较差，CD 阶段，接近于直线，光密度和曝光量基本呈直线，摄影时尽可能选择在这个范围。这段直线的斜率成为胶片的反差系数，反差系数高的胶片所产生的灰度图像对比度也就越高。这段直线的曝光量范围为胶片的宽容度，反映了胶片能用灰度图像准确反映被照体差异的范围，宽容度越大，可更加真实地反映反差更大的组织或器官特征。宽容度小则在成像过程中丢失的信息会增加。所以 H-D 曲线代表了胶片的性能。

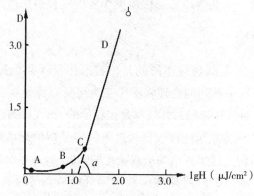

图 3-10 胶片的 H-D 曲线

感光速度是指感光材料对光的响应程度，定义为感光材料达到一定光密度值所需曝光量的倒数。胶片的感光速度主要取决于感光乳胶中卤化银晶体微粒的大小，微粒大的胶片感光速度快，反之则小。在 X 射线成像中，感光速度也会随着 X 射线光子能量大小的变化而发生变化。

2. 增感屏

增感屏是 X 射线摄影中的重要器械，其性能的优劣直接影响图像的质量。增感屏是利用了物质的荧光现象，将 X 射线变成可见光，增强 X 射线胶片的感光作用，减少对患者和操作者的有害辐射。

荧光增感屏的材料有多种，选择时主要是考虑材料对 X 射线有较高的吸收并具有高荧光性。目前，医用 X 射线增感屏有钨酸钙增感屏、稀土感蓝增感屏及稀土感绿增感屏三种类型，每一类的增感屏因荧光物质性能的不同又具有不同的感光速度（感度）特性和应用范围，应用最为典型的为钨酸钙增感屏。另外，荧光增感屏产生的光谱必须与胶片本身的感光光谱相匹配，否则将影响接收器的灵敏度。临床上会因检查部位不同而选用不同的增感屏。

增感屏的性能质量可以从四个方面指标来说明：①增感效率（感度）：即在胶片上产生同等光密度 1.0 时，无增感屏与有增感屏情况下胶片所需照射量之比。增感效率的大小主要取决于荧光物质对 X 线的吸收效率和荧光转换效率，吸收和转换效率与荧光质种类、颗粒大小、荧光层厚度及加入的吸收光能量的染料等有关。②成像性能：主要包括影像对比度、影像的分辨率等。③发光均匀性：可以肉眼观察增感屏的发光均匀程度，或者定量曝光然后取点测量胶片光密度。④残留天然放射性元素：由于增感屏的材料选用矿物中镧系元素，这类元素常与铀、钍等锕系元素共生，而两者的化学性质又极为相似，去除很困难。关于这四个性能质量指标，曹厚德教授曾做过详尽的分析。

（三）X 射线造影

一般的 X 射线摄影对于不同组织、密度差异较大成像效果较好，但是人体中有许多重要组织或器官是由软组织组成的，周围也被软组织围绕，它们之间的物质密度大约相同，或仅有细微的差别，则它们的 X 射线影像空间分辨率不够，难以形成明显的对比。临床上，常采用造影剂来提高图像的对比度。造影剂被输入目标器官或组织后，能使其与周围背景形成较大的密度差，从而改变器官或组织的密度，使它们能在影像上反映出来，造影剂主要应用于血管、肾、胆囊、心脏、胃等的显示。

空气也可以作为造影剂注入某些特殊部位，如脊柱的蛛网膜下腔，由于空气密度低，对于 X 射线来说，几乎没有阻挡，因此也可以提高腔内结构及其周围组织成像的对比度。

传统 X 射线成像技术运用 X 线的穿透性、荧光作用及感光效应，通过 X 线胶片感光成像，照片上点与点之间的灰度值是连续变化的，中间没有间隔，产生模拟图像。这种模式经历了近百年的临床应用与实践，逐渐暴露了以下缺点。

（1）X 射线能量的利用率不高　传统 X 线成像方式对于 X 线能量的利用率不高，其量子检测效率仅为 20%~30%。

（2）密度分辨力低，不能区分软组织的细节　密度分辨率大约是 26 灰阶。一般说来，传统的 X 射线成像系统装置只能区别密度差别大的脏器，如骨骼、肺部等，对肝、胰、肾等软组织内部的差异无法鉴别。某些脏器只能借助于造影剂才能进行成像。究其原因，对于 X 射线透视来说，是由于肉眼在低亮度下分辨性能降低所致的。

（3）图像动态范围小　对于 X 射线摄影来说，由于胶片的动态范围不大，所以要求被摄影者尽可能不动，摄影所需时间比较长，从而也导致辐射量较大。

（4）影像重叠　X 射线成像是将三维景物显示在二维的胶片上或荧光屏上，深度方向上的信息重叠在一起，引起混淆。现在的解决方法是 CT，CT 还可解决图像密度分辨力低的缺点。

（5）胶片存储、检索困难，图像不能进行后处理　传统的 X 射线图像都记录在感光胶片上，然后装袋存档，有一定时间的保存。每个医院随着时间的增长，保存的照片日益增多，保存、管理、查找都得花去大量的人力与物力。若经多次查阅、借出、会诊等，容易"乱架"与丢失。保存日久的照片会逐渐变质，会使影像质量下降。另外，若图像质量由于某种原因而达不到诊断要求，则只能进行复检。解决这些问题的根本出路在于数字化。一种办法是将胶片通过激光扫描数字化仪变成数字图像，另一种办法是发展数字放射摄影。由此，X射线成像技术数字化成为必然。

第二节　数字X射线成像技术

医学影像的数字化，是指医学影像以数字信号的方式输出，借用计算机强大的高速运算处理能力，来对图像快速地进行存储、处理、传输、显示，使这些影像数据得以直接利用。数字X射线成像，其最大优点是可以充分发挥计算机的优势，对图像进行处理，还随着网络技术的发展，可以进行网络传输，这给医学影像学的发展带来革命性的变化。

数字X射线成像发展过程中，初期考虑的是如何将胶片图像进行数字化扫描，可以进行存储、处理等，但是因其图像质量分辨率较低，很难发展；20世纪70年代以来，PACS的发展、计算机技术的发展、微电子器件发展及数字图像处理技术的成熟发展，使得数字化影像技术快速发展。1983年，日本富士公司率先开发成功的CR是目前主流的数字化摄影技术，成功脱离胶片，应用成像板，真正实现数字化摄影技术。20世纪90年代，随着半导体的技术发展，出现了X射线探测器，开始了直接数字化摄影时代。1997年，在美国芝加哥召开的第83届北美放射学会年会上，参会许多资深专家均认为X射线影像的数字化是医学影像技术中较新、较热门及较重要的进展，年会报道提出"影像就是一切"。

一、数字X射线成像基础知识

（一）视觉感知

1. 眼睛的构造

眼球在人体感觉功能中占有重要的角色，眼睛是人类感观系统中最重要的器官，大脑中大约有一半的知识和记忆都是通过眼睛获取的。眼睛能辨别光线不同的颜色，不同的信息，再将这些视觉形象转变成神经信号，传送给大脑，从而构成图像。

眼球由眼球壁和内容物两部分组成，如图3-11所示。眼球壁又分为纤维膜、血管膜和视网膜。纤维膜，厚而

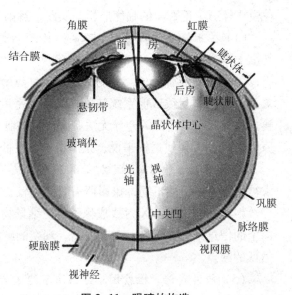

图3-11　眼睛的构造

坚韧，由致密结缔组织构成，为眼球的外壳，可分为前方的角膜和后方的巩膜。角膜为透明的折光结构，呈外凸内凹的球面；巩膜起着调节眼压的作用，用来保护眼球内部结构。

血管膜，位于纤维膜与视网膜之间，富含血管和色素细胞，有营养眼内组织的作用，并形成暗的环境，有利于视网膜对光的感应。血管膜又分为脉络膜、睫状体和虹膜三部分。脉络膜，用来营养眼球。睫状体的外部有睫状肌，睫状肌受副交感神经支配，起到调节视力的作用。虹膜，是血管膜的最前部，呈环状，虹膜和睫状体连接，其中央有一孔可以透过光线，为瞳孔（pupilla）。虹膜内分布有色素细胞、血管和肌肉。虹膜肌有两种：一种称为瞳孔括约肌，围于瞳孔缘，其收缩可缩小瞳孔，受副交感神经支配；另一种为放射状肌纤维，称为瞳孔开肌，其收缩可开大瞳孔。

视网膜（retina），是眼球壁的最内层，也是视觉形成的神经信息传递的第一站，有许多对光线敏感的神经细胞，能感受光的刺激，具有很精细的网络结构及丰富的代谢和生理功能。视网膜的视轴正对终点为黄斑中心凹。黄斑区是视网膜上视觉最敏锐的特殊区域，直径 1~3mm，其中央为一小凹，即中央凹。在中央凹上，有很多对视觉敏感的光接收器，呈锥状体，每只眼睛的锥状体数目为 600~700 万，对颜色的灵敏度很高，锥状视觉为白昼视觉或亮光视觉。如果把中央凹视为一个阵列传感器，则可以将它看成是 1.5mm×1.5mm 的方形阵列传感器，其上面有 600~700 万个元素组成。

视网膜表面的光接收器为杆状体，每只眼睛有 7500~15000 万个杆状体分布在视网膜表面，它可以给出视野内一般的总体图像，杆状视觉为夜视觉或暗视觉。

2. 眼睛成像过程

自然界各种物体在光线的照射下，不同颜色的物体可以反射出不同波长的光线，通过角膜进入眼内。晶状体和玻璃体对通过的光线折射，同时滤去部分紫外线，光线经过晶状体的聚焦，将景物的图像成像到视网膜上，在视网膜上形成一个倒立的像，如图3-12 所示。视网膜上的杆状体、锥状体把这些光的刺激变为神经冲动（电脉冲信息），再由视神经将电信号传送到大脑，大脑视皮质将电脉冲转变成图像，然后就可以视觉感知物体了。

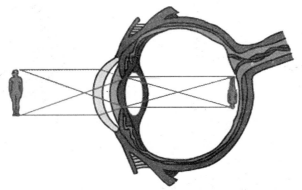

图 3-12 眼睛成像过程

（二） X射线图像感知和获取

对感兴趣的图像如何去获取，首先要取决于照射源，照射源是什么信号？可见光信号，还是超声波信号，还是电磁波信号，还是电子束信号。重要的是，需要将这些照射信号通过传感器转换成电信号。传感器的定义是能感受规定的被测量并按照一定的规律转换成可用信号的器件或装置，通常由敏感元件和转换元件组成。图3-13为光电二极管传感器结构示意图，输入光信号，然后以电压波形输出，且电压和光强度成正比，如此可以感知光信号。

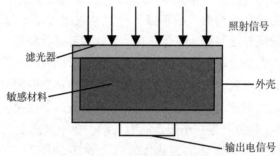

图3-13　传感器结构示意图

通过感知光信号来获取图像，有几种方式：①可以通过单个传感器逐个扫描图片，例如，在胶片数字化过程中就是应用单个传感器线性运动逐行扫描，获取光信息。②带状传感器的应用也非常广泛，如在CT成像过程中，是利用带状传感器来获取更多方向X射线衰减信息。③阵列式传感器，以多个传感器按行、列二维排列形式，快速完整地获得图像信息，因此在数字摄影、数字摄像中经常应用。图3-14为阵列式传感器数字图像获取过程。光照射到苹果上，被苹果反射到成像系统，成像系统将光聚焦到传感器平面，每个传感器都接收到光，并输出与光总量成正比的电信号，通过显示器输出图像，图像的分辨率取决于传感器阵列的目数等因素。

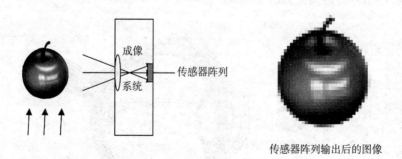

传感器阵列输出后的图像

图3-14　数字图像获取过程

（三） X射线图像的采样和量化

从前面可以知道，传感器接收到光，然后输出电信号。大多数的传感器输出的是模拟信号，也就是连续的电压波形。要得到数字图像，需要将这些连续的感知信号转换成数字形式，这就需要对图像进行采样和量化。

1. X 射线采样和量化过程

以原始苹果图像为例，若这是一张模拟图像，沿着 X 轴方向进行读取，则可以得到灰度级随着 X 变化而变化的曲线。为了将这条连续的曲线转换为数字形式，则需要选定坐标，并确定在坐标下的灰度级幅值，如图 3-15（c）所示。数字化坐标值成为采样，数字化灰度级幅值成为量化。图 3-15（c）的白色矩形块是相对于坐标的采样，具体灰度级则以右侧的灰度级标尺来确定。这里确定灰度级为 8 个离散的级别，则相对应的这一行图像的数学表达式就可以数组来表示（5，4，4，6，6，3，1）。逐行扫描就可以得到整幅图像的数字图像。

若原始苹果图像是通过图 3-14 所示的阵列传感器来获取的，则它的采样量化如图 3-16 所示。简单来说，就是把一幅图画 3-16（a）分割成如图 3-16（b）的一个个小区域（像元或像素），并将各小区域的灰度值用整数来表示，形成一幅数字图像，小区域的位置和灰度就是像素的属性，图像的数字表达是就是一个矩阵，如图 3-16（C）所示。

2. 灰度级分辨率

图像的空间分辨率主要取决于采样值的大小，空间分辨率是图像中可辨别的最小细节，常用单位是线对/毫米（LP/mm），表示每单位距离可分辨的最大线对数目。灰度级分辨率是指在灰度级别中可辨别的最小变化，通常灰度级数是 2^G，G 就表示图像像素灰度值所需的 bit 位数。

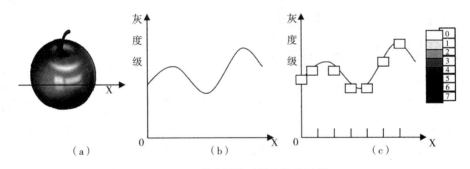

图 3-15　数字图像采样和量化过程

一幅大小为 $M \times N$、灰度级数为 G 的图像所需的存储空间，即图像位数总数据量，大小为 $M \times N \times G$（bit）。图 3-17 分别为 800×800 像素、灰度值为 256，即 8bit 显示的苹果图像；200×200 像素、灰度值为 256，即 8bit 显示的苹果；50×50 像素、灰度值为 16，即 4bit 显示的苹果；15×15 像素、灰度值为 16，即 4bit 显示的苹果。图片是经调整像素之后再放大比较的。

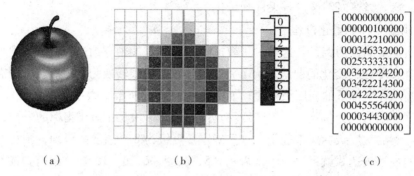

（a）　　　　　　　　（b）　　　　　　　　（c）

图 3-16　阵列式传感器数字图像采样和量化过程

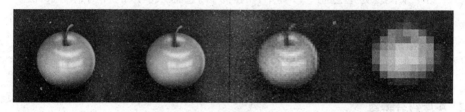

图 3-17　图像的像素和灰度值

黑白图像是指图像的每个像素只能是黑或白，故又称为二值图像，其像素值为 0 或 1。灰度图像是指每个像素由一个量化的灰度值来描述的图像。前面讨论的都为灰度图像，不包含彩色信息。彩色图像是指每个像素由 R、G、B 三原色像素构成的图像，其中 R、B、G 是由不同的灰度级来描述的。

二、X 射线数字透视与数字摄影

无胶片的数字化时代已经来临，X 射线成像的数字化不仅仅是为了实现放射科的无胶片化和医学影像存档与通信的需要，还为 X 射线摄影开拓了新的诊断领域，为计算机辅助诊断（computer assisted diagnosis，CAD）提供了条件。那么，接下来讨论数字化 X 射线成像技术。数字化 X 射线成像技术的命名和分类可以分为以下几种：①按读出方式分类，可以分为直接读出方式和非直接读出方式。直接读出方式是指从 X 射线曝光到图像的显示过程没有人为干预，患者经 X 射线曝光后，医生即可在显示器观察到图像，如 X 射线透视（digital fluoroscopy，DF）；而非直接读出方式与此不同，中间有人为干预，如计算机放射摄影（computed radiography，CR）等。②按转换方式分类，可以分为直接转换方式和间接转换方式。直接转换方式是指采用器件经 X 射线曝光后，X 射线直接转换为电信号；而间接转换方式的器件先要将 X 射线先转变可见光，然后转换为电信号。这两种转换方式的技术采用的器件有平板探测器（flat panel detector，FPD），也有其他器件和结构。③按工作方式分类，可分为 X 射线数字透视（digital fluorography，DF）、数字摄影（digital radiography，DR）。数字透视有用影像增强器加上摄像机采集信号和用平板检测器（flat panel detector，FPD）采集信号两类。X 射线数字摄影则分为计算机放射成像（computed radiography，CR）、数字放射成像（digital radiography，DR）。以下按工作方式区别的分类来分别讨论 X 射线数字透视和 X 射线数字摄影。

（一） X 射线数字透视

X 射线数字透视（digital fluoroscopy，DF）也称为数字荧光摄影。图 3-18 为 X 射线数字透视系统，其主要部件为影像增强器、电视摄影机、AD 转换器和计算机。X 射线通过影像增强器变为可见光，电视摄像机捕捉可见光将其转换成电信号，再通过 AD 转换器将模拟信号转换成数字信号，最后输送至计算机进行图像处理而显现出图像。X 射线数字透视的摄影速度快，对比度好，不仅能用作静脉造影，也适用于动脉造影。但是这种技术是 X 射线成像数字化进程中应用较早的技术。

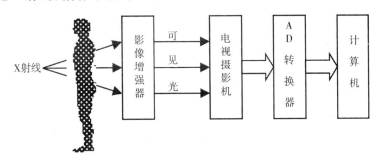

图 3-18　X 射线数字透视系统

数字化透视的缺点在于影像增强管要损失 5% 的对比度，还由于光在输入与输出屏上的扩散而引入模糊，故人们一直致力于寻求替代的手段。成像板是一种很好的解决方案，后面在 CR 系统中将会详细介绍。目前由于平板检测器的技术发展迅速，因此影像增强器逐渐被 FPD 所取代。

（二） X 射线数字摄影

1. 计算机放射成像

计算机放射成像（computed radiography，CR）是一种 X 射线间接转换技术，故又称间接式数字摄影装置。CR 相比传统的 X 射线摄影系统，是用成像板（image plate，IP）来代替屏-片系统，然后用激光扫描曝光后的 IP，得到数字图像。CR 最基本的组成部分是成像板（俗称 IP 板）、读出/擦除器（又称激光扫描器）及控制工作站。控制工作站配有患者登记工作站、诊断工作站、备份工作站、光盘刻录机、图像管理工作站、激光像机等形成一个小型网络。

CR 成像原理分成三个子系统：信息采集、信息转换和信息处理与记录，如图 3-19 所示。①信息采集部分：X 射线束经过人体投射在成像板上，激发荧光物产生潜影。成像板一般由钡卤化物晶体组成，是光可激发荧光物，成像板的空间分辨力与对比度分辨力较影像增强管模式都有优势，所需剂量也小，数据获取速度快。但成像板的致命弱点是受散射困扰，且价格较贵。②信息转换部分：是用激光扫描成像板。由于激光的照射，成像板上存储的信息转换成光信号放射出来，在空间上呈连续状态的微弱模拟信号，然后经由光电倍增管放大，再经 AD 转换器将模拟信号转换成数字信号，最后存入计算机。③信息处理与记录：部分 CR 系统信息处理有谐调处理、空间频率处理及数字减影处理等。CR 系统以光盘、硬盘为存贮介质，通过激光打印胶片、热敏打印胶片及热敏打印纸提供诊断用影像。CR 系统成像板上存储的信息可以用强光来进行擦除。

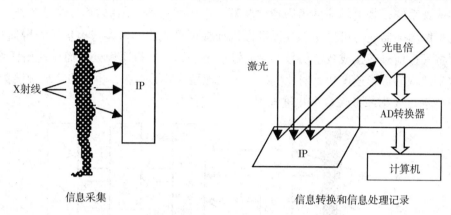

信息采集　　　　　　　　　　信息转换和信息处理记录

图 3-19　CR 系统成像基本原理

相比传统的 X 射线摄影：①CR 系统所需的线剂量明显降低，灵敏度高。一般胸部摄影被检者剂量可降低至传统 X 射线摄影需要剂量的 1/2~1/7；消化道摄影可降低至 1/20；盆腔及泌尿等摄影可降低至 1/8~1/2。具体下降的幅度与 IP 的性能及使用次数、CR 系统中读出设备的敏感性、被摄部位及摄影技术参数等相关。②配合原有的传统 X 射线机使用，包括普通摄影、体层摄影、特检造影及床旁摄影等。③动态范围宽，估计其线性动态范围超过 10000：1，由于成像板的动态范围宽，在图像成像过程中可借用各种条件来获得稳定性良好和一致性的图像。④影像更加清晰，CR 系统的图像矩阵已经可以达到 2500×2000，密度分辨率达到 10~12bit，实际空间分辨率可达 5LP/mm。⑤可以实现网络传输，目前的 CR 系统已经和其他影像设备、网络连成有机的整体，实现资源共享。但是 CR 的时间分辨率差，不能进行动态摄影。

2. 数字放射成像

20 世纪 90 年代初，人们提出是否可以直接接受透过人体投射过来的 X 射线直接数字化的问题，从而开始了直接摄影技术的研究。1995 年，美国首先发布了基于硒材料的 X 射线平板探测器（flat panel detector，FPD）的成功研制。FPD 是由在玻璃基底上的薄膜硅晶体管阵列组成，每一个探测器像素由一个光电二极管和相连的薄膜硅晶体管组成，可以直接将 X 射线转换成电信号。从此以后，以半导体 FPD 为模拟数字转换媒介而开发的直接数字化摄影系统开始走入临床。现在习惯上，将应用 FPD 来实现 X 射线数字化摄影技术的称为数字放射成像（digital radiography，DR）。

DR 技术从 X 线探测器成像原理可分为非直接转换和直接转换两类。第一代非直接转换采用的增感屏加光学镜头耦合的 CCD 来获取数字化 X 线图像。第二代是采用直接转换技术，即 FPD。

图 3-20 为 DR 的成像系统，是采用 FPD 将透过人体投射过来的 X 射线衰减信号直

接转换为数字电信号，或者先转换成可见光信号，再通过半导体探测器转换成数字电信号，最后输入计算机进行处理、显示、存储、传输。

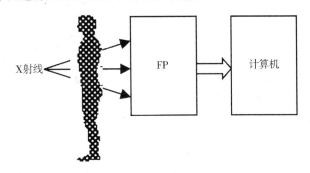

图 3-20 DR 的成像系统

相比 CR 系统，DR 系统具有以下的优点：①成像环节减少，提高了系统的响应速度，成像速度快。②改善图像质量，具有较高的密度分辨率（灰度分辨率）。③降低被检者的放射剂量，保护了被检者和放射医务工作者。④图像后处理功能强大，通过数字图像处理技术及窗口技术可以对所获得的图像进行各种有效的处理，以改善图像质量。

但是 CR 和 DR 系统各有优缺点，见表 3-2，实际应用还要计算成本和性价比，因此在医院里两种设备都在发挥作用。

（三）X 射线数字减影

X 射线数字减影是指将不同条件下摄取的数字图像做减影处理。不同时刻摄取的同一部位的两幅图像相减，为时间减影；不同能量下摄取的两幅图像相减，为能量减影。

1. 数字减影血管造影

自 1923 年，德国 Berberich 和 Hirsh 首次在人体上成功进行血管造影成像以来，减影技术不断发展。1934 年，Ziedes Plantes 首次报告可用胶片做光学减影，并说明这种减影特别适合血管的造影成像。1980 年，美国威斯康辛大学的 Mistretta 小组和亚利桑那州立大学的 Nudelman 宣布他们所研制的数字减影血管造影（digital subtraction angiography，DSA）已经成功，并展示了三种商用 DSA 装置。目前这一项技术在临床上被广泛应用。

数字减影血管造影系统主要由 X 射线管、高压发生器、控制装置、信号接收器、诊断床、图像处理软件、计算机系统等组成。

表 3-2 CR 和 DR 系统优缺点比较

X 射线数字摄影设备	CR	DR
成像原理	X 射线间接转换，成像环节相对于 DR 较多	X 射线间接、直接转换，直接创建数字图像
空间分辨率	5LP/mm	3.6LP/mm
灰度分辨率	10bit	12bit

续表

X 射线数字摄影设备	CR	DR
动态摄影	不能实现	可以实现
X 射线剂量	相比传统 X 射线摄影，低	相比传统 X 射线摄影，更低
响应速度	成像环节多，慢，成像大约 2 分钟	成像环节少，快，成像大约 7 分钟
设备价格	较 DR 低，无需改变现有设备	需改装已有设备，费用高，整机昂贵
图像通信	医学影像存档与通信系统（PACS）	PACS
环境要求	IP 板可以是便携式	固定

数字减影血管造影系统工作流程如下：首先将目标部位在注射造影剂前，先制作一帧或多帧 X 射线数字透视影像贮存于记忆盘中，称为蒙片（Mask）；然后将注入造影剂后的目标部位的透视影像也转换成数字图像，利用计算机图像处理软件将造影影像减去蒙片影像，将剩余灰度值再转换成图像，像素的灰度由透过该点的 X 射线的衰减量决定。如此除去了不变的骨骼和软组织等结构，两帧间相同的影像部位消除了，剩余就是浓度很低造影剂充盈的目标血管被突出显示出来的影像，影像具有较高的图像对比度。

数字减影血管造影系统具有以下优点：①图像叠加精确、对比度大，所需造影剂剂量比传统的 X 射线造影剂浓度小得多。②可以进行实时处理，网络技术、计算机技术的发展，以及图像信息的数字化、图像信息的处理和存贮都不需要很多时间。③在显示器上直接显示出减影图像，便于医生进行图像分析；④数字图像的存贮有可能对图像伪影进行快速的校正。

但是也存在不少局限：①由于被检者的移动、吞咽、肠蠕动和动脉搏动等慢运动，使掩模图像和充盈图像发生位移，以致不能充分消掉与血管重叠的那些结构，而产生图像伪影。②当不进行选择性注射时，图像中会出现血管重叠。影像质量还受被检者的器官状态和精神状态影响。③造影剂的浓度对图像质量有一定的限制，但浓度太大会对人体造成伤害。

2. 多能量数字减影

临床上在检查人体胸腔时，有时特别希望能观察软组织，但是由于骨骼对 X 射线的吸收要比周围软组织多得多，它在图像中就造成了很大的阴影，因此希望去除图像中的骨骼部分。另外，在检查腹部时，有时又希望能看到脊椎部位，这时就希望去除周围软组织的图像。双能量减影技术在一定程度上可以解决这个问题。

X 射线双能量减影用不同能量的 X 射线照射人体的同一部位，如果被照射的部位包含骨骼和肌肉，两种组织在不同能量 X 射线下衰减也是不一样的，则可以利用这种方法将两种组织分离开来，为临床诊断提供更为丰富的信息。但是由于曝光因素造成噪声，影响了图像的质量，加之目前的 CT 技术发展，现在临床上很少用到 X 射线双能量减影。

目前，随着 X 射线数字摄影技术的发展，还出现了很多专用设备，如数字化钼靶乳房专用 X 线机、数字胃肠 X 线机，数字减影血管造影机等，为 X 射线数字化摄影的应用开拓新的领域。

第三节 计算机 X 线断层扫描

计算机 X 线断层扫描（CT）是 X 射线计算机体层成像的简称，是 X 射线、计算机和现代科技应用于医学的产物。它为诊断疑难疾病提供了一种全新的检查手段，在放射医学领域引起了一场深刻的技术革命。

CT 原理的发现，最早可以追溯到 1917 年，澳地利数学家 J. Radon 从数学上证明依据对受检物体的投影数据，能够重建平面（二维）或立体（三维）图像。其中投影数据是指放射源发出的射线经过受检体衰减后的数据，显然，数值的大小就表示在相应路径上射线被受检体吸收的程度。1963 年，美国数学家科 Cormack 首先提出图像重建的数学方法，并用于 X 射线投影数据模型。世界上第一台用于临床的 X 射线 CT 扫描仪在 20世纪 70 年代由英国工程师 G. N. Hounsfield 研制成功，1972 年，利用这台仪器首次为一名妇女诊断出脑部的囊肿，并取得了世界上第一张 CT 照片。1974 年，美国 George-town 大学医学中心研制成第一台全身 CT 扫描仪。

由于 CT 对病变能够毫无干扰地以立体的、高分辩率的形式显示出来，并能对病变做定性定量的分析，同时还可以看到病变和有关器官的详细情况。另外，CT 的扫描方式、成像原理、信息传递和处理、诊断技术，都与传统的 X 射线机有很大差别。因此，它一诞生就得到医学界的广泛重视和推广，成为临床上诊断的重要医学影像设备。

一、X-CT 的数学基础

（一）傅立叶变换

在数字医学图像处理中，傅立叶变换是非常重要的处理手段，包括图像滤波、图像增强等。

1. 一维傅立叶变换

一维连续函数的 $f(x)$ 傅立叶变换定义为

$$F(u) = \int_{-\infty}^{\infty} f(x) e^{-j2\pi ux} \mathrm{d}x \qquad \text{式（3-2）}$$

其中：$j = \sqrt{-1}$；相反，对于给定 $F(u)$，通过傅立叶反变换可以得到 $f(x)$，傅立叶的反变换定义为

$$f(x) = \int_{-\infty}^{\infty} F(u) e^{j2\pi ux} \mathrm{d}u \qquad \text{式（3-3）}$$

公式（3-2）和公式（3-3）组成了傅立叶变换对。

如果函数 $f(x)$ 是离散的，则傅立叶变换可以这样表达

$$F(u) = \frac{1}{M} \sum_{x=0}^{M-1} f(x) e^{-j2\pi ux/M} \qquad \text{式（3-4）}$$

其中：$u = 0, 1, 2, \cdots, M-1$；

若给定 F（u），则其反变换为

$$f(x) = \sum_{u=0}^{M-1} F\ (u)\ e^{j2\pi ux/M}$$ 式（3-5）

其中：$x=0$，1，2，…，$M-1$。

离散傅立叶变换对（或称 DFT）的一个很重要的特性在于不必关心离散傅立叶变换或者它的反变换是否存在，由于在数字图像处理中 f（x）为有限数值，又由于式中指数的正交性，所以在这里离散傅立叶变换和它的反变换总是存在的。

若根据 $e^{j\theta}=\cos\theta+j\sin\theta$，则离散傅立叶变换公式可以转变为

$$F(u) = \frac{1}{M}\sum_{x=0}^{M-1} f(x)(\cos2\pi\mu x/M - j\sin2\pi\mu x/M)$$ 式（3-6）

其中 $u=0$，1，2，…，$M-1$。上式表明了傅立叶变换在频域的应用。

2. 二维傅立叶变换

同样的，在二维空间，二维连续函数 f（x，y）的傅立叶变换定义为

$$F(u,\ v) = \int_{-\infty}^{\infty} \int_{-\infty}^{\infty} f(x,\ y)e^{-j2\pi(ux+vy)}\,\mathrm{d}x\mathrm{d}y,$$ 式（3-7）

其反变换为

$$f(x,\ y) = \int_{-\infty}^{\infty} \int_{-\infty}^{\infty} F(u,\ v)e^{j2\pi(ux+vy)}\,\mathrm{d}u\mathrm{d}v$$ 式（3-8）

式（3-7）和式（3-8）组成了傅立叶变换对。

如果函数 f（x，y）是离散的，则傅立叶变换可以表达为

$$F(u,\ v) = \frac{1}{MN}\sum_{x=0}^{M-1} \sum_{x=0}^{N-1} f(x,\ y)e^{-j2\pi(ux/M+vy/N)}$$ 式（3-9）

其中：$u=0$，1，2，…，$M-1$；$v=0$，1，2，…，$N-1$。

而其反变换为

$$f(x,\ y) = \sum_{x=0}^{M-1} \sum_{x=0}^{N-1} F(u,\ v)e^{j2\pi(ux/M+vy/N)}$$ 式（3-10）

其中：$x=0$，1，2，…，$M-1$；$y=0$，1，2，…，$N-1$。

在数字图像处理中，一般来说，u 和 v 是变换或频率变量，x 和 y 是空间或图像变量。

3. 傅立叶变换的基本性质

傅立叶变换具有以下性质。

（1）对称性和叠加性

对称性：若 F（u）$= FT$ $[f$（x）$]$，则 FT $[F$（u）$] = 2\pi f$（$-x$），其中 FT 表示傅立叶变换算子；

叠加性：若 FT $[f_i$（x）$] = F_i$（u），则 $FT\big[\sum_{i=1}^{n} a_i f_i(x)\big] = \sum_{i=1}^{n} a_i F_i(u)$。

（2）尺度变换特性

若 FT $[f$（x）$] = F$（u），则 FT $[f$（ax）$] = \frac{1}{|a|}F\left(\frac{u}{a}\right)$。

（3）平移性和频移性

平移特性：若 $FT[f(x)]=F(u)$，则 $FT[f(x-x_0)]=F(u)e^{-jux_0}$；

频移特性：若 $FT[f(x)]=F(u)$，则 $FT[f(x)e^{ju_0x}]=F(u-u_0)$。

（4）卷积

若 $FT[f_1(x)]=F_1(u)$，$FT[f_2(x)]=F_2(u)$，则 $FT[f_1(x)*f_2(x)]=F_1(u)\cdot F_2(u)$。

（5）可分离性

若 $f[x,y]=f_X(x)f_Y(y)$，则 $FT[f(x,y)]=FT_X[f(x)]\cdot FT_Y[f(y)]$。

（二） 线性代数基础

1. 向量空间与矩阵向量

设 K 是一个数域。K 中 m 个数 a_1，a_2，$\cdots\cdots$，a_m，它们组成一个 m 元有序数组称为一个 m 维向量；用数学表达式表达为

$$\alpha=\begin{bmatrix}a_1\\a_2\\\cdots\\a_m\end{bmatrix},\ (\alpha_i\in K,\ i=1,\ 2,\ \cdots\cdots,\ m)$$

称为一个 m 维列向量；而

$$\alpha'=(a_1',\ a_2',\ \cdots\cdots,\ a_m'),\ \alpha_i\in K,\ i=1,\ 2,\ \cdots\cdots,\ m$$

称为一个 m 维行向量。

矩阵：对于给定数域 K 中的 mn 个元素 a_{ij}（$i=1$，$\cdots\cdots$，m；$j=1$，$\cdots\cdots$，n）。把它们按一定次序排成一个 m 行 n 列的长方形表格

$$A=\begin{bmatrix}a_{11}&a_{12}&\cdots\cdots&a_{1n}\\a_{21}&a_{22}&\cdots\cdots&a_{2n}\\\cdots\cdots&&\cdots\cdots&\cdots\cdots\\a_{m1}&a_{m2}&\cdots\cdots&a_{mn}\end{bmatrix}$$

称为数域 K 上的一个 m 行 n 列矩阵，简称为 $m\times n$ 矩阵。矩阵在数字医学图像中有着广泛的应用。

2. 矩阵的运算

（1）加法 对于给定的两个 $m\times n$ 矩阵

$$A=\begin{bmatrix}a_{11}&a_{12}&\cdots&a_{1n}\\a_{21}&a_{22}&\cdots&a_{2n}\\\vdots&\vdots&&\vdots\\a_{m1}&a_{m2}&\cdots&a_{mm}\end{bmatrix},\ B=\begin{bmatrix}b_{11}&b_{12}&\cdots&b_{1n}\\b_{21}&b_{22}&\cdots&b_{2n}\\\vdots&\vdots&&\vdots\\b_{m1}&b_{m2}&\cdots&b_{mn}\end{bmatrix},\ 则$$

$$A+B = \begin{bmatrix} a_{11}+b_{11} & a_{12}+b_{12} & \cdots & a_{1n}+b_{1n} \\ a_{21}+b_{21} & a_{22}+b_{22} & \cdots & a_{2n}+b_{2n} \\ \vdots & \vdots & & \vdots \\ a_{m1}+b_{m1} & a_{m2}+b_{m2} & \cdots & a_{mn}+b_{mn} \end{bmatrix}$$

（2）乘法　对于给定的一个 $m \times n$ 矩阵和一个 $n \times l$ 矩阵

$$A = \begin{pmatrix} a_{11} & a_{12} & \cdots & a_{1n} \\ a_{21} & a_{22} & \cdots & a_{2n} \\ \vdots & \vdots & & \vdots \\ a_{ml} & a_{m2} & \cdots & a_{mn} \end{pmatrix}, \quad B = \begin{pmatrix} b_{11} & b_{12} & \cdots & b_{1l} \\ b_{21} & b_{22} & \cdots & b_{2l} \\ \vdots & \vdots & & \vdots \\ b_{n1} & b_{n2} & \cdots & b_{n1} \end{pmatrix}, \quad 则$$

$$AB = \begin{pmatrix} \sum\limits_{i=1}^{n} a_{1i}b_{i1} & \sum\limits_{i=1}^{n} a_{1i}b_{i2} & \cdots & \sum\limits_{i=1}^{n} a_{1i}b_{il} \\ \sum\limits_{i=1}^{n} a_{2i}b_{i1} & \sum\limits_{i=1}^{n} a_{2i}b_{i2} & \cdots & \sum\limits_{i=1}^{n} a_{2i}b_{i1} \\ \vdots & \vdots & & \vdots \\ \sum\limits_{i=1}^{n} a_{mi}b_{i1} & \sum\limits_{i=1}^{n} a_{mi}b_{i2} & \cdots & \sum\limits_{i=1}^{n} a_{mi}b_{il} \end{pmatrix}$$

（3）矩阵运算的性质　矩阵和定义在矩阵上的运算满足如下运算规律（其中 A、B、C 均为 K 上的矩阵，k、l 为数域 K 中的元素）。

●加法结合律　$(A+B)+C = A+(B+C)$

●加法交换律　$A+B = B+A$

●数乘结合律　$k(lA) = (kl)A$

●数乘分配律　$k(A+B) = kA+kB$

　　　　　　　$(k+l)A = kA+lA$

●乘法结合律　$(AB)C = A(BC)$

　　　　　　　$k(AB) = (kA)B = A(kB)$

●乘法分配律　$A(B+C) = AB+BC$

　　　　　　　$(B+C)A = BA+CA$

　　　　　　　$(A+B)' = A'+B'$

　　　　　　　$(AB)' = B'A'$

二、CT 的扫描方式

CT 是运用一定的 X 射线扫描方式和技术，得到某一确定断层的不同投射位置的多组透射强度数据，采用一定的图像重建算法，求解衰减系数在被照射者该断层上的二维分布矩阵，再将此转变为二维的图像灰度矩阵，从而实现人体某断层图像。

（一） CT 系统的基本构架

CT 系统可分为三个主要组成部分，即扫描机架及扫描床、X 线发生系统、数据采集系统，计算机和图像重建系统，图像显示、记录和存储系统。其系统基本结构，如图 3-21 所示。

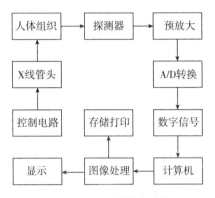

图 3-21　CT 的基本结构

1. 扫描机架及扫描床

CT 扫描仪的机架是一个结构框架，机架内有一个旋转扫描架，其主要作用是按特定的扫描方式进行扫描，以获得患者断层的原始数据，供计算机系统进行图像处理。机架内装有 X 射线管、检测器、准直器、滤线板、模数转换器（A/D）、各种电子控制电路和机械传动装置等，如图 3-22 所示。

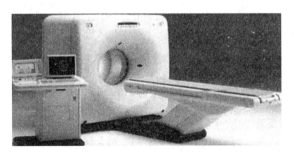

图 3-22　X-CT 扫描仪架及扫描床

2. X 射线发生系统

X 射线发生系统主要由高压发生器和 X 射线管组成，CT 仪器要求 X 射线输出稳定、单色性好，可设定曝光条件，X 射线管的阳极热容量大。有的能在曝光中调整输出剂量，X 射线能脉冲发生并控制脉冲的数量、宽度等。所以要求高压发生器能稳定高压并控制 X 线的发生。CT 中使用的 X 射线管的基本结构与常规 X 线机的 X 线管相同，但额定功率、热容量要大。CT 扫描仪的 X 线管同常规 X 线管一样，是高真空器件，由提供热电子发射的阴极和接受电子束撞击发生 X 线的阳极构成。

3. 数据采集系统

该系统的作用是将 X 射线发生系统产生的 X 线，经准直、滤过后穿过患者所需成像的横截面，由探测器测得透射的 X 射线束强度，并将其转变为可提供计算机应用的数字信号。系统的组成包括准直器、滤过器、探测器、前置放大器及接口电路等。图3-23 为数据测量流程。

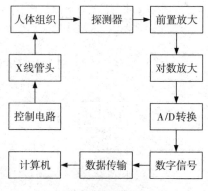

图 3-23　CT 数据测量流程

4. 计算机和图像重建系统

图像重建是为了能得到一幅 X 线衰减值的二维分布图像所必须进行的数学处理过程，这些衰减值是从不同的方向对各个断面进行检测所得到的。图像重建的算法可归纳为直接反投影法、代数重建法和傅立叶重建法三类，目前常用的第三代 CT 扫描仪一般采用傅立叶重建法，又称卷积反投影法。

CT 扫描仪的整个系统是用计算机来管理的，通常选用通用计算机来执行系统管理、任务分配和外设控制等任务，具体的内容是：①控制和监视整个扫描过程，并将采集的数据送入存储器。②CT 值的矫正和输入数据的扩展。③与操作者对话并控制扫描等信息的传送。④图像重建的程序控制。⑤故障诊断及分析。同时，采用专用计算机来执行图像重建和处理的任务。

5. 图像显示、记录和存储系统

由计算机和图像重建系统提供的数字图像，可以通过数/模转换，显示在监视器上供医生观看，可以直接存储在磁性载体上供以后需要时调用，也可以永久性地记录在胶片上。为了完成上述任务，X 射线 CT 扫描仪上配置了显示器，存储装置有磁带、磁盘、数字录像带、光盘和光带等，胶片记录系统有多幅影像照相记录（CRT 型多幅照相机）和激光电子图像记录两种类型。

（二）CT 的主要扫描方式

自第一台 CT 扫描仪问世以来，为提取重建断层图像所需数据，CT 扫描仪采用过多种不断改进的射线扫描方式，同时装置获得极大的发展。根据发展的时序和结构特点，大致分成五代，而发展到螺旋扫描方式的 CT 扫描仪后，则不再以"代"称呼。下面介绍各种各代 CT 扫描仪的主要特点，见表3-3。

1. 第一代 CT 扫描仪

第一代 CT 扫描仪（单细束平移-旋转扫描方式）又称单束扫描，它的扫描装置由一个 X 射线管和一个晶体检测器组成，X 射线被准直器准直成像铅笔芯粗细的线束。X 射线管与晶体检测器对所要检查的断面做同步直线扫描运动，然后整个扫描装置转动一个角度，再作直线扫描运动，直到取得 180° 以内的各个平行投影测量值为止，如图 3-24 所示。

表 3-3 CT 扫描的主要方式及特点

CT	第一代	第二代	第三代	第四代	第五代	螺旋 CT	多层螺旋 CT
扫描方式	单细束平移-旋转	窄扇束平移-旋转	宽扇束旋转-旋转	宽扇束旋转-静止	电子束静止-静止	螺旋扫描	多层螺旋扫描
X 射线束形状	单路笔形束	多路笔形束或扇形束	脉冲扇形束	连续脉冲扇形束	扇形束	扇形束	锥形束
X 射线束角度	-	3°~26°	21°~45°	48°~120°		360°	360°
探测器数/层	1	3~52	300~800	600~1500	多层	1 层	多层
扫描层数	1~2	1~2	1	1	多	连续多层	连续多层
扫描时间（s）	240~300	20~120	1~5	1~5	0.03~0.1		
应用范围	头颅	头颅	全身	全身	动态器官	全身	全身

具体的扫描过程如下：①X 射线管和探测器同步做直线平移运动，在获得 240 个透射测量数据后，停止平移运动。②X 射线管和探测器围绕人体头部旋转 1°，然后重复上述平移运动；不过，这次平移运动的方向与上次相反，在获得 240 个测量数据后，停止平移；重复上述过程，直到 X 射线管和探测器组件共同旋转了 180°。

显然，这种扫描方式很费时间，检测一个层面要花 4~5 分钟，所以只能适用于人体较易保持不动的部位即对头部进行扫描，不适合于检查人体的胸部和腹部，第一代 CT 现在已基本上被淘汰。

2. 第二代 CT 扫描仪

第二代 CT 扫描仪（窄扇束平移-旋转扫描方式）又称为窄角扇束扫描，如图 3-25 所示，它的扫描装置由一个 X 射线管和 3~50 个检测器组成。

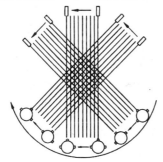

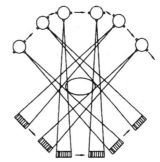

图 3-24 第一代 X 线 CT 扫描方式　　图 3-25 第二代 X 线 CT 扫描方式

在第二代 CT 扫描仪中，X 射线不再是平行的射线束，而是一个 5°~10° 左右的扇形射线束，扫描装置运动时直线扫描和扇束转动交替进行，这样旋转 180° 时扫描时间可缩短到 20~90 秒，为了提高图像质量，也有的采用 240°、360° 直线加旋转扫描。这种设备比第一代 CT 的各项指标均有提高，不但可用于头部扫描，而且可用于全身扫描。但它的缺点是对患者运动非常敏感，因为不连续的数据获取会使测量数据不一致，而这种不一致的数据超出校正范围时会在最终图像上产生运动伪影。扇形束可以照射到更大的范围，但部分射线照射在探测器的间隙中，没有得到充分利用，同时会产生更多的散射线，对患者安全造成危害，因而第二代 CT 也基本被淘汰。

3. 第三代 CT 扫描仪

第三代 CT 扫描仪（宽扇束旋转-旋转扫描方式）又称为广角扇束扫描，它的扫描装置由一个 X 射线管和 300~600 个检测器组成。X 射线保持张角为 30°~45° 的扇形射线束，包括整个物体截面，X 射线管和检测器系统不需要再做直线扫描运动，而是共同围绕物体作连续旋转扫描运动，如图 3-26 所示。在旋转扫描的过程中，X 射线管可以辐射出极短时间的 X 射线脉冲，因此时间可缩短到 1~5 秒。现在一般的全身型 CT 都采用这种扫描方式，也是目前最流行的一种。它的缺点是要对相邻的检测器灵敏度差异进行校正，否则会产生环形伪影。

4. 第四代 CT 扫描仪

第四代 CT 扫描仪（宽扇束旋转-静止扫描方式）又称反扇束扫描，它是在第三代 CT 的基础上发展起来的，与第三代 CT 的差别在于检测器系统由更多的检测器（600~1500 个）组成，布满整个 360° 圆周，形成一个环形阵列圈。在扫描的过程中，检测器系统静止不动，X 射线管在检测器阵列圈内旋转扫描，如图 3-27 所示。其速度快，扫描时间可缩短到 1~5 秒，且不容易产生环形伪影。

第四代 CT 扫描仪克服了第三代 CT 扫描仪在探测器性能不稳定时易产生环形伪影的缺点。但是，随着第三代 CT 扫描仪探测器稳定性的提高，以及软件上采用了相应的措施，使第四代 CT 扫描仪在这方面已无明显的优势；相反，探测器数量的增多，提高了设备的成本，使得设备性价比降低不如第三代 CT，所以第四代 CT 扫描仪在临床上使用得不多。

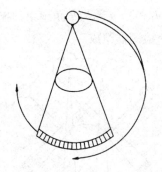

图 3-26　第三代 X 线 CT 扫描方式

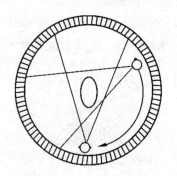

图 3-27　第四代 X 线 CT 扫描方式

5. 第五代 CT 扫描仪

为了得到心脏等动态器官的高分辨力图像，消除运动伪影，诞生了能进行高速扫描的第五代 CT 扫描仪（电子束静止-静止扫描方式），它的扫描时间已经缩短到毫秒级。具体的扫描装置有两类：超高速 CT 扫描仪和动态空间重现机。

（1）超高速 CT 扫描仪　这类扫描机又称为电子束 CT 扫描仪，它的结构与前四代 CT 扫描仪有明显的不同：不使用常规 X 线管，而是基于电子束扫描技术；没有做机械扫描的部件；数据采集的方法不同于常规的采集系统。

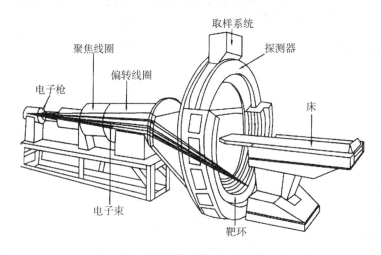

图 3-28　电子束 CT 扫描仪

图 3-28 为电子束 CT 扫描仪，在扫描机的一端安装电子枪，它产生的电子束经过加速、聚焦和电磁线圈的偏转射向四个紧挨着的环状钨靶。钨靶半径为 90cm，围成 2100 圆周，当电子束轰击钨靶时即产生 X 线，经准直后成扇形束射向患者，照射野为 47cm。在钨环的对面有两排探测器阵列，探测器固定在两个分开的圆环上，圆环的半径为 67.5cm，围成 2100 圆周。第一个环上有 864 个探测器，第二个环上有 432 个探测器。当电子束轰击一个钨环时，可以扫描两个层面，当电子束同时轰击四个钨环时，可以扫描八个层面，固体探测器由闪烁晶体和硅光电二极管组成。

（2）动态空间重现机　该机基于常规 X 线 CT 扫描仪相同的物理学和数学原理。它的基本结构，如图 3-29 所示，有三个主要组成部分，即扫描系统、图像重建系统和数据分析系统。

扫描系统可以看成扫描机的数据采集部分，n 个 X 线管排成半圆阵列，围成 1600 圆周。X 线管对面是视频成像系统，由 n 个电视摄像管组成。X 射线穿过人体组织后，在荧光屏上形成图像，随后被对面的电视摄像机记录下来。在进行数据采集时，X 线管和电视摄像机围绕患者旋转。此时，动态空间重现机的采集速率为每 10 毫秒 14 幅，这一速率在一秒内重复 60 次，最终可达每秒 840 幅图像，这些图像被记录在视频盘上。图像经数字化后被送往计算机进行图像重建，重建过程采用扇形束算法。重建的结果是多幅横断面图像，它们经处理后可以产生容积图像。

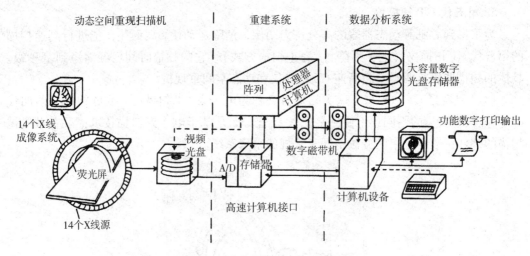

动态空间重现扫描机   重建系统   数据分析系统

图 3-29 动态空间重现机基本结构

动态空间重现机产生图像的最后一步是数据分析和显示。在这一过程中，经数字图像处理，可以把从图像重建中得到的容积图像，根据临床需要显示为横断面图像、投影图像或三维图像。动态空间重现机的分辨力较高，它可以借助于专用软件包进行多维图像分析，以提取医学诊断上有用的附加信息。

6. 螺旋扫描方式

在常规的 X 射线 CT 扫描过程中，X 线管围绕着静止不动的患者旋转，采集来自某一层面组织的各个方向的透射 X 线数据。完成了该层面的数据采集后，通过床面的平移，扫描下一相邻层面。这一过程重复多次，直到若干相邻层面的数据采集任务完成。这种扫描是一层一层进行的，其逐层扫描方式有如下缺点：①需要较长的扫描时间，它是由"启动-停止"的工作模式所决定的，也是患者呼吸、床面推进、电缆放松所必须的。②成像中会产生遗漏人体某些组织的情况，这是因为患者呼吸的相位，在前后两次扫描中不是完全相同的，使相邻两个扫描层之间的组织造成遗漏。③不能准确地重建三维图像和多方位图像。④应用提高对比度技术时，在对比度提高最明显时段，只扫描了有限的几个层面。

为了克服以上缺陷，20 世纪 80 年代末人们提出了螺旋 CT 扫描的概念。在螺旋 CT 扫描中，数据的采集不是一层一层进行的，而是连续的容积式的。在扫描过程中，X 射线管连续地围绕患者旋转，与此同时承托着患者的扫描床匀速地向机架的扫描孔内推进（或离开），这样 X 射线束在患者身上勾画出一条螺旋线轨迹，称为螺旋 CT，如图 3-30 所示。

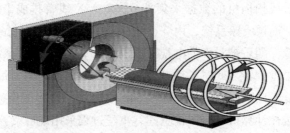

图 3-30 螺旋 CT 扫描原理图

螺旋线限定了人体组织的一段容积，所以这一技术也称为容积扫描。要实现螺旋扫描，完成连续的容积式数据采集，必须满足下列要求：①依靠滑环技术使 X 线管能连续地沿着一个方向转动。②病床能做同步匀速直线运动。③使用大功率、高热容量和散热率的 X 线管。④具有螺旋加权算法软件。⑤选用计算速度快、存储容量大的计算机系统。

相比前几种扫描方式，螺旋 CT 扫描体现出来的主要优点是：①扫描速度快，通常 1 秒内可以旋转 3600°，从而有效地缩短扫描时间，使患者更容易接受和忍受 CT 检查中的屏气要求。多数患者可以在一次屏气中完成扫描，避免了呼吸运动引起的扫描遗漏，减少了患者移动产生的伪影。②可以获得容积数据，通过回顾性重建能够得到任意位置的层像和高质量的三维重建图像，提高了病灶检出率。回顾性重建也是螺旋 CT 的一个重要特点，在获得了原始的螺旋扫描数据基础上，可以根据临床的需要对被扫描容积范围内的任意截面进行重建。此时的重建间隔不同于常规 CT 的扫描层厚、层间隔的概念（重建间隔指被重建的相邻两层横截面之间沿 Z 轴方向的距离），因为螺旋 CT 是容积扫描，不管扫描时采用什么螺距系数，对其原始数据的回顾性重建可选用任意间隔，并且间隔大小的选择与图像质量无关。③快速无层间隔扫描可以充分发挥对比剂的对比度增强作用，几乎可使全部扫描都在增强高峰期完成，不但能获得最佳增强效果，还可减少对比剂用量。

同时，螺旋 CT 扫描技术带给图像重建最突出的问题是原始数据采集的不对称现象。传统的 X 射线 CT 是逐层扫描，X 射线管在患者需要成像层面所在平面内，围绕患者转动，形成一个完整的圆形闭合环，如图 3-31（a）所示。螺旋扫描中的 X 射线管对患者是沿螺旋面转动，其扫描形成的圆形闭合环有偏差，如图 3-37（b）所示，因此要重建垂直于人体长轴横截面图像就缺少投影数据。常用的方法是利用螺旋 CT 扫描的原始投影数据进行内插，使用插值法来组合成需要成像层面的完整投影数据，然后再经滤波后反投影重建图像。

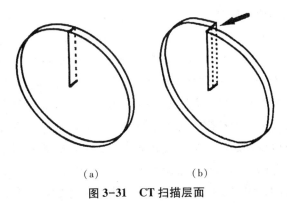

（a）　　　　　　　　（b）

图 3-31　CT 扫描层面

7. 多层面螺旋扫描方式

多层面螺旋 CT 不同于单层螺旋 CT，后者用扇形 X 射线束、单排探测器，每旋转 360°获得一个层面图像，而前者则用锥形 X 射线束，对称或非对称的多排宽探测器，多个数据采集系统，大容量单台或多台计算机处理信息，球管每旋转 360°可得 2~16 个层面的图像。探测器的宽度与排数决定着层厚的厚薄与扫描时间。多层面螺旋 CT 的机架滑环设计、数据传输方式及图像重建方法均与单层螺旋 CT 不同。在多层面螺旋扫描技术中使用多排探测器阵列，扫描轨迹是多根螺旋线。多层面螺旋 CT 从 X 射线管辐射的 X 射线束在 Z 轴方向上较宽，也可以用准直器来调整线束的宽度，但其目的不是为了调整扫描厚度，而是为了限定扫描区的范围，减少患者在非扫描区所受到的 X 线照射剂量。穿过患者的 X 线束被在 Z 轴方向排列成 N 排的二维探测器阵列接收。为了调整扫描图像的层厚，电子开关电路将 Z 轴方向相邻探测器的输出进行不同组合，分别送入各组的积分、放大电路。

多层面螺旋 CT 与单层面螺旋 CT 相比有以下一些优点：①获得更薄的层厚，薄达 0.5mm，甚至 0.5mm 以下。②以更快的速度行更长距离的扫描，全身扫描只需约 20 秒，获得的容积信息更为丰富，可作不同方位断面的图像重建和图像后处理。③减少层面间信息的重迭，降低噪音，改善图像的信噪比，提高图像质量。④更快的数据采集速度，进一步提高时间分辨力，扫描时间缩短，如用 16 层多层面螺旋 CT 做心脏扫描的时间可缩短为 65 毫秒，可行心脏实时成像。⑤进一步提高图像的对比分辨力和空间分辨力，多层面螺旋 CT 所得图像的空间分辨力可达到 24 线对/厘米，可更好地显示微小结构。⑥减少对比剂的用量，大致可减少 60%。

CT 的发展趋势之一就是扫描方式的演变，其方向是朝着在降低患者所受剂量的前提下改善成像质量。引入螺旋 CT、多层螺旋 CT，只是迈向全体积 CT 的第一步。

三、X-CT 的后处理技术

（一） CT 图像的重建

1. 精确求解方程组法

根据前面提到的朗伯—比耳定律，知道当单色 X 射线通过一定厚度的均匀靶介质后，沿入射方向出射 X 射线强度必然小于入射 X 射线强度，他们之间服从指数衰减规律 $I=I_0e^{-\mu x}$。当 X 射线穿过人体器官或组织时，由于其由多种物质成分和不同密度构成，则认为 X 射线穿过的介质沿着扫描路径将其划分为 n 等份的容积元，每一小块的厚度均为 d，容积元内均匀介质。如此，可认为出射 X 射线强度为通过各容积元的衰减后的强度 $I=I_0e^{-(\mu_1+\mu_2+\cdots+\mu_n)x}$。通过 CT 扫描，每一个测量值后面都有一条方程式，如果扫描线足够多且不重复，就可以得到足够多的方程式来求解每一个容积衰减系数。利用图像灰度来表示衰减系数，则可以重建得到这个层面的二维图像。

理论上是可成立的，但是实际操作过程中，由于方程数量巨多，可以达到几万条方程，计算量非常大，所以现在已经不采用这种方法了。

2. 反投影重建法

从前面的精确重建算法可以看出，衰减系数是从不同的方向对各个断面进行检测所得到的，图像重建是为了能得到以衰减系数为灰度值的二维分布图像。图像重建的应用算法可大致归纳为直接反投影法、滤波反投影法、迭代重建法等。目前常用的第三代 CT 扫描仪一般采用滤波反投影法。

反投影法就是在一次测量中，将检测器读出的 X 射线衰减系数经处理后，再沿着 X 射线照射的反方向涂抹在画面上得到重建图像，下面用矩阵来演示反投影法。

假定断层层面有四个图像单元，分别反映四个容积元的衰减系数

$\mu_0 = 1$	$\mu_1 = 0$
$\mu_2 = 2$	$\mu_3 = 3$

若对断层进行水平方向扫描，将投影值加到每一个单元里面，则四个图像单元变换为

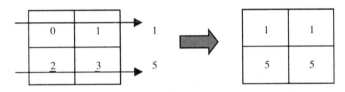

对断层进行垂直方向扫描，同样将投影值加到每一个单元里面，则四个图像单元变换为

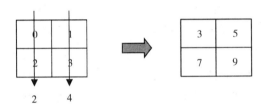

对断层进行对角线方向扫描，同样将投影值加到每一个单元里面，则四个图像单元

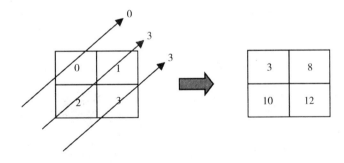

变换为对断层进行对角线方向扫描，同样将投影值加到每一个单元里面，则四个图像单元变换为

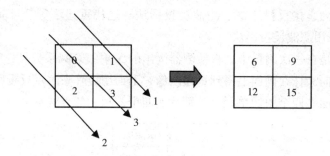

　　然后将每个图像单元中的数值都减去背景值，背景值的大小等于某个角度下的投影值之和，本例中背景值为 6，然后再除以最大公约数。

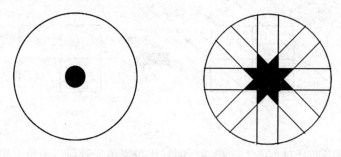

　　如此可以得到 CT 断层图像每一图像单元的衰减系数，然后再将衰减系数换算成相应的 CT 值，CT 值换算成二维平面上各像素的灰度，则断层图像就可以在计算机上实现重建。

　　然而假如原扫描物体是圆形，重建的图像则可能是星形，增加投影数量也只能得到周围带有许多尖峰的圆形，如图 3-32 所示。其产生的图像效果是不能令人满意的。这说明在物体内的每一点产生了扩散的密度区域，这种现象被称为点扩散效应。这是由于反投影迭加所引起的，物体每个点的扩散效应相互作用或称卷积，导致了图像的模糊。要消除这种现象，可以通过运用适当的滤波函数对每个扫描断层进行预校正，把这种方法称为卷积滤波。若使用滤波后的断面进行反投影，就可以消除直接反投影重建图像时所产生的尖峰。如果投影断面足够多，重建的图像就能真实地反映原扫描物体的形状。

　　卷积滤波反投影法主要是利用卷积的方法，先对反投影函数进行滤波，修正图像，然后再用反投影的方法重建图像。

图 3-32　点扩散效应

3. 迭代重建法

　　反投影重建算法是解析的、近似的，尽管它的效率相比而言还是比较高的，但是精确高效的重建算法仍是一个待解决的具有挑战性的问题。迭代法是解矩阵方程常用的方法，是逐步逼近精确解的一种方法。可以假设图像的初始衰减系数为任意一数值，然后将计算值和实际投影所测得的值进行比较，修正系统矩阵参数，不断重复，直至和实际测量值的差值在误差允许的范围之内。

第一台 CT 扫描装置用的就是迭代重建法，由于计算机发展的局限性，滤波反投影（FBP）算法成为 CT 重建的金标准。随着计算机运算能力的提高和速度的加快，统计迭代重建成功地引入到放射射断层成像中来。过去十年间由于计算能力的不断增强，统计迭代重建已成为 CT 的研究热点，其在研究噪声消除、伪影抑制及双能与能（量）敏（感）成像都占有优势。近年来，统计迭代重建的进展，有望使图像质量得到大幅度的提升，新的迭代重建方案将会不断涌现。美国弗吉尼亚理工大学的专家认为，统计迭代重建算法用于商业 CT 扫描装置只是时间问题了。当图像数据不完全、不一致或有噪声时，迭代重建相对于解析重建有明显的优势。因此专家预测计算方法与硬件的快速发展将使解析重建向统计重建转移或者至少说导致解析法与迭代法的融合。

（二）CT 图像的显示、记录和存储

1. CT 值

在医学上，由于总是讨论吸收系数不太方便，因此国际上规定了以 H（Hounsfield）为 CT 值的单位，作为表达组织密度的统一单位。CT 值的计算公式如下。

$$CT\ 值=\frac{\mu_X-\mu_W}{\mu_W}\times1000 \qquad\qquad 式（3-11）$$

式中：μ_X、μ_W 分别为被测物质和水的线性衰减系数。

为了便于计算，设定水的线衰减系数 μ_W 为 1，而通过实验得知骨的衰减系数近于 2，空气的衰减系数近于 0，由此按公式计算可得：水的 CT 值为 0，空气为 -1000，骨为 +1000，实际上骨皮质的 CT 值可达 3000。这样可把一个重建的 CT 图像看成一个 CT 值的矩阵，每一个 CT 值代表一个像素，因此 CT 图像大致包括从 -1000 ~ +3000 范围内的 CT 值。

2. 窗口技术

为了突出诊断所需的图像信息，通常要采用窗口技术。因为 CT 扫描仪能辨别 2000 ~ 3000 多个灰度等级（灰阶），而人眼只能辨别 16~20 个灰阶，若把 2000 多个 CT 值分成 16 个灰阶，则 2000÷16=125。即对人眼来说，CT 值从 0、1、2……124 都处于同一灰阶，因此是无法分辨的。换言之，人们仅能把 CT 值相差 125 以上的组织分辨出来。但实际上人体各种软组织 CT 值的差别只有几个，而 CT 诊断又主要对软组织区域感兴趣，为了解决这个矛盾，可以选择任意窗位为中心，再选择适当的窗宽，开一个窗口，把人眼能辨别出的 16 个灰阶压缩在一个较小的范围内。这样做虽然丢失了一些信息，但却换取了感兴趣的那一部分组织的分辨率，这种处理方法就是窗口技术。

窗位和窗宽是调节 CT 图像对比度的术语，窗位就是窗的中心水平位置，如肝脏的 CT 值是 +30，就把窗位调节在 +30；脂肪的 CT 值是 -50，就把窗位调节在 -50。窗宽就是对组织或病灶 CT 值观察的最大范围，如窗位为 +30，窗宽为 60，那么所显示图像的

CT 值范围是 0~60，即 CT 值高于+60 以上的组织显示全白，低于 0 以下的组织显示全黑，所以调节最佳的窗位和窗宽对诊断很有帮助。

3. 图像显示、记录和存储系统

由计算机和图像重建系统提供的数字图像，可以通过数/模转换，显示在监视器上供医生观看，可以直接存储在磁性载体上供以后需要时调用，也可以永久性地记录在胶片上。为了完成上述任务，CT 扫描仪配置了图像显示、记录和存储系统。

（1）图像显示系统 从 CT 使用的显示器划分，有普通彩色显示器与医用单色显示器；从结构划分，有阴极射线管显示器、液晶显示器、等离子体显示器等。

（2）图像存储系统 因为 CT 是数字成像，可以以数字数据的形式来存储图像，CT 中使用的存储装置有磁带、磁盘、数字录像带、光盘和光带等。采用这种存储方式有许多优点，如可以方便地进行图像处理和图像转换，减少图像丢失的可能性，缩小图像归档所占的空间。数字图像以二维像素矩阵的方式存储，每个像素点表示为决定其灰阶大小的二进制数。一幅典型 CT 图像有 $512 \times 512 \times 8 \sim 512 \times 512 \times 12$ 位，在这种情况下，每幅图像的灰阶范围在 512（2^8）~4096（2^{12}）。

（3）图像记录系统 对 CT 图像的硬拷贝记录（胶片记录）要求是严格的，因为这些图像是诊断的依据。要求图像有好的密度分辨力和高的空间分辨力，以区分组织在密度上的细微差异。能满足这些要求的有两种类型的胶片记录系统：多幅影像照相记录（CRT 型多幅照相机）和激光电子图像记录。

CRT 型多幅照相机：阴极射线管（CRT）型多幅照相机利用靠电子束扫描的阴极射线管把视频信号变为图像信号，显示在监视器的屏幕上，再经光镜折射和透射系统把屏幕上的图像聚焦后根据需要的幅式，投照在胶片的相应部位上。因为一张胶片上可摄取多幅不同规格的图像，故称为多幅照相机。

激光型多幅照相机：随着现代信息技术的高速发展，数字医学诊断系统不断地更新与完善。医用激光相机作为 CT、CR、MR、DSA 等先进医疗设备的输出设备，已基本取代了多幅相机，成为大多数医院的最佳选择。激光相机的光源为激光束，激光束通过发散透镜系统投射到一个转动的多棱镜再折射，折射后的激光束通过聚焦透镜系统打印在胶片上。

激光束的强度可以由调节器调整，调节器受数字信号控制。成像装置把图像的像素单元值以数字的方式输入到激光打印机的存储器中，直接控制每一个像素单元的激光曝光强度。如果计算机按顺序输出激光束胶片位置的同期信息，则可以将顺序不同的电信号作为平面影像由激光照到胶片上。曝光后，胶片再经显影、定影处理，从而获得照片图像。

（三）CT 技术的发展和应用

自 1972 年世界上第一台 X 线 CT 扫描仪投入医学临床应用以来，人们就一直致力于设备的改进和发展，尤其在 20 世纪 70 年代至 80 年代，CT 扫描仪有了突飞猛进的发展，迅速地从第一代 CT 扫描仪发展到第五代 CT 扫描仪。螺旋 CT 出现后，人们提出了

"CT 绿色革命" 的概念，要求 CT 向更低的辐射剂量、更快的采集和重建速度、更便捷和多样的重建处理、更短的患者等候时间及更人性化的设计方面发展。

1. 双能 CT 系统

CT 的旋转部分是一个巨大的金属结构，进行快速旋转的机械结构会在其圆周的位置产生巨大的离心力，数据表明，在圆周半径的 65cm 处，以 0.5 秒/圈为速度，加速度为 13g，而当以 0.3 秒/圈时，加速度为 30g，目前最高的旋转速度为 0.33 秒。双能计算机断层成像（DSCT）系统的出现改变了目前常规使用的一个 X 射线源和一个探测器的 CT 成像系统，通过两个 X 射线源和两个探测器来采集 CT 图像，拓展了新型临床应用的范围。该技术可应用于肿瘤、神经病、心脏病和急症等的诊疗，具有以下几方面的优势。

（1）扫描与采集速度更快　DSCT 可以对心率过快、不规则及屏气有困难的患者进行成像，可以在几秒钟之内完成心脏研究。该系统具有高的时间分辨率，且不受患者的心率快慢的影响，实现了可靠的心脏图像采集，同时避免服用 β-受体阻断剂及迫不得已的多扇区重建。DSCT 还可以提供无运动伪影的图像，以前所未有的清晰度来显示最细微的解剖细节。该系统的快速扫描可以实现对病变的更准确测量，改善了粥样斑块和支架成像，并增强了功能评估。

（2）减半的放射剂量显示完整的心脏细节　尽管 DSCT 系统使用两个 X 射线源和两倍的能量，但在心脏 CT 扫描中的放射剂量是最低的。这是由于其具备很高的时间分辨率，能够在一次心跳过程中采集心脏图像，该系统还可根据心率的快慢自动选择最快的扫描速度。另外，DSCT 采用了依据心电图的适应性剂量控制，最大程度地降低了心脏快速运动阶段的放射剂量，即使与能量效率最高的单能 CT 扫描仪相比，其在正常心率条件下的放射剂量也将降低 50%。

（3）提供一站式的急症诊疗　DSCT 技术能够通过一次最快扫描来完成大量的急诊患者的检查，并可以提供卓越的诊断图像质量。两个 X 射线源的总能量达 160kW，即使在最快的扫描和进床速度下，也能确保极佳的图像质量。

2. 新型的高效探测器

探测器的性能直接影响到原始数据的质量和采集速度，同时也关系到检查时患者受到的 X 射线剂量，它是 CT 设备中的一个关键零部件。最近已研制出 256 列的超宽探测器，它能进行大规模的容积性信息采集，这种超宽探测器将会使多层面螺旋 CT 突破以往的从 4 层→8 层→16 层→32 层→64 层采集逐步升级的模式，在现有的 16 层技术上实现改进，较容易地解决硬件设计及采集重建方面的理论问题。最新研制的平板探测器 CT，通过初步临床使用，结果显示的图像与功能相当诱人，可提供高分辨力、能实现各种高级重建功能的容积信息。

3. X 射线 CT 扫描仪与其他成像设备的整合

如将显示解剖结构清晰的 CT 图像与显示功能信息和代谢情况的 PET 或 SPECT 图像进行融合，获取一种新型图像，使有价值的诊断信息增加，病灶的定位更准确，或者对形态结构显示更直观，在 PET 和 CT 扫描器之间，提供了一个开放的空间，使患者的恐惧心理大为减弱。

（1）PET/CT 设备进展　PET/CT 本身价格比较昂贵，同时正电子核素超短半衰期的特点使得大多数 PET/CT 中心需要购置医用小型回旋加速器及相关的化学合成系统，这样在提高对医技人员技术要求的同时还增加了费用，成了 PET/CT 影像设备发展的最大障碍。为此 PET/CT 的生产厂商将 PET/CT 产品进行系列化、多样化，以满足不同层次医院、不同临床特点的需求，降低购置费用。

（2）PET/CT 临床应用进展　早期 PET/CT 主要考虑肿瘤的诊断和治疗，随着 CT性能的迅速提高，为 PET/CT 开拓在心血管、神经系统的功能诊断提供了基础。肿瘤专用型 PET/CT 特点之一就是通过功能和解剖的融合图像进行放射治疗的模拟定位，用融合图像进行生物靶区定位明显优于单纯解剖图像。多层螺旋 CT 明显减少受检者 X 线的吸收剂量，由于提高了心脏门控采集时间分辨率，为 PET/CT 在心脏检查奠定了基础。

由于神经系统检查需要高分辨率系统，所以在 PET/CT 系统中需要保证 PET 具有高分辨率的性能。随着神经系统显像剂的临床应用，神经系统检查将成为继心血管检查后又一有意义的检查项目。可以看出，随着多排螺旋 CT 应用于 PET/CT，使 PET/CT 将成为肿瘤、心血管和神经系统等疾病诊断的重要工具。

（四）X 线 CT 扫描仪与放射治疗设备的整合

2001 年，癌症定位与治疗一体化装置问世，该装置将 X 线 CT 和直线加速器有机地连成一体，并配上特有的定位装置，使放射治疗时患者的体位与治疗前成像时的体位完全一致。这样可以使肿瘤的划分、治疗计划的拟定、患者的定位、治疗情况的验证等一序列措施得到更好的协调，这些工作流程在一种更加连续、更加理想化的环境中完成。

本章小结

1. X 射线的特性、衰减、透视、摄影造影。
2. CT 的数学基础、扫描方式、后处理技术。

思考与练习

1. 简述 X 射线的特性及其在介质中的衰减规律。
2. 简述 CR 成像的基本原理。
3. 简述 X 射线透视和 X 射线摄影的区别。
4. 简述数字 X 射线摄影相比 X 射线摄影系统上有何变化。
5. 简述 CR 和 DR 的优缺点。
6. 简述数字减影血管造影技术的基本原理。
7. 简述 CT 的扫描方式。
8. 简述螺旋 CT 相比前四代 CT 有何优点。
9. 简述 CT 的后处理技术。
10. 简述 CT 的发展趋势。

第四章　医学超声成像技术 ▷▷▷▷

教学目标：

通过本章的学习，掌握超声波的物理特性和超声波的成像原理，了解 A 型超声波诊断仪、M 型超声波诊断仪、B 型超声波诊断仪和彩色多普勒超声波诊断仪的工作原理。

教学重点和难点：

● 超声波的物理特性。

● 超声波的成像原理。

● A 型与 M 型超声诊断仪工作原理。

● B 型与 D 型超声诊断仪工作原理。

医学超声成像技术（medicineultrasonic imaging technology）作为医学影像学的一门新兴学科，经历了从 A 型超声波诊断仪、M 型超声波诊断仪、B 型超声波诊断仪和彩色多普勒超声波诊断仪几个阶段，被广泛应用于西医临床诊断。

第一节　医学超声成像物理基础

超声波是机械波，由物体作机械振动产生，频率为 20～20000Hz，具有波长、频率和传播速度等物理量；用于医学上的超声频率为 2.5～10MHz，常用的是 2.5～5MHz。

一、声波的特性

超声在介质中传播的速度因介质不同而异，在固体中最快，液体中次之，气体中最慢。超声在人体软组织中速度约为 1500m/s。介质有一定的声阻抗，声阻抗等于该介质密度与超声速度的乘积。

（一）声波的分类

1. 根据质点振动方向和波传播方向的关系分类

当质点的振动方向与波的传播方向相同时，称为纵波。例如，音叉在空气介质中振动所产生的声波，空气介质中的质点沿水平方向振动，振动的方向与声波的传播方向一致，传播时介质的质点发生疏密的变化。纵波可以在固体、液体、气体介质中传播。当质点振动方向与波的传播方向垂直时，称为横波。例如，当用手握住一根软绳的一端，不断地上下摆动软绳，则一系列横向振动的波就由绳子的一端向另一端传去，但绳上各质点并不随波的传播方向移去，只是在各自的平衡位置附近做横向（剪切形式）的上下振动，这就是典型的横波。横波不能在液体及气体介质中传播，这是因为液体和气体无切变弹性。

2. 根据波阵面的形状分类

当波从一波源发出，在介质中向各个方向传播。在某一时刻介质中相位相同的各点组成的面，称为波面。显然波面有无数个，最前面的一个波面也就是波源最初振动状态传播的各点组成的面，称为波阵面。波面为平面的波，称为平面波；波面为球面的波，称为球面波；波面为柱面的波，称为柱面波。平面波、球面波和柱面波的面波，如图4-1所示。

平面波对于研究问题来说最为简单，超声诊断中，探头发射的超声波，在近场时可视为平面波，在远场时可视为球面波（或球面的一部分）。但为了方便起见，通常都视它为平面波。超声波与人体内微小障碍物（如红细胞）发生作用时，障碍物散射的超声波是球面波。

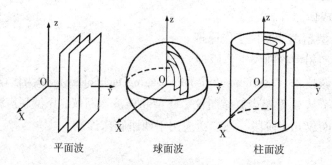

平面波　　　　　　球面波　　　　　　柱面波

图4-1　平面波、球面波和柱面波

3. 根据发射超声的类型分类

可分为连续超声波和脉冲超声波。连续超声波目前只在连续波多普勒血流仪中采用，A型、M型、B型及脉冲多普勒血流仪均采用脉冲超声波。

（二）声波的速度

声波在介质中单位时间内传播的距离，称为声速（sound velocity），用符号 c 表示，单位为 m/s。声波的传播过程实质上是能量的传递过程，它不仅需要一定时间，而且其传递速度的快慢还与介质的密度、弹性及波动的类型有关。对于纵向传播的平面波，根据声学理论，声速为

$$c=\sqrt{k/\rho} \tag{4-1}$$

式中：ρ 为介质密度；k 为介质的体积弹性模量。

由于介质的弹性模量与温度有关，所以声速还受温度的影响。当空气的温度在0℃时，声速为332m/s，气温每升高1℃，则声速增加0.6m/s，当气温升高至15℃时，则为341m/s。超声诊断中，超声波在人体组织器官与有关的介质中的速度，见表4-1，可见，在人体组织器官组织介质中，超声波在人体脂肪中的波速最小（1476m/s），而在头颅骨中的波速最大（3360m/s）。

表 4-1　超声波在人体组织器官与有关的介质中的速度

介　质	传播速度（m/s）	介　质	传播速度（m/s）
空气（0℃）	332	角膜	1550
空气（15℃）	341	海水（30℃）	1545
石蜡油（33.5℃）	1420	肾脏	1560
脂肪	1476	肌肉（平均值）	1568
玻璃体	1532	血液	1570
房水	1532	肝脏	1570
生理盐水	1534	巩膜	1604
人体软组织（平均值）	1540	水晶体	1641
脑组织	1540	头颅骨	3360

（三）　声压与声强

1. 声压

纵波在弹性介质内传播过程中，介质质点的压强是随时间变化的，介质质点的密度时密时疏，从而使平衡区的压力时强时弱，结果导致有波动时压强（P_w）与无波动时压强（P_0）之间有一定额压强差（P_w-P_0），这一波动压强称为声压。对于一无吸收介质的平面波，有波动时压强的最大值与没有波动作用时各点压强的差值称为压强振幅（P_m），P_m 由式（4-2）确定

$$P_m = \rho c v_m \qquad\qquad 式（4-2）$$

式中：声压振幅 P_m 与介质密度 ρ、质点的振动速度（简称振速）的最大值 v_m 及波速 c 成正比。

2. 声强

声强（sound intensity）是表示声波的客观强弱的物理量，它用每秒钟通过垂直于声波传播方向的 1 平方厘米面积的能量来度量，它的单位是 $J/(s \cdot cm^2)$。声强与声源的振幅有关（声强与振幅的平方成正比），振幅越大，声强也越大；振幅越小，声强也越小。当声源发出的声波向各个方向传播时，其声强将随着距离的增大而逐渐减弱。这是由于声源在单位时间内发出的能量是一定的，离开声源的距离越远，能量的分布面也越大，因此通过单位面积的能量就越小。基于这一原理，在超声诊断探头发射超声时，必须考虑波束的聚焦，它可以减小声能的分散，使声能向一个比较集中的方向传播，因而可以增加诊断探测的深度。

（四）　声阻抗

声阻抗（acoustic impedance）是描述弹性介质传播声波的一个重要物理量。将介质中某点的声压幅值 P_m 与质点振动的速度幅值 v_m 之比，称为声阻抗，用 Z_s 表示。

$$Z_s = \frac{P_m}{v_m} = \rho c \qquad\qquad 式（4-3）$$

实际上，声压与质点振速不一定同相位，所以声阻抗率是 2 个同频率、但不同相位的余弦量的比值，并不是一个恒量。对于无衰减的平面行波，声压和振速可视为同相位，介质各点的声阻抗率是同一个恒量 ρc，对一定频率的声波来说，它只决定于介质密度 ρ 和波速 c 的乘积。声阻抗和电学中电阻抗相似，其中声压相当于电压，声速相当于电流强度，声阻抗率相当于电阻。人体正常组织的声阻抗的平均值约为 1.5×106（N·s/m^3），在超声诊断中，人体组织及相关物质的声阻抗，见表 4-2。

（五） 超声波的产生

产生超声波的方法较多，最常用的是压电式的超声波发生器。如图 4-2 所示，它由高频脉冲发生器和压电晶体两部分组成。如果在压电晶体（如石英、酒石酸钾钠等）两端有拉力作用，晶体两端能分别出现正、负电荷，从而产生电压，这种现象称为压电效应；反之，压电晶体在电场的作用下，能按电场变化的规律伸长或缩短，这种现象称为电致伸缩效应，也称为逆压电效应。

利用逆压电效应，将高频脉冲发生器产生的周期性变化的电场加到压电晶体的两端，在电场作用下，压电晶体就能在介质中产生超声波。利用压电效应可以接收超声波，当超声波作用于晶体上时，周期性地在晶体上施加变化的作用力，压电晶体产生与之同频率的电压，电压的大小与超声波的声压大小成正比，利用示波器就可以把晶体上产生的电压测量并显示出来，即超声波接收，如图 4-3 所示。总之压电晶体既可以用来产生超声波，又可以用来接收超声波，它是超声技术中的主要器件。超声探头又称为超声换能器，由压电晶体构成，有单晶片、多晶片、旋转探头和多普勒探头。

表 4-2　人体组织及相关物质的声阻抗

介　质	密度（g/cm^3）	声阻抗（$\times 10^6$ N·s/m^3）
空气（0℃）	0.00129	0.000428
水（37℃）	0.9934	1.513
生理盐水（37℃）	1.002	1.537
石蜡油（33.5℃）	0.835	1.186
血　液	1.055	1.656
脑脊水	1.000	1.522
羊　水	1.013	1.493
肝　脏	1.050	1.648
肌肉（平均值）	1.074	1.684
软组织（平均值）	1.016	1.524
脂肪	0.955	1.410
颅　骨	1.658	5.570
水晶体	1.136	1.874

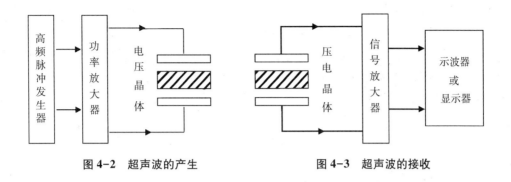

图 4-2 超声波的产生　　　　　图 4-3 超声波的接收

（六）超声波的特性

1. 超声的指向性

超声在介质中以直线传播有良好的指向性，这是可以用超声对人体器官进行探测的基础。当超声传至两种声阻抗不同相邻介质的界面时，其声阻抗差大于 0.1%，而界面又明显大于波长，即大界面时，则发生反射，一部分声能在界面后方的相邻介质中产生折射，超声继续传播，遇到另一个界面再产生反射，直至声能耗竭。反射回来的超声为回声。声阻抗差越大，则反射越强，如果界面比波长小，即小界面时，则发生散射。

2. 超声的多普勒效应

活动的界面对声源做相对运动可改变反射回声的频率，这种效应使超声能探查心脏活动和胎儿活动及血流状态。

当声源与接收者相对于介质发生相对运动时，接收者收到的声波频率与声源发出的声波频率出现不相同的现象，称为多普勒效应。多普勒效应频率公式

$$\nu = \frac{c \pm \nu\cos\beta}{c \mp u\cos\alpha}\nu_0 \qquad 式（4-4）$$

式中：ν 为接收者收到的声波频率；ν_0 为声源发出声波的频率；c 为声速；u 为声源运动速度；ν 为接收者运动速度；α 为声源运动方向与接收者和声源连线方向间的夹角；β 为接收者运动方向与接收者和声源连线方向间的夹角，分子中的加号和分母中的减号适用于接收者和声源相对运动的情况，而分子中的减号和分母中的加号则适用于两者背离运动的情况。

3. 超声的生物效应

超声波是一种依靠介质来传播的声波，它具有机械能，因此，在传播的过程中将不可避免地和介质相互作用，产生各种效应。比如，声波能量作用于介质，会引起质点高频振动，产生速度、加速度、声压和声强等力学量的改变，从而引起机械效应。由于介质对超声能量的吸收，将使介质温度升高，从而引起热效应。当超声波作用于液体时，会使液体内部压力发生变化，产生压力或拉力，当拉力达到一定强度，可以使液体分子断裂，产生近于真空的空穴，引起所谓空穴效应（也称空化效应）等。当超声作用于生物组织时，以上提到的各种物理效应同样存在，因而会对生物组织产生某些生物效应。比如，由于生物组织的黏滞性而造成的吸收，将使一部分声能转化为热能，使生物

组织产生温升现象，当超声能量达到一定强度的时候，除产生热效应外，空化效应的结果还可能使组织细胞产生破坏性形变。因此，虽然目前普遍地认为超声对人体的危害甚微，但诊断用超声剂量并不被认为是越大越好。一般接受的剂量应小于安全剂量 50 （J/cm^2），并且最大照射强度低于 100mW/cm^2。然而，超声能终究是一种机械能，它不同于各种有损射线，所以，利用超声波所实现的各种检查治疗手段，应该说是比较安全的。

二、声波的衰减

声波在介质中传播时，随着传播距离的增加，其声强逐渐减弱，这种现象称为声波的衰减。声波在传播过程中的衰减现象就像物体在运动中的摩擦损耗一样，总是存在，导致声波衰减的主要原因有以下几种。

（一）扩散衰减

扩散衰减是声波在空间传输中由能量分布的改变造成的衰减，如反射、折射、波阵面表面的扩大造成单位截面积通过的声能减少。设距离点声源半径为 r_o 的球面 s_0 上的声强为 I_0，当传到 r 处其强度为 i，如果不考虑介质的吸收，单位时间内通过的波阵面的能量是相等的。即 $S_0 I_0 = SI$；又知 $S = 4\pi r^2$，$S_0 = 4\pi r_0^2$，因此

$$I = I_0 \frac{r_0^2}{r^2} \qquad\qquad 式（4-5）$$

公式（4-5）称为平方反比定律。可见，超声波的扩散衰减与波阵面的形状有关，而与传播的介质特性无关。

（二）散射衰减

散射过程可以看成是声波与众多的散射中心的多次相互作用的过程，作用的结果是部分声能转化为热能而散失掉。

实际的介质并不是绝对均匀的，介质中可能有外来的杂质，如空气中含有灰尘微粒，液体中有悬浮粒子，这些都成为散射中心，即使单纯的介质，热起伏也导致局部密度变化。而生物组织更是一个不均匀介质，当声波传播遇到这些散射中心并发生相互作用时，就会出现声波被散射的现象，从而损耗声波的能量。

（三）吸收衰减

吸收衰减的本质是声能转变为其他形式的能量，包括热能及其他形式的机械能等等。吸收的机制主要有：①由于介质的黏滞性而产生的黏滞吸收。②以热相互作用为特征的热传导和热辐射吸收。③介质吸收声能使其分子势能增加，又经过一段时间后再以声波形式向外发射，这一过程称为弛豫吸收。④吸收与声波频率关系甚大，不同的介质对声波的吸收不同，这种不同在图像上有所表现。

超声在介质中传播发生衰减，即振幅与强度减小。衰减与介质的衰减系数成正比，

与距离平方成反比，还与介质的吸收及散射有关。超声强度的衰减规律，由式（4-6）表示

$$I = I_0 e^{-\alpha x} \qquad\qquad 式（4-6）$$

式中：I_0 为 $x=0$ 处入射波声强；α 为介质的衰减系数；x 为传播距离。

在人体中，不同的组织由于具有不同的介质密度和性质，也表现出对超声不同的衰减系数。实测结果表明，人体中血液和眼球玻璃体液吸收声能最小，肌肉组织吸收稍强，纤维组织及软骨吸收声能较大，而骨骼对超声的吸收最大。人体主要组织成分对相应频率超声的衰减系数，见表4-3。

表4-3　人体主要组织成分对相应频率超声的衰减系数

人体组织	衰减系数（$dB \cdot cm^{-1} \cdot MHz^{-1}$）	频率范围（MHz）
眼球玻璃体液	0.10	6~30
血液	0.18	10
脂肪	0.63	0.8~7.0
延髓（顺纤维）	0.80	1.7~3.4
脑组织	0.85	0.9~3.4
肝脏	0.94	0.3~3.4
肾脏	1.00	0.3~4.5
脊髓	1.00	1.0
肌肉（顺纤维）	1.30	0.8~4.5
颅骨	20.00	1.6
肺	41.00	1.0

三、超声场

（一）超声探头

超声探头按工作原理分为两大类，即电场式和磁场式。电场式是利用电场所产生的各种力的效应来实现声、电能量的相互转换，其内部储能元件是电容。它又分为压电式、电致伸缩式、电容式。在磁场式中，是借助磁场的力的效应实现声、电能量的转换，内部储能元件是电感。它又分为电动式、电磁式、磁致伸缩。在医学超声工程中，使用最多的是压电式。

1. 压电效应

某些各向异性的材料，在外部拉力或压力的作用下引起材料内部原来重合的正负电荷重心发生相对位移，在相应表面上产生符号相反的表面电荷，即在机械力作用下产生了电场；又由于在电场的作用下，引起材料内部正负电荷重心发生相对位移，使材料内部产生应力导致宏观上的几何形变。这种机械能变成电能，电能转变成机械能的现象称为压电效应（piezoelectric effect）。

2. 材料性能

压电陶瓷是一种多晶材料，如果温度发生变化，晶体内部结构也要发生变化。比如钙钛矿型，当温度低于某一临界值 T_c 时是立方晶系，高于 T_c 时则转变成另一种晶系，如四方晶系。这时电畴结构完全解体，压电效应也会自行消失，物理上称这一临界温度为材料的居里点。

超声探头材料的选择，主要依据用途决定，是发射，还是接收。如果用作发射超声波，应尽量选择发射系数大的材料，如 PZT-4 等。如果用作接收超声波，应尽量选择接收系数大的材料，如硫酸锂、PZT-7A 等。如果同时用作发射和接收，应选择发射系数与接收系数乘积较大的材料，一般采用 PZT-4 型。而 PZT-5A 型常用作脉冲超声波的发射和接收。另外，还应注意材料特性随时间的变化。PZT-5A 的老化比 PZT-4 要小得多。在频率低于 15MHkz 以内时常选 PZT 作换能器材料。应该指出，虽然超声诊断中广泛采用的材料都是片状的，即厚度远比径向要小，但其径向振动也将和厚度振动发声耦合，进而影响换能器的性能。所以在选择压电材料时，要尽量选径向振动小或者径向振动与厚度振动耦合小的材料，如钛酸铅等。

3. 探头结构

在超声诊断中，最简单的探头是圆片形换能器，在多元线阵电子扫描显像的超声诊断仪中，一般常用半圆片。尽管换能器形状不同，但都是片状压电材料，并且其厚度为所用超声波的半波长。目前医学诊断用的超声探头有单晶片、多晶片、旋转探头和多普勒探头。其中单晶片是最基本的，其他都是由多个单晶片组合而成。

单晶片探头的前端为一压电晶片，多采用 PZT 晶体，两面各镀以银层，分别引出导线。接触人体的一面与接触座的外围金属套相通，该外套与仪器地线连接；另一面引出的导线与接触座中央相连，并接在仪器的输入端和输出端上，当输入高频电压时，探头振动发射超声波。如果外界超声波射入探头也可获得相应的高频电压。晶片镶嵌在有机玻璃制成的外壳中，为保护层，在接近人体的一面涂以一定厚度的环氧树脂保护膜，其厚度应为波长的一半，也可取厚度的几倍为半个波长。在晶片后面是空气或装配一定的吸收物质，如灌注树脂氧化汞或树脂钨粉等，主要用来吸收杂质和得到较窄的发射脉冲。

如图 4-4 所示，是柱形单振元探头的基本结构图，它主要由五部分组成：①压电晶体，用于接收电脉冲产生机械超声振动，完成声/电和电/声转换工作。其几何形状和尺寸是根据诊断要求来设计的，上、下电极分别有一根导线连接，用来传输电信号。②垫衬吸声材料，用于衰减并吸收压电振子的背向辐射的超声能量，使之不在探头中来回反射而使振子的振铃时间加长，因此，要求垫衬具有较大的衰减系数，并具有与压电材料接近的声阻抗，以使来自压电振子背向辐射的声波全部进入垫衬中并不再反射回到振子中去，吸声材料一般为环氧树脂加钨粉，或铁氧体粉加橡胶粉配合而成。③声学绝缘层，防止超声能量传至探头外壳引起反射，造成对信号的干扰。④外壳，作为探头内部材料的支承体，并固定电缆引线，壳体上通常标明该探头的型号、标称频率。⑤保护层，用以保护振子不被磨损。保护层应该选择衰减系数低并耐磨的材料，由于保护层与振子和人体组织同时接触，其声阻抗应接近人体组织的声阻，并将保护层兼做为层间插入的声阻抗渐变层，其厚度应为 $\lambda/4$（λ 为超声波的波长）。

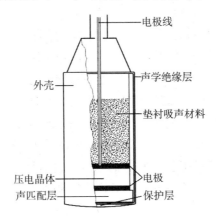

图 4-4　柱形单振元探头结构剖面

（二）　超声场分布

探头晶片的薄厚决定着超声频率的高低，晶片愈薄，频率愈高。目前运用压电晶片频率大致为 1~10MHz，单晶片探头的直径为 8~12mm。亦有根据不同要求而制成的不同尺寸、不同形状的晶片，如多晶片探头常采用多个面积很小的长方形平面晶片。探头是超声诊断仪中重要的部件，探测的灵敏度高低、分辨力优劣都与探头直接相关。

圆形活塞辐射器的声压除了在中心轴上的分布是不均匀的以外，在中心轴以外的声压分布也是不均匀的。其特点是在中心处出现一主瓣，在主瓣旁边出现许多旁瓣，这种现象称为换能器的指向性，即声束的集中程度。这说明声场中的声压不但随距离而变，同时还随方向角而变，当方向角为0°时，声场的声压为最大，表现为主瓣或主声束，在其他角度时，称为副瓣或副声束。

第二节　医学超声成像技术基础

医学超声成像技术主要有超声成像的物理基础、超声成像的信息处理和三维医学超声成像技术等组成，本节将做介绍。

一、超声成像的物理基础

超声诊断成像的基本原理以三个物理假定为前提：①声束在介质中以直线传播。②在各种介质中声速均匀一致。③在各种介质中介质的吸收系数均匀一致。人体组织和脏器具有不同的声速和声阻抗，在界面上会反射声波。但这些界面两侧介质的声学性质差异通常并不很大，所以大部分超声能量穿过界面继续向前传播，当遇到第二个界面时，又产生回波，并仍有很大部分超声能量穿过第二界面继续前进。利用超声脉冲回波的快慢来测量产生回波的界面深度。根据脉冲发出并达到界面及返回所经历的往返路程

L 与声速 C 的关系，可知声源至界面的距离为

$$L = \frac{ct}{2}$$ 式（4-7）

式中：t 为从发出超声到接受界面反射回波的一段时间，即渡越时间。依据不同界面的回波时间，可以求出各个界面与换能器之间的距离，这就是广泛用于脉冲回波测距的理论基础。适当应用这个原理，使换能器的扫描运动与显示屏上的扫描运动巧妙配合，并将回波信号作为光点的亮度调制信号，即用亮点来显示屏上反射回波的界面，这样就可以构成不同的扫描与显示方式，从而制成相应的各种形式的超声成像诊断仪。

超声诊断仪有采用连续波的，也有采用脉冲波的。由于脉冲检测结束除了能对回声界面定位以外，还因为消除了很强的发射信号对反射信号的影响，具有较高的灵敏度。所以目前在临床上应用的超声诊断仪，除了普通的多普勒诊断仪以外，其他的超声诊断仪都是采用脉冲波。

二、超声成像的信息处理

超声诊断学所依据的脉冲回波检测技术，是利用超声波在传播路线上遇到介质的不均匀界面能发生反射的物理特性检测回波信号，并对其进行接收放大和信号处理，最后在显示器上显示。脉冲回波成像系统主要分为三部分：①换能器：将电脉冲信号转换成超声脉冲信号发射到人体内，再接收体内组织反射的回波信号并转换为电信号。②信号处理部分：对换能器接收到的信号进行检波、放大等一些必要的处理，使之适用于显示和记录的需要。③显示和记录部分。

（一）回声强度

超声经过不同正常器官或病变的内部，其内部回声（或称为回波）可以是无回声、低回声或不同程度的强回声。

1. 无回声

超声经过的区域没有反射，成为无回声的暗区（黑影），可能由下述情况造成：①液性暗区：由均质的液体构成，声阻抗无差别或相差很小，不构成反射界面，形成液性暗区。在暗区下方常见回声增强，出现亮的光带（白影）。②衰减暗区：由于肿瘤对超声的吸收，造成明显衰减，而没有回声，出现衰减暗区。③实质暗区：是均质的实质，声阻抗差别小，可出现无回声暗区。肾实质、脾等正常组织和肾癌及透明性变等病变组织可表现为实质暗区。

2. 低回声

实质器官如肝，内部回声为分布均匀的点状回声，在发生急性炎症或出现渗出时，其声阻抗比正常组织小，透过声强增大，而出现低回声区（灰影）。

3. 强回声

可以是较强回声、强回声和极强回声。①较强回声：实质器官内组织致密或血管增多的肿瘤，声阻抗差别大，反射界面增多，使局部回声增强，呈密集的光点或光团（灰

白影），如癌、血管瘤等。②强回声：介质内部结构致密，与邻近的软组织或液体有明显的声阻抗差，引起强反射。③极强回声：含气器官如肺、充气的胃肠，因与邻近软组织之间声阻抗差别极大，声能几乎全部被反射回来，不能透射，而出现极强的光带。

（二）　时间增益补偿

由于在不同深度上的回波脉冲幅度因其声波所走路径（声程）不同，造成的吸收程度也不同，这使得回波脉冲幅度的差异很大，而回波幅度又决定了像点的亮度（灰度），医学同样声学性质的介质，在不同深度上，由于吸收衰减使回波亮度有很大差异，给成像造成困难，因此必须对不同深度上的回波进行增益补偿，使从深度部位界面反射的回波信号的放大倍数较大，而距离换能器较近的反射信号，也就是时间上较早达到的回波信号的放大倍数较小。由此进行的幅度补偿称为时间增益补偿（time gain compensation，TGC），也称深度增益补偿（DGC）或灵敏度时间补偿（STC）。

三、三维医学超声成像技术

三维医学超声成像技术的研究始于 20 世纪 70 年代，由于成像过程慢、使用复杂，限制了其在临床上的使用。最近随着计算机技术的飞速发展，三维超声成像取得长足进步，已经广泛应用于临床阶段。

（一）　三维超声工作站特点与功能

三维超声工作站软件为普通二维超声诊断仪提供了三维成像途径，是医院在不增加投入的情况下，把普通超声诊断仪升级为三维超声诊断仪。

1. 三维超声工作站软件特点

（1）三维超声采集难度低。软件具备较强的后期选择功能，简化了采集操作方法。

（2）二维序列图像采集适用最新压缩格式，并且具备升级能力，可以保存海量病例而不必担心硬盘容量不够。

（3）三维超声重建运算速度快，3 秒可生成三维影像。

（4）三维超声重建采用无损重建法不损失任何数据。

（5）三维超声影像显示速度快，512×512×512 像素每秒钟显示 30 帧，三维影像显示时没有停顿感。

（6）预定义了多套伪彩编码，可以精确自定义伪彩编码并可保存。

（7）软件适用于所有的 Windows 操作系统。

（8）软件适用于所有的普通超声诊断仪。

（9）软件适用多数符合微软标准的视频采集卡。

2. 三维超声工作站软件主要功能

（1）表面重建成像　对于不同灰阶进行分割，提取出感兴趣结构的表面轮廓，适用于膀胱、胆囊、子宫、胎儿等含液性的空腔和被液体环绕的结构，重建的三维 B 超图像清晰直观、立体感强。

（2）透明成像　该技术采用透明算法实现三维超声重建，能淡化周围组织结构的灰阶信息，使之呈透明状态，着重显示感兴趣区域的结构，同时部分保留周围组织的灰阶信息，使重建结构具有透明感和立体感，从而显示实质性脏器内部感兴趣区域的空间位置。

（3）多平面成像　该方法对三维 B 超容积数据进行不同方向的剪切，生成新的平面图，主要用来获得 C 平面（即与探头表面平行的平面，又称冠状面）的回声信息。本软件采用透明成像与多平面成像融合技术，使平面剪切易于操作。

（4）彩色多普勒血流三维成像　利用彩色多普勒血流方向图后多普勒能量图的血流信息，对血流的方向、范围进行三维成像，用于判断血管的走向与周围组织的关系及感兴趣部位的血流灌注的评价。三维彩超重建是本软件的技术突破。

（5）兼容性强　软件支持 Windows 操作系统，支持所有普通超声工作站的所有功能。

（二）　三维超声工作站软件操作特性

三维超声工作站软件的操作特性主要有以下几个方面。

1. 数据采集

三维超声工作站软件使用高清晰专用视频图像采集卡采集连续动态图像。操作者连续移动 B 超探头，软件即可采集到三维数据。软件支持最新压缩算法，在同一段影像序列中可以多次采集感兴趣的三维数据而不必担心数据量太大。

2. 数据选择

在三维超声重建之前可以预先选择要重建的区域，这样可以使操作者不必在采集时过于强调探头位置的准确、感兴趣部位是否在图像中心，使采集过程更简单方便。同时可以在三维重建之前删除无效数据，使三维超声影像易于观察、操作。

3. 三维重建

按下确定按钮两秒内可生成三维超声影像。有些三维软件为了加快运算速度对原始数据进行隔行或隔双行抽样运算，在显示时采用模糊插值算法，使显示的三维图像看起来更加平滑，而实际诊断要求生成的三维影像完全尊重原始数据，为医生提供最真实的图像。

本软件采用全息计算法，既没有任何数据丢失，且生成的图像完全代表原始图像的原来面貌。为提高重建速度软件采用最新算法，使用汇编语言对软件进行了最大优化，大大提高了运算速度，使三维运算在瞬间完成。

4. 三维显示

三维显示是体现三维软件运算速度的另外一个关键问题，庞大的三维数据要在内存中快速旋转对编程发出巨大挑战，多数软件采用三维重建时对原始数据进行隔行抽样，使数据量减少为原来的 1/8 来提高显示速度。显示时为使三维影像不显得太小，使用模糊插值算法使图像显示得比较大，这种以损失三维影像质量为代价的显示速度的提高是不足取的。部分软件为了准确完整的显示原始数据，使三维影像旋转一个角度需要数秒钟甚至数十秒钟，大大降低了软件的实用性。

5. 三维影像操作

使用快捷键和鼠标软件可以方便地对三维影像进行剪切、旋转、缩放。任意调整透明度、灰度以使三维超声图像达到最佳效果，同时为初学者提供操作按钮。软件支持自动旋转，可以调整旋转速度（对鼠标的响应速度）。

6. 三维伪彩

伪彩对三维影像有重要作用。人的肉眼对灰度信息不够敏感，伪彩提高了三维影像的可读性。多数三维软件只预定义了一套适用于产科的伪彩编码，并且重建好的三维影像自动加上了这种伪彩，这就局限了三维软件的使用范围。

本软件为适应多部位多脏器三维超声检查，内部预定义了多套伪彩，可以对重建好的三维影像添加或更换任意一套伪彩。同时软件可以自定义伪彩编码，并保存在文件系统中以便以后使用。软件采用精确自定义伪彩方法，可以准确地定义每一个灰度值对应的红绿蓝分量，不像普通超声的伪彩定义法无法精确操作。

7. 最大值与最小值的算法选择

软件可以对三维重建好的影像进行算法的改变，如最大值与最小值的算法选择等。

8. 三维图像的采集

重建好的三维影像调整到满意状态时，可以采集为静态图像，也可以采集为动态的连续影像，软件采用最先进的压缩算法，使动态录像数据量少而清晰。采集到的静态或动态影像可以在任意计算机上播放。

9. 其他功能

软件具备数据库管理功能、自定义报告格式、自定义模板、预定义医院信息等普通超声工作站的所有功能。

四、四维医学超声成像技术

四维（four-dimensional，4D）医学彩色超声成像技术（简称四维彩超），是在三维（three-dimensional，3D）医学彩色超声成像的基础上加上第四维的时间矢量，即4D超声技术就是采用3D超声图像加上时间维度参数。4D医学超声成像技术是进入21世纪以来最新的医学超声成像技术，它能够实时获取三维图像，超越了传统超声的限制。4D医学超声成像技术的临床应用，为临床超声诊断提供了更丰富的影像信息，减少了病灶的漏诊，提高了诊断质量，适用于心脏、肝、胆、脾、胰腺、妇产科、外周血管、表浅器官（如眼球、甲状腺、乳腺、阴囊等）软组织各种疾病的检查。尤其在产科方面，对胎儿进行超声检查能立体显示胎儿的颜色、面、各器官的发育情况，甚至胎儿在母体里的状态也可以观察到，对胎儿畸形发育异常、心血管畸形等能早期诊断。

（一）　四维彩超与普通彩超的区别

4D医学彩色超声成像技术同其他超声诊断过程相比，主要是可以实时地观察人体内部器官的动态运动。临床医生和超声科大夫可以检测和发现各种生理异常现象，从血管畸形到遗传性综合征等。比如，临床上应用四维彩超能够多方位、多角度地观察宫内胎儿的生长发育情况，为早期诊断胎儿先天性体表畸形和先天性心脏疾病提供准确的科学依据。过去的 B 超设备只能检查胎儿的生理指标，而四维彩超还能对胎儿的体表进行检查，如唇裂、脊柱裂，以及大脑、肾、心脏、骨骼发育不良等，以便尽早地进行治疗。甚至可以将宝宝的模样和动作制成照片或 VCD，让宝宝拥有最完整的 0 岁相册，这已经不再是幻想。另外，四维彩色超声诊断仪出色的人体工程学设计，不存在射线、光波和电磁波等方面的辐射，对人体的健康没有任何影响。

（二） 四维彩超的主要临床应用

1. 四维彩超诊断心脏疾病

四维超声心动图是一项具有巨大潜力的超声诊断新技术。检查时将多平面经食管超声探头置于胸前或插入食管，采集一系列轴心不变，夹角均为 2° 的 90 个方位的二维图像，由三维图像重建计算机将此图像数字化并储存，而后依据其时相和位置建成具有灰阶的进行总体显示的动态立体心脏结构图。对风湿性二尖瓣病患者，见瓣叶反射增强，舒张期开口减小，收缩期前后叶关闭欠佳，其间留有缝隙。房室间隔缺损时立体图像上能准确显示病变的大小、形状及位置等。法乐四联症患者图像上骑跨与缺损征象清晰，并可观察到将右室分为两腔的呈管状狭窄的右室流出道。临床结果表明，四维超声心动图不仅可以观察心脏与大血管的形态、位置、厚度、内径，而且有助于了解各结构的空间关系和活动状况，同时表明，这一方法对先天性心脏病与瓣膜疾病的诊断有着重要的价值。

2. 四维彩超诊断胎儿畸形

通过四维超声成像诊断胎儿畸形、临床病例均获得满意的切面图像，同时也发现四维超声在胎儿畸形诊断中的敏感性、特异性、准确性均比其他超声诊断设备要高，并且更能提供丰富的诊断信息，增强医生的诊断信心。四维超声能够动态连续显示胎儿在宫内的活动，显示胎儿表面结构立体完整并安全简便无损伤，可重复检查；能诊断大部分胎儿形态结构方面的畸形，降低出生缺陷具有重要临床应用价值。

3. 四维彩超的其他方面应用

四维彩超技术不仅在医学，而且在生物、工业、军事、教育等领域都有着广泛的应用，尤其是将二维、三维的超声图像变成四维的实时动态、清淅、逼真的图像，这将有着广泛的应用前景。

第三节 医学超声成像设备

常用的医学成像设备有 A 型超声波诊断仪、M 型超声波诊断仪、B 型超声波诊断仪和彩色多普勒超声波诊断仪。

一、超声波诊断仪的类型

超声波诊断仪的种类较多，分类复杂，并且存在相互交叉的情况，目前还没有完全统一的分类，但可根据接收到的超声波不同来源、不同的物理参数和不同的扫描方式对其进行分类。根据接收到的超声波不同来源，可分为穿透型和回波型。穿透型是通过接收穿过人体组织的超声波来获取信息，而回波型则是接收从人体组织的反射或散射的超声波的回波来获取信息。由于穿透型的难以达到实用的程度，目前在临床上使用的是回波型超声波诊断仪。回波型超声波诊断仪又可根据其利用超声波的物理参数不同，分为回波幅度型和多普勒型。

（一）回波幅度型

回波幅度型超声诊断仪是利用回波幅度的大小变化，来获取人体组织信息的方法。这类超声诊断仪主要是提供人体组织器官解剖结构和形态等方面的信息。根据超声波的空间分布方式的不同，可分为一维、二维和三维。空间一维的有 A（amplitude）型和 M（motion）型；空间二维的有 B（brightness）型、C（complanate）型和 F（floating）型；空间三维型，即 3D（three-dimensiona）型，3D 型的又可分为重建三维和实时三维。

（二）多普勒型

多普勒型超声诊断仪是通过回波频率的大小变化，来获取人体组织器官的运动和结构信息的方法。同样，可以根据超声波的空间分布方式的不同，可分为一维、二维和三维。一维是多普勒频谱（doppler，D）型，又可分为连续多普勒（continuous wave，CW）型和脉冲多普勒（pulsed wave，PW）型。二维是彩色血流图（color flow image，CFI），又可分为彩色多普勒血流图（color doppler flow image，CDFI）型、彩色多普勒组织图（color doppler tissue image，CDTI）型、彩色多普勒能量型（color doppler energy，CDE）和方向能量（doppler potency aspect，DPA）；三维显示的有血管透视图和重建图。

目前，医院临床上常用的彩超，实际上是一个复合的超声波诊断系统。它是在 B 超图像上叠加彩色血流图像而形成的彩色图像，这样既能显示人体组织器官的形态结构，又能反映器官的运动情况的信息。这样一个复合超声波诊断系统包括 M 型、B 型、D 型、CDFI 和 CDE 等超声波诊断设备组成。

二、A 型与 M 型超声诊断仪

（一）A 型超声诊断仪

A 型超声诊断仪（简称 A 超）原理图，如图 4-5 所示，其结构框图，如图 4-6 所示。将探头产生的回波电压信号放大处理后加于示波管的垂直偏转板上，在水平偏转板上加随时间线性变化的锯齿波扫描，就可以把探头发出的始波和接收到的各界面的回波信号以脉冲的形式按时间先后在荧光屏上显示出来，称为幅度调制型。回波幅度大小提供了介质的种类信息，可以区别组织器官等，各回波脉冲与始波的时间间隔提供了各反射界面的深度信息。A 超显示的是一维图像，不能显示整个器官的形状。

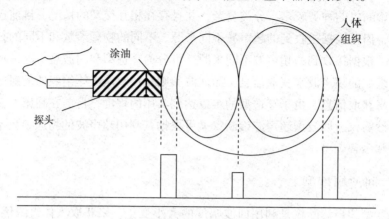

图 4-5 A 型超声诊断原理图

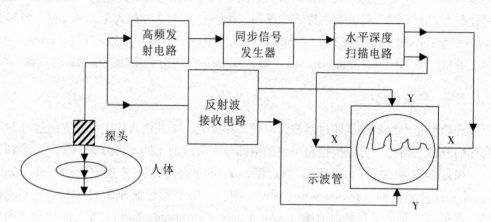

图 4-6 A 型超声诊断仪结构框图

（二） M 型超声诊断仪

M 型超声诊断仪（简称 M 超）是在 A 超基础上发展起来的，适用于观察心脏的运动情况，探头、发射和接收通道与 A 超完全相同，只是显示方式不同，该幅度显示为亮度显示。单探头固定在某一探测点不动，信号经放大检波后不是加到显示器垂直偏转板 Y 上，而是加在能决定电子枪发出电子束强度大小的阴极或控制栅极上（水平偏转板），荧光屏上的光点可以自左向右缓慢扫描，光点在垂直方向上的距离代表着不同被探测界面的深度，同一辉度的光点沿水平方向描绘出一水平曲线，由回波幅度大小控制光点的亮度，实现辉度调制。M 型超声诊断仪原理图，如图 4-7 所示，其结构框图，如图 4-8 所示。

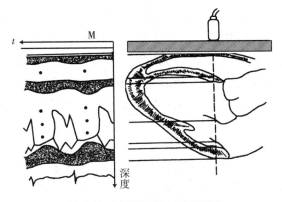

图 4-7　M 型超声诊断原理图

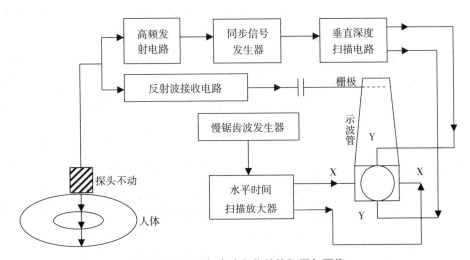

图 4-8　M 型超声诊断仪结构框图与图像

三、B 型与 D 型超声诊断仪

（一）B 型超声诊断仪

B 型超声诊断仪（简称 B 超）原理图，如图 4-9 所示，能得到人体组织器官和病变的二维断层图像，并且能对运动器官进行实时动态观察。

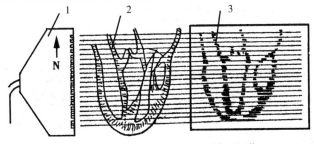

1.线阵探头；2.心脏；3.心脏断层图像

图 4-9　B 超原理图

1. 采用灰度调制型 （brightness mode）

脉冲回声信号经放大处理后加于示波管的控制栅极，利用脉冲回波信号改变阴极与栅极之间的电位差，控制回波光点的亮度，在荧屏上显示灰度的图像，强回声的光点明亮，弱回声的光点黑暗。将深度扫描的时基电压加于垂直偏转板上，故回声信号变成明暗不同的光点，自上而下按时间先后显示在荧光屏上。结构框图，如图 4-10 所示。

2. 显示断层图像

为保证探头平移时电子束与光点也能平移，在 X 轴偏转板加扫描电压，当探头沿被探查表面直线运动时，使深度扫描线与探头同步移动。

3. B 超中的扫描和扇扫

（1）机械扫描　有单个或多个换能器晶片进行高速机械转动或摆动实现快速扫描。

（2）电子线性扫描　以线阵式探头为基础，以电子开关或全数字化系统控制阵元组顺序发射来实现的。即每次发射和接收声波时，将若干个阵元编为一组，由一组阵元产生一束扫描声束，并接收信号，然后由下一组阵元发射下一束并接收。扫描声束发射按阵元顺序，相当于一个声束线性平移。荧屏图像 Y 轴表示回波深度，X 轴对应声束扫描的位置。

（3）相控阵扇形扫描　又称为电子扇形扫描。利用线阵式换能器阵元发射时有一定的位相延迟，使合成声束的轴线与线阵平面中心线有一夹角，随夹角的变化可实现扇形扫描。在扫描中各阵元之间如果同时被激励，各子波的包迹组成平面波垂直于换能器表面，若相邻各阵元被激励时依次有一个时间差，所发射声束将偏离原垂直方向，依次激励的各阵元组之间有一个顺序变化的相位差，合成后的声束也会有一个角度的变化，如果声束与阵列的法线成 θ 角，对不同阵元组，延迟时间变化时，θ 角也变。如果颠倒阵元激励顺序，合成声束将偏转到阵列法线另一侧。延迟时间 和偏转角 θ 之间满足如下关系式

$$\tau = \frac{1}{c} d \sin \theta \qquad\qquad 式（4-8）$$

式中：c 为人体的声速；d 为阵元中心间距离。

（4）动态频率扫描器　根据探测深度不同自动转换工作频率，它采用一只探头，对浅表组织的探测用高频段，随逐步进入深部组织检测频率也逐渐下降，从而实现了一个探头既有高分辨力又有宽频带的灵敏度。

（二）D 型超声诊断仪

D 型超声诊断仪是超声多普勒诊断仪的简称，是利用多普勒效应原理，对运动的脏器和血流进行检测的仪器。按超声波的声源不同，分为连续波多普勒和脉冲波多普勒。

1. 连续波多普勒

连续波多普勒（CW）是连续发射超声波和连续接收超声波的一种多普勒诊断系

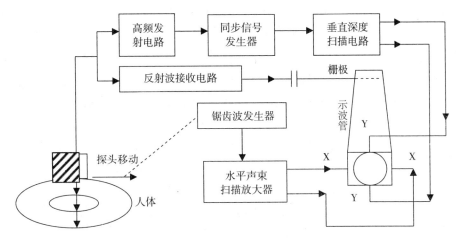

图 4-10 B 型超声诊断仪结构框图

统,其结构框图,如图 4-11 所示。该系统发射和接收采用不同的晶片进行,除了探头与其他的超声诊断仪不同以外,还有解调和频谱分析等电路组成。

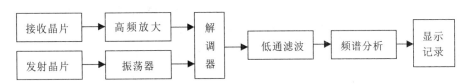

图 4-11 连续波多普勒诊断仪结构框图

2. 脉冲波多普勒

脉冲波多普勒(PW)是间断发射和接收超声波的一种多普勒诊断系统,其结构框图,如图 4-12 所示。该系统采用同一个换能器按一定周期发射和接收超声波,而且是发射比较窄的脉冲超声波。从主振荡器产生的连续波信号经移相后,组成正弦和余弦连续波参考信号,信号的频率就是载波的频率。脉冲重复频率发生器产生某一脉冲重复频率的脉冲,经发射脉冲宽度调节单元整形后输出至门电路,这一信号与由 90°移相后输出的余弦连续波信号一同经与门、功放输出发射脉冲,由发射脉冲激励换能器产生脉冲超声波向人体传播。由人体组织内返回的回波经换能器接收后并转换成电信号,再经高放送至乘法器解调,再经低通滤波后送至采样保持(sample/hold,S/H)电路。采样距离调节单元通过延时调节,可调节采样体积的时间长短,并输出控制波形,该波形经采样体积调节单元后,再输出波形控制血流信息的采样。最后输出 V_A 和 V_B 频谱信号的频谱信号分析处理与连续多普勒的原理相同。

(三)彩色多普勒血流显像仪

彩色多普勒血流显像仪(color doppler flow image,CDFI)是利用多普勒效应原理的一种彩色超声波诊断仪,简称彩超或彩色血流图(color flow mapping,CFM)。它属于实时二维血流成像技术,利用多道选通技术可在同一时间内获得多个采样容积上的回波信号，结合相控阵扫描对此断层上采样容积的回波信号进行频谱或自相关处理，获得速度大小、方向及方差信息；同时滤去迟缓部位的低频信号，再将提取的信号转变为红色、蓝色、绿色的色彩显示。尤其是利用先进的实时二维彩色超声多普勒系统，使血流图像和 B 超图像同时显示，即 B 型超声图像显示血管的位置；多普勒测量血流。这种 B 型和多普勒系统的结合，能更精确地定位任一特定的血管。彩色多普勒血流显像仪原理框图，如图 4-13 所示。用同一探头向人体发射超声波和接收从人体内部反射的回波，并将其转换成电信号。一方面是对回波信号的幅度信号按 B 型或 M 型显像的程序，对人体内部脏器的信息存于数字扫描变换器（digital scan converter，DSC）的存储器内，并进行实时显示；另一方面对运动目标的多普勒频移信息，经过正交检波器检波后分成两路。一路是以 CW 和 PW 的频谱图来显示血流信息；另一路则经模/数转换（analog/digital，A/D）变为数字信号，再进入动目标滤波器（moving target indicator，MTI），滤去壁层和瓣膜等与血流无关的低频多普勒频移，只保留频率较高的与血流有关的多普勒信息，再送至自相关器（auto correlation，AC）进行积分、速度和方差计算，计算出血流速度、方向和血流分散这三个动态参数，并将它们归为速度加方向及分散两部分后存于数字扫描变换器（digital scan converter，DSC）的存储器内。最后经数/模转换电路（digital/analog converter，DAC）以视频信号的格式读出这些信号，根据约定，调制红、蓝、绿三基色的变化和亮度，从而在黑白的 B 超或黑白的 M 超图像的基础上显示出彩色血流图。

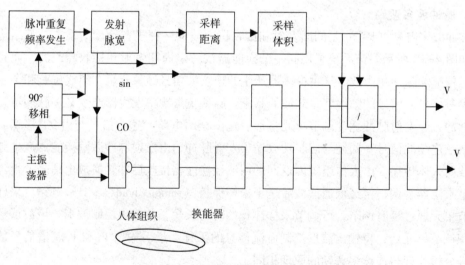

图 4-12　脉冲波多普勒诊断仪结构框图

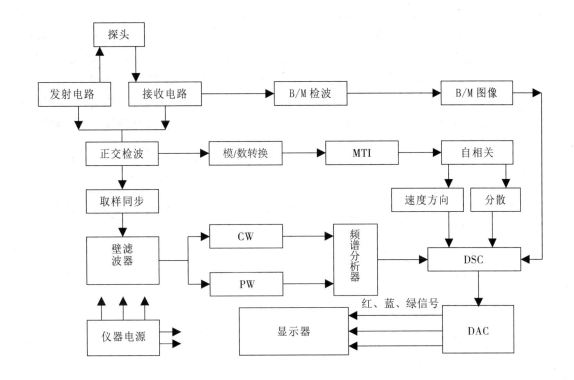

图 4-13 彩色多普勒血流显像仪结构框图

1. 彩超特点

（1）彩色血流图像是显示在 B 型图像上的，所以二维多普勒血流取样必须与 B 型图像的信息重合。

（2）二维彩色多普勒中，要在一条声束的多个水平线上取样，即多次取样，而且相邻两个取样信号所包括的血流信息都不相同，要求必须采用自相关技术。

（3）血流图像是叠加在 B 型图像上的，脏器的 B 型图像是以黑白显示的。血流必须以彩色显示才能与脏器组织区分开。

2. 自相关技术

一种快速频谱分析方法，主要通过检测两个信号间的位相差，而求得探测位置的血流速度。位相差的正负指示了血流方向。

3. 血流方向

彩色多普勒血流显像采用国际照明委员会规定的彩色图，有红、绿、蓝三种基本颜色，其他颜色都是这三种基本颜色混合而成的。红色表示正向流，即朝向探头的流动；用蓝色表示反向流，即背向探头的流动；并用红色和蓝色的亮度分别表示正向流速和反向流速的大小；用绿色及其亮度表示方差（血流速度分布或湍流情况）。

4. 彩超的局限

彩色多普勒血流图是在二维影像的每条线上采用脉冲多普勒进行多门选通，收集大量血流信息，再经过处理将其以彩色表示的血流速度叠加在二维图像上，是一种二维多普勒技术。其优点是可以显示血流的部位、形状和分布。以颜色代表流动方向，以亮度代表血流平均速度大小，但由于其本质是脉冲多普勒技术，因此速度测量会由于频谱的变化或流速切面的不对称等原因造成平均速度测量的不准确。另外，由于采用自相关技术，可以快速计算出血流速度、血流方向和速度方差。但自相关技术是将取样部位每个瞬间的信号取平均求出平均速度，并不提供该部位流速的瞬时分布，所以彩色多普勒血流图不能定量分析峰值流速，且采样频率极限常低于脉冲多普勒的极限，容易出现彩色逆转。

本章小结

1. 超声波的特性，超声波在介质中的衰减，超声场及其分布。
2. 超声成像的物理基础，超声回波与时间增益补偿。
3. 超声波诊断仪的分类。
4. A 型、M 型、B 型、D 型和四维彩色超声诊断仪的原理。

思考与练习四

1. 简述超声波的特性。
2. 简述超声波在介质中的衰减规律。
3. 简述超声成像的物理基础。
4. 为什么要进行时间增益补偿？
5. 目前超声波诊断仪主要是根据什么分类，分哪几种类型？
6. 简述 A 型和 M 型超声诊断仪原理。
7. 简述 B 型超声诊断仪的原理。
8. 简述 D 型超声诊断仪的原理。
9. 什么是彩色超声诊断仪？
10. 四维彩色超声诊断仪有何特点？

第五章 医学核素成像技术 ▷▷▷

教学目标：

通过本章的学习，要求掌握核素显像的基本概念和基础知识，熟悉核素显像（SPECT 和 PET）的基本原理及成像方法，了解该技术目前的应用状况及发展趋势。

教学重点和难点：

●放射性核素显像的技术特点、核素示踪的基本根据和优越性、放射性制剂。

●放射性衰变规律、放射性活度、递次衰变、放射平衡、放射性核素发生器基本原理、准直器的作用及准直器的技术参数。

●γ 照相机原理、单光子发射型计算机断层原理、正电子发射型计算机断层原理。

放射性核素成像是医学影像的重要组成部分。放射性核素成像主要反映脏器或组织的功能状态，因而在疾病的早期诊断方面具有很高的临床价值。

第一节 医学核素成像概述

放射性核素成像（radio nuclide imaging，RNI）又称核医学成像系统，它是一种利用放射性核素示踪方法显示人体内部结构的医学影像技术。放射性核素显像主要是功能性显像，可以进行功能性的量化测量。由于体内不同组织和器官对某些化合物具有选择吸收的特点，故选用不同的放射性核素制成的标记化合物注入体内后，可以使体内各部位按吸收程度进行放射性核素的分布，再根据核素衰变放射出射线的特性，在体外用探测器进行跟踪，就可以间接获得被研究物质在生物体内的动态变化图像。

放射性核素在其衰变过程中会发出在体外可以检测到的射线，通过对射线的检测就可以做到对超微量定量及较精确的定位；在同一类同位素中的不同核素，其核外电子结构一致，故具有相类似的化学性质，当被研究的物质被放射性同位素标记时，被研究物质的分子结构及化学性质均不会改变，它们会与未被标记的物质一起参与人体的生理、生化过程。这样通过对示踪物质的检测就可以间接了解被研究物质在生物体内的动态变化，获取定性、定量和定位的结果。

放射性核素成像系统，所检测信号是摄入体内的放射性核素所放出的射线，图像信号反映放射性核素的浓度分布，显示形态学信息和功能信息。核医学成像与其他影像学成像具有本质的区别，其影像取决于脏器或组织的血流、细胞功能、细胞数量、代谢活性和排泄引流情况等因素，而不是组织的密度变化。它是一种功能性影像，影像的清晰度主要取决于脏器或组织的功能状态，由于病变过程中功能代谢的变化往往发生在形态学改变之前，故核医学成像也被认为是最具有早期诊断价值的检查手段之一。

一、原子核基本性质

（一）原子核的组成

1911 年，卢瑟福通过 α 粒子散射实验，提出了原子核式结构模型。虽然原子核的体积只有原子体积的 10^{-15}，但却集中了原子的全部正电荷和几乎全部质量。原子核带正电荷，数量是氢核正电荷的整数倍，所以认为氢核是各种核的组分之一，因此被称为质子。1932 年，查德威克通过实验发现核内有一种质量和质子相近但不带电的粒子，后称为中子。因此原子核由质子和中子组成，质子和中子统称为核子。中子不带电，质子带正电，其电量与核外电子所带电量相等，但符号相反，因此原子整体呈电中性。

不同元素的原子核中的质子数和中子数不同。质子数称为原子序数，用 Z 表示。中子数用 N 表示，质子数和中子数的和称为质量数，用 A 表示，即 $A=Z+N$，原子核（或原子）通常用符号 $_Z^A X$ 表示，其中 X 表示核所属元素的符号如氦核或氦原子表示为 $_2^4 He$。由于各元素的原子序数 Z 是一定的，所以通常可以不写，如 ^{18}O、^{12}C、^{107}Ag 等。

（二）原子核的质量

质子和中子的质量大约是电子质量的 1840 倍。原子核的质量常用统一的原子质量单位 u 来表示。国际上以自然界中最丰富碳的同位素 $_6^{12}C$ 的原子质量的 1/12 为一个质量单位 u，即

$$1u = \frac{1}{12}m\ (_6^{12}C) = 1.660566 \times 10^{-27} kg$$

质子和中子的质量相差很小，它们分别是 $m_v = 1.007276u$，$m_n = 1.008665u$。

（三）核素

质子数和中子数相同且能量状态也相同的一类原子核称为一种核素（nuclide）。质子数相同而中子数不同的核素称为同位素（isotope）。如氢的同位素有 ^1H、^2H、^3H。同位是指各核素在元素周期表中处于同一位置，即相同的原子序数。同位素的化学性质基本相同，但物理性质则有很大不同。同位素中各核素自然含量的质量百分比称为同位素丰度（isotope abundance）。例如，自然存在的氧同位素有三种核素：^{16}O、^{17}O、^{18}O，它们的同位素丰度分别为 99.756%、0.039%、0.205%。

原子核与原子一样具有分立的能级，原子核可以处在不同的能量状态，在一定条件下，可以产生能级跃迁。质子数和中子数都相同，但能量状态不同的核素称为同核异能素（isomer），如处于激发态的核素 $_{54}^{131m}I$（左上标 m 表示处于激发态）和处于基态的核素 $_{54}^{131}I$。质子数不同而质量数相同的核素称为同量异位素，如 $_6^{14}C$ 和 $_7^{14}N$。中子数相同，而质子数不同的一类核素称为同中子异位素。

（四）　原子核的半径

原子核接近于球形，所以通常用核半径来表示原子核的大小。但核半径并不是几何半径，而是指核力的作用范围或核内电荷分布的范围。测量结果表明，原子核半径 R 与核质量数 A 近似地有如下关系。

$$R = R_0 A^{\frac{1}{3}} \qquad\qquad 式（5-1）$$

式中：R_0 为常量，通常取 $R_0 = （1.1\sim1.5）\times10^{-15}m$。

如果把原子核近似的看作球形，其质量为 $m=Au$，体积 $V=\frac{4}{3}\pi R^3$，那么原子核的平均密度 ρ 为

$$\rho = \frac{m}{V} \approx \frac{Au}{\frac{4}{3}\pi R_0^3 A} \approx \frac{1.67\times10^{-27}}{\frac{4}{3}\pi（1.2\times10^{-15}）} \approx 2.3\times10^{17}（kg \cdot m^{-3}）$$

由上式可见，原子核是高密度物质，各种原子核的密度是大致相同的。

（五）　核力

原子核有如此大的密度，这一事实说明在原子核中存在一种极强的作用把核子紧密地结合在一起，这种作用不是电磁力，也不是万有引力。质子间的电磁力是把它们分开，而万有引力又非常小，不足以克服电磁力。这种不同于电磁力、万有引力的强作用称为核力。

核力具有下列一些重要特征：核力是一种短程力，它只在距离为 10^{-15} m 的数量级内发生作用；核力是强相互作用，事实表明核力约比库仑力大 100 倍；核力具有饱和性，即每个核子只能与有限个数的相邻核子相互作用；核力与电荷无关，质子与质子、中子与中子、中子与质子之间的引力是相等的；核力在极短程（$<6\times10^{-16}$m）内存在斥心力，它使核子不能无限靠近。

（六）　原子核的结合能与质量亏损

原子核是由核子组成的，它的质量应等于全部核子质量之和。但精确计算表明，原子核的质量比构成这一原子核的核子质量之和要小，两者的差称为质量亏损（mass defect）。若用 m_X 表示核的质量，m_v 表示质子的质量，m_n 表示中子的质量，则质量亏损为

$$\Delta m = ［Zm_v + （A-Z）m_n］ - m_X \qquad\qquad 式（5-2）$$

根据相对论的质能关系定律：当物体的质量发生 Δm 的变化时，一定伴随着能量发生 Δ_E 的变化，其变化规律满足

$$\Delta E = \Delta mc^2 \qquad\qquad 式（5-3）$$

原子核质量亏损所对应的能量，是自由状态的单个核子结合成原子核时所释放出的能量，称为原子核的结合能。

（七） 原子核的稳定性

从原子核的结合能的大小是否可以判定原子核的稳定性呢？核子越多的原子核结合能越大，但并不是越稳定。原子核的稳定性通常用比结合能来描述，比结合能（specific binding energy）即每个核子的平均结合能 ε

$$\varepsilon = \frac{\Delta E}{A}$$ 式（5-4）

式中：ΔE 和 A 分别为原子核的结合能和核子数。比结合能大的原子核较稳定。

自然界中各种核的结合能相差甚大，但比结合能却相差不大。当 $A<30$ 时，比结合能表现出周期性的变化。凡 A 等于 4 的倍数的核（如 $_2^4\text{He}$、$_4^8\text{Be}$、$_6^{12}\text{C}$ 等等），ε 有极大值。这表明 4 个核子组成的 α 粒子构成一个稳定的集体。A 大于 30 的核，比结合能变化不大，这时结合能 ΔE 正比于核子数 A。A 在 40~120 时，比结合能最大，约为 8.6MeV。对于 $A>120$ 的重核区，比结合能明显开始减小。由此可知，中等质量的核最稳定，说明核力的一种"饱和性"。轻核和重核的比结合能小于中等核的比结合能。当比结合能小的核变成比结合能大的核时，将释放出能量，这是采用重核裂变和轻核聚变两种途径获得原子能的依据。

二、核素的衰变规律

根据原子核的稳定性，可以把核素分为放射性核素和稳定性核素。自然界中天然存在的核素有 300 多种，其中 280 多种是稳定核素，60 多种是不稳定的放射性核素，它们会自发地放出某种射线变成另一种核素。这种现象称为原子核的放射性衰变，简称核衰变。除天然存在的核素外，通过人工方法又制造了 1600 多种放射性核素，一共有 2000 多种核素。

（一） 核衰变的类型

根据衰变时放出射线的种类不同，放射性核衰变主要分为三种类型，即 α 衰变、β 衰变和 γ 衰变。在衰变过程中遵守质量守恒、电荷守恒、动量守恒和能量守恒定律。

1. α 衰变

质量数 $A>209$ 的放射性核素自发地放射出 α 射线而衰变成另外一种核素的过程称为 α 衰变。所谓 α 射线就是高速运动的氦核 $_2^4\text{He}$，也称 α 粒子。

通常把衰变前的原子核称为母核，用 $_Z^A\text{X}$ 表示，衰变后的原子核称为子核，用 $_{Z-2}^{A-4}$ 表示。可见衰变后形成的子核较母核原子序数减少 2，子核在元素周期表中的位置将向前移 2 位，而质量数较母核减少 4。α 衰变的表示式为

$$_Z^A\text{X} \rightarrow _{Z-2}^{A-4}\text{Y} + _2^4\text{He} + Q$$ 式（5-5）

式中：Q 为衰变过程放出的能量（以 MeV 为单位），称为衰变能，它在数值上等于 α 粒子的动能与子核反冲动能之和。如镭 $_{88}^{226}\text{Ra}$ 的 α 衰变表示式为

$$_{88}^{226}\text{Ra} \rightarrow _{86}^{222}\text{Rn} + _2^4\text{He} + Q$$

实验发现，大部分核素放出的 α 粒子的能量并不是单一的，而是有几组不同的分立值。这表明原子核内也存在能级，且能量亦是量子化的。处于基态的母核发生 α 衰变时可以直接衰变到子核的基态，也可以先衰变到子核的激发态，放出能量较低的 α 粒子，处于激发态的子核再向基态跃迁，放出 γ 射线。用图表示衰变过程，称为衰变纲图（decay scheme）。

2. β 衰变

β 衰变是放射性原子核放出 β 粒子而衰变成另外一种核素的过程，是核电荷改变而核子数不变的核衰变。它主要包括 β⁻ 衰变、β⁺ 衰变和电子俘获（electron capture，EC）三种类型。

（1）β⁻ 衰变　β⁻ 衰变是母核自发地放射出一个 β 粒子和一个反中微子 $\bar{\nu}$，而变成电荷数增加 1，核子数不变的子核。β⁻ 粒子即是普通电子 ${}^{0}_{-1}e$，反中微子 $\bar{\nu}$ 是中微子 ν 的反粒子，不带电，静止质量几乎为零。β⁻ 衰变表示式为

$$ {}^{A}_{Z}X \rightarrow {}^{A}_{Z+1}Y + {}^{0}_{-1}e + \bar{\nu} + Q \tag{式 (5-6)}$$

式中：${}^{A}_{Z}X$ 表示母核；${}^{A}_{Z+1}Y$ 表示子核；Q 为衰变能。

（2）β⁺ 衰变　β⁺ 衰变是母核自发地放射出一个 β⁺ 粒子和一个中微子 ν，而变成电荷数减少 1，核子数不变的子核。β⁺ 粒子即是正电子 ${}^{0}_{+1}e$，ν 是中微子，不带电，静止质量几乎为零。β⁺ 衰变表示式为

$$ {}^{A}_{Z}X \rightarrow {}^{A}_{Z-1}Y + {}^{0}_{+1}e + \nu + Q \tag{式 (5-7)}$$

式中：${}^{A}_{Z}X$ 表示母核；${}^{A}_{Z-1}Y$ 表示子核；${}^{0}_{+1}e$ 是 β⁺ 粒子；Q 为衰变能。

（3）电子俘获　母核俘获一个核外轨道电子而变成电荷数减少 1，核子数不变的子核，同时放出一个中微子 ν。这个过程可表示为

$$ {}^{A}_{Z}X + {}^{0}_{-1}e \rightarrow {}^{A}_{Z-1}Y + \nu + Q \tag{式 (5-8)}$$

如果母核俘获的电子是 K 层电子就称为 K 俘获，俘获 L 层电子，就称 L 俘获，等等。因为 K 层电子最靠近原子核，发生 K 俘获的概率要比俘获其他壳层电子的概率大。当 K 层电子被俘获后，就留下一个空位，外层高能级电子很容易来填充这个空位，产生能级跃迁，能量以标识 X 射线形式释放出来；另一种可能是把能量直接传递给同一能级的电子，使它脱离原子核的束缚，成为自由电子，这种现象称为俄歇效应，解脱束缚的电子称为俄歇电子（Auger electron）。

（4）γ 衰变和内转换　当原子核发生 α、β 衰变时，通常衰变到子核的激发态，处于激发态的子核是极不稳定的，它要向低激发态或基态跃迁，同时放出 γ 光子，即产生 γ 衰变。其过程可表示为

$$ {}^{Am}_{Z}X \rightarrow {}^{A}_{Z}X + \gamma + Q \tag{式 (5-9)}$$

式中：${}^{Am}_{Z}X$、${}^{A}_{Z}X$ 分别为处于激发态和基态的原子核；γ 为光子；Q 是衰变能。医学上常用 ⁶⁰Co 治疗肿瘤，它发生的便是 β⁻ 衰变和 γ 衰变。

处在激发态的原子核向较低能态或基态跃迁时，不是把激发态能量以 γ 光子的形式辐射出去，而是直接传给核外某一个电子，使它利用该能量脱离原子核的束缚而成为自由电子，这一过程称为内转换，释放的电子被称为内转换电子。内转换过程由于释放电

子而在原子的内壳层出现空位，外层电子将会填充这个空位。因此会同电子俘获一样发射标识 X 射线或产生俄歇电子。

（二） 衰变规律

核衰变是原子核自发产生的变化，虽然无法知道某一个放射性核素何时发生衰变，但对由大量核素组成的放射性物质，其衰变服从统计规律。在 dt 时间内发生衰变的原子核数目 $-dN$ 一定正比于当时存在的原子核数目 N 以及时间间隔 dt，即

$$-dN = \lambda N dt \qquad\qquad 式（5-10）$$

式中：λ 称为衰变常数（decay constant）；$-dN$ 表示 dt 时间内原子核的减少量。

设 $t=0$ 时原子核的数目为 N_0，则对上式积分可得 t 时刻原子核数目 N 为

$$N = N_0 e^{-\lambda t} \qquad\qquad 式（5-11）$$

这就是核衰变服从的指数规律，称为衰变定律。它只给出了原子核发生衰变的概率。

1. 衰变常数

从式（5-10）可以得到衰变常数 λ 为

$$\lambda = \frac{-dN/N}{dt} \qquad\qquad 式（5-12）$$

式中：λ 是一个放射性核在单位时间内的衰变概率，或者说是单位时间内衰变的核数与当时存在的核数之比。衰变常数是描写放射性核素衰变快慢的一个物理量。

2. 半衰期

放射性原子核的数目，因衰变而减少为原来的一半时所需要的时间称为半衰期（half life）。半衰期用 T 表示，也称其为物理半衰期，相应的衰变常数 λ 也称为物理衰变常数。

根据半衰期的定义和核素的指数衰减规律式（5-11），可求出半衰期 T 与衰变常数 λ 的关系。当 $t=T$ 时，$N(T) = \dfrac{N_0}{2} = N_0 e^{-\lambda T}$，即

$$T = \frac{\ln 2}{\lambda} = \frac{0.693}{\lambda} \qquad\qquad 式（5-13）$$

式中：T 和 λ 一样，是放射性核素的特征常量，表征原子核衰变的快慢，与外界因素无关，只决定于放射性核素自身的性质。

在核医学中，进入人体内的放射性核素除因自身衰变而减少外，还可以通过人体的代谢而排出体外。因此，生物体内放射性核素数目的减少比单纯的核衰变要快。将各种由于人体代谢而产生的放射性原子核数目减少一半所需的时间称为生物半衰期，用 T_b 表示。相应的衰变常数称为生物衰变常数，用 λ_b 表示，$\lambda_b = \ln 2 / T_b$。将生物机体内的放射性原子核实际数目减少一半所需的时间，称为有效半衰期 T_e，对应的衰变常数为有效衰变常数 λ_e。

有效半衰期 T_e、物理半衰期 T 和生物半衰期 T_b 之间的关系为

$$\frac{1}{T_e} = \frac{1}{T} + \frac{1}{T_b} \qquad 式（5-14）$$

采用放射性物质做生物体示踪剂时，有效半衰期是一个很重要的参数。

3. 平均寿命

放射性原子核发生核衰变有快有慢，其寿命不一样，所以常用平均寿命（mean life）来表征衰变的快慢。平均寿命用 τ 表示，它是指原子核在衰变前存在时间的平均值。设 $t=0$ 时有放射性原子核 N_0 个，在 $t \sim t+\mathrm{d}t$ 时间内发生衰变的原子核数为 $-\mathrm{d}N$，它们的寿命都为 t，则平均寿命为

$$\tau = \frac{1}{N_0}\int_{N_0}^{0} t(-\mathrm{d}N) = \frac{1}{N_0}\int_0^\infty \lambda Nt\mathrm{d}t = \frac{1}{N_0}\int_0^\infty \lambda N_0 e^{-\lambda t}t\mathrm{d}t = \frac{1}{\lambda}$$

根据衰变常数与半衰期的关系得

$$\tau = \frac{1}{\lambda} = \frac{T}{\ln 2} = 1.44T \qquad 式（5-15）$$

即平均寿命是衰变常数的倒数，衰变常数越大，衰变越快，平均寿命也越短。

（三）放射性活度

由于放射性核素只有当核在衰变时才放出射线，因此，射线的强弱程度，完全取决于单位时间内衰变的原子核的个数。所以，定义单位时间内衰变的原子核数为该放射性样品的放射性活度，用 A 表示，即

$$A = -\frac{\mathrm{d}N}{\mathrm{d}t} = \lambda N = \lambda N_0 e^{-\lambda t} = A_0 e^{-\lambda t} \qquad 式（5-16）$$

式中：$A_0 = \lambda N_0$，是 $t=0$ 时刻的放射性活度。

将 $\lambda = \ln 2/T$ 代入式（5-16），可得放射性活度的另一种表示式

$$A = A_0\left(\frac{1}{2}\right)^{t/T} \qquad 式（5-17）$$

在 SI 单位制中，放射性活度的单位是贝可（Bq），1Bq = 1 次核衰变/秒。放射性活度的另一单位是居里（Ci），1Ci = 3.7×10^{10}Bq。

对式（5-16）进行如下讨论。

1. 当核素一定时，即 λ 一定，$A \propto N$，放射性活度正比于核素的数量，即在体外测得活度数值正比于体内对应投影位置上的放射性核素的数目，这是核素显像基本原理之一。

2. 当两种核素 N 相同 λ 不同，有 $A \propto \lambda = \frac{1}{\tau}$，即如果引入体内两种数量相等的不同的核素，短寿命的核素的活度大。

3. 当 A 一定时，有 $N \propto \frac{1}{\lambda} = \tau$。即在满足体外测量的一定活度下，引入体内的放射性核素寿命越短，所需数量越少，这就是为什么临床上都要用短寿命核素的原因。

（四） 递次衰变

不稳定原子核衰变后生成的子核，如果仍具有放射性，则子核在产生以后，立即按自己的衰变方式和衰变规律进行衰变。如果子核衰变后产生的又一代子核也具有放射性，则这一代子核也要进行衰变，这样就一代一代的衰变下去直到最后生成稳定的核素为止，这就是递次衰变。在递次衰变中，各代核的数量有一定规律可遵循。

对于 n 代递次衰变的情况，若开始时，只有第一代母核 $N_1(0)=N_0$，则第 i 代衰变规律为

式中：

$$k_1=\frac{\lambda_1\lambda_2\lambda_3\cdots\lambda_{i-1}}{(\lambda_2-\lambda_1)(\lambda_3-\lambda_1)\cdots(\lambda_i-\lambda_1)}$$

$$k_2=\frac{\lambda_1\lambda_2\lambda_3\cdots\lambda_{i-1}}{(\lambda_1-\lambda_2)(\lambda_3-\lambda_2)\cdots(\lambda_i-\lambda_2)}$$

$$\vdots$$

$$k_i=\frac{\lambda_1\lambda_2\lambda_3\cdots\lambda_{i-1}}{(\lambda_1-\lambda_i)(\lambda_2-\lambda_i)\cdots(\lambda_{i-1}-\lambda_i)}$$

式（5-18）

从以上的求解可知，递次衰变规律不再是简单的指数衰减规律。其中任意一代的变化都既和自身的衰变常数有关，又和前面各代的衰变常数有关。

（五） 放射平衡

在递次衰变中，当满足一定条件时，各代核的数量比，会出现与时间无关的现象，称为放射平衡。

1. 暂时放射性平衡

如果母核的半衰期只比子核的半衰期大几倍，在这种情况下，子核将按照母核的衰变常数进行衰减，虽然母核和子核的原子核个数都在不断减少，但经过足够长的时间后，母核和子核的原子核数目之比将会保持一个固定的常数，整个衰变系都会达到暂时平衡，这种现象称为暂时放射性平衡。此时根据式（5-18）可得

$$\frac{N_2}{N_1}=\frac{\lambda_1}{\lambda_2-\lambda_1},\quad(N_1\text{ 平衡时母核数，}N_2\text{ 平衡时子核数})\qquad(5-19)$$

暂时放射性平衡实现的条件是，母核的半衰期并不太长，但比子核的半衰期长得多，即 $T_1>T_2$ 或 $\lambda_1<\lambda_2$；时间 t 满足 $e^{-(\lambda_2-\lambda_1)t}\ll1$。

2. 长期放射性平衡

母核核素的数量决定于自身衰变的快慢，子核除按指数规律衰减外，同时还不断从母核的衰变中获得补充，因此，子核的数量变化不仅与自身的衰变常数有关，还与母核的衰变常数有关。如果母核的半衰期相当长，子核的半衰期又相当短，以致于母核的放射性活度在某一测量时间内可视为常数。在这种情况下，子核的数量将逐渐增加，新生成的子核将按照自己的规律进行衰变，由于每秒衰变数与现有核数成正比，随着时间的积累，当子核每秒衰变的核数等于从母核衰变而得到补充的核数时，子核的核数就不再

增加，达到了动态平衡。此时子核的放射性活度与母核的放射性活度相等，此现象称为长期放射性平衡。

长期放射性平衡实现的条件是，母核半衰期 T_1 远大于子核半衰期 T_2，即 $T_1 \gg T_2$ 或 $\lambda_1 \ll \lambda_2$；且时间足够长 $t \geq 7T_2$。

3. 不成放射性平衡

若母核半衰期远小于各代子核，经过一定时间后，母核将几乎全部转变为子核。之后，子核将按自己的方式衰变，这就是不成放射性平衡。

由上述三种情况的分析可知，在任何递次衰变中，不论各代衰变常数之间的关系如何，必有一半衰期最长者，经足够长时间后，整个系列必剩半衰期最长及其后的各代，它们均近似按最长半衰期的简单指数规律衰减。

第二节　核素发生器与准直器

随着核医学的迅速发展，以及先进的核医学设备的不断出现，对于短半衰期放射性核素的需要越来越多，而放射性核素发生器在生产这种短寿命的放射性核素方面，有显著的优越性。所以目前在临床核医学上，有着广泛的应用。

一、核素发生器

放射性核素发生器是一种从较长半衰期的母体核素中分离出由它衰变而来的短半衰期子体核素的装置。

（一）放射性核素发生器基本原理

放射性核素发生器的工作原理遵守放射性核素的递次衰变规律及放射平衡规律。现只就放射性核素发生器的具体问题做些探讨。

1. 核素发生器中的放射平衡

由于发生器母子体系中，母子体系的半衰期长短不同，故会出现不同的放射平衡情况，现就暂时平衡和长期平衡两种情况加以讨论。

当发生器母子体系中，母体的半衰期大于子体的半衰期，也就是 $\lambda_2 > \lambda_1$ 时，经过足够长的时间后，母子体核素之间就达到放射性暂时平衡。此时有

$$\frac{A_2}{A_1} = \frac{\lambda_2}{\lambda_2 - \lambda_1} = \frac{T_1}{T_1 - T_2} \qquad \text{式（5-20）}$$

也就是说，子体核素的放射性活度为母体核的 $\dfrac{T_1}{T_1 - T_2}$ 倍。当 $t = t_m$ 时，$A_2 = A_{2m} = \lambda_2 N_{2m}$，此时从母核中分离子核可获得子核的最大放射性活度，这就是 t_m 的重要意义。

当 $\lambda_2 \gg \lambda_1$ 及 $t \geq 7T_2$ 时，母子体系会达到长期平衡。当 t 足够大时，母子体核素的放射性活度近似相等。

当 t 不是很大时，A_2 的计算需采用下列公式

$$A_2 = A_{10} \left(1 - e^{-\lambda_2 t}\right) \qquad \text{式 (5-21)}$$

式中：A_{10} 为母体初始活度。

由于

$$\frac{dN_2}{dt} = \lambda_1 N_1 - \lambda_2 N_2 = A_1 - A_2$$

所以

$$A_2 = A_1 - \frac{dN_2}{dt}$$

2. 子核提取

子体核素的放射性增大到最大值时，可对子核进行提取，即对于暂时平衡是 t_m 时刻，对于长期平衡是 $t \geqslant 7T_2$ 时刻。子核提取后，母子核体系又处于不平衡状态，在下一个 t_m 或 $7T_2$ 又可对子核进行提取。所以"母牛"可以多次"挤奶"。"挤奶"总次数（"母牛"的使用期限）取决于母体核素的半衰期和 t_m 及 $7T_2$ 的长短。

（二） 放射性核素发生器的类型与构造

1. 类型

由于母、子体分离技术不同，目前，已知的发生器有三种类型，即色层发生器、溶剂萃取发生器和升华发生器。发生器可以直接向用户供应分离好的、立即可用的核素，起"奶站"的作用。

2. 构造

色层发生器是根据母、子体核素在某种吸附剂（或离子交换树脂）上的分配比有明显差异，即吸附剂对母体核有强吸附而对子体核吸附较差的原理制成的。色层发生器多为柱形，即在一个用玻璃或其他材料制成的管柱中，装入一定量的吸附剂，然后将含母体核素的溶液"装载"于此色层柱中，使其固定在吸附剂上，经过严格的消毒处理后，将此色层柱置于铅防护套中。使用时，用适当淋洗剂将子体核素从发生器中淋洗出来，直接或标记某种化合物后供临床使用。

二、准直器

（一） 准直器的作用

为建立放射性核素与图像有空间对应关系，必须仅局限于某一空间单元的射线能进入闪烁计数器，其他区域的射线不得进入。所以准直器的作用就是排除对成像起干扰作用的射线。

准直器可以做成平行多孔型、发散型、会聚型或针孔型，这又起了限制探测器视野的作用，即起到一个放大和缩小图像的作用。

准直器用能吸收射线的高密度物质铅制成，它是各类核素显像设备如 γ 照相机、单光子发射计算机断层的必备器件。

（二）　准直器的技术参数

1. 灵敏度

射线通过准直器的效率即为准直器的灵敏度。准直器的灵敏度通常在均匀平面源的辐照条件下定义：在空气中垂直准直器轴线放置均匀平面源，探测器所测得的通过准直器计数率与平面源单位面积上放射性活度之比，称为平面源探测灵敏度。

2. 空间分辨力

显像装置能分辨两线源或点源的最小距离的倒数称为装置的空间分辨力，简称分辨力。准直器的分辨能力很大程度上决定了装置的分辨力。定量评价分辨力有三种方法：两线源分辨距离 R、半峰宽度（full width at half maximum，FWHM）、调制传递函数（modulation transfer function，MTF）。

（1）两线源分辨距离　两线源分辨距离的测量方法如图 5-1 所示。将两线源平行放置，用一带有准直器的探测器在垂直线源的方向上逐点探测计数，可获得探测计数与探测位置的一条响应曲线，当两线源相距较远时，曲线有两个峰值，峰值对应线源所在位置，如图 5-1（a）所示，此时两线源可以分辨。当两线源的距离逐渐变小，其中一个峰曲线的最小值恰好落在另一峰曲线的最大值位置上，根据瑞利判据，此时达到刚好可以分辨的极限，两峰值之间的距离就是两线源分辨距离 R，如图 5-1（b）所示。

（2）半峰宽度　$FWHM$ 是在单一线源上获得。用带有准直器的探测器沿垂直线源方向上逐点计数，获得响应曲线。曲线最大值一半处的曲线宽度就是 $FWHM$，如图 5-2 所示。

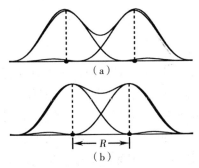

图 5-1　两线源分辨距离 R

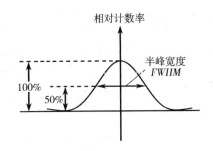

图 5-2　半峰宽度 $FWHM$

（3）调制传递函数 MTF　如图 5-3 所示，一般来说，MTF 是客观评价成像系统成像质量的指标，其实质就是成像系统将实物对比度转换成图像对比度的传递效果。对于核素显像，可用来比较客观评价核素显像分辨力。

$$MTF = \frac{M_1}{M_S} M_1 \approx M_2 \tag{5-22}$$

图 5-3（b）所示为平行孔准直器中均匀排列铅条在空间周期分布，经过核素显像为图 5-3（c）。当空间频率较低时，投影函数为周期变化的矩形波，图像边缘清晰，即非常理想，$M_1 \approx M_S$，$MTF = 1$。如果空间频率增大，即铅条加密时，投影函数曲线不再是

周期变化的矩形波，而是周期变化的近似正弦或余弦的波形，此时必然对应铅条图像边缘的模糊，$M_1 < M_S$，这时 $MTF < 1$。当图像完全不能分辨时，$M_1 = 0$，$MTF = 0$。

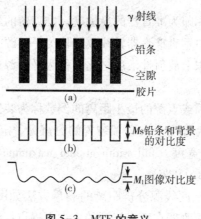

图 5-3　MTF 的意义

第三节　γ 照相机

γ 照相机是将人体内放射性核素分布快速、一次性显像的设备。它不仅可以提供静态图像也可以进行动态观测，既能提供局部组织脏器的图像，也能提供人体人身的照片。图像中功能信息丰富，是诊断肿瘤及循环系统疾病的重要装置。γ 照相机的探头也就是后面要提及的 ECT 中的 SPECT 的探头。

一、γ 照相机的成像原理

γ 照相机的探测器（探头）固定不动，在整个视野上对体内发出的γ射线都是敏感的，所以是一次性成像。检测器所得数据要输入计算机，γ 照相可以对图像进行后处理，能把形态学和功能性信息显示结合起来。γ 照相机的显像时间很短，可以进行动态观测。γ 相机把人体脏器内的放射性核素的三维分布变成一张二维分布的图像或照片，构造主要包括探头、位置信号和 Z 信号（能量信号）处理部件、显示和记录部件。

（一）探头

探头是 γ 照相机的关键部件，由准直器、闪烁体、光电倍增管、电阻矩阵等部件组成，如图 5-4 所示。其作用是把人体内分布的放射性核素辐射的γ射线限束、定位，用多个光电倍增管将由 γ 射线在闪烁体激起的荧光转化为电脉冲，再将这些电脉冲转化为控制像点位置的位置信号和控制像点亮度的 Z 信号。整个探头类似一个复式"眼"，其中光电倍增管置于闪烁体之后，排成规则六角形，其数目有 19、37、61、91 等规格。每一个光电倍增管阳极给出一个电流脉冲信号到电阻矩阵。

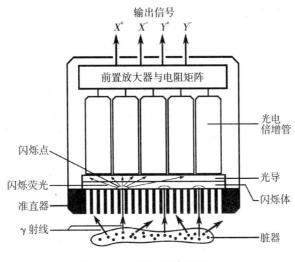

图 5-4　γ 照相机探头结构

（二）位置信号和 Z 信号

每一个光电倍增管给出的电流都要经前置放大后分别通过 4 个电阻形成 X^+、X^-、Y^+、Y^- 的位置信号。此外，X^+、X^-、Y^+、Y^- 4 个位置信号还要在一个加法器中总合起来，再通过脉冲幅度分析器，选取需要的脉冲信号送到示波器的 Z 输入端，控制像点的亮度，此信号又称为 Z 信号或能量信号。

（三）显示和记录

位置信号和 Z 信号都由一个延迟电路控制，使像点按时间顺序依次形成，最后形成完整的画面。示波器是 γ 照相机的基本显示装置。一般使用 3 台示波器，一台是记忆示波器用于储存图像；另外两台是与记忆示波器同步的普通显示器，一台用于照相，另一台用于医生对图像观察。

用 γ 照相机检查时，只需将探头对准检查部位，让准直器底面尽量靠近人体。由于体内分布的示踪核素放射的 γ 射线只有沿平行准直器孔道方向入射，才能入射到晶体并形成闪烁光，并由这些闪烁光在晶体平面上形成脏器示踪核素分布的二维投影图像。由于用作显像的示踪核素的剂量很小，因此在晶体平面形成的光点是稀疏的，需要一定的时间累计才能形成与示踪在脏器分布对应的二维图像。另外，γ 射线在晶体平面上产生的闪烁荧光也是较微弱的。因此，闪烁点在晶片上形成的图像仍然不能成为可供眼睛直接观察的图像，还需要将这些闪烁光的信号进一步放大处理，才能成为可供观察的核素分布图像。

γ 照相机都有功能测定装置。γ 照相机与一个线性计数率仪相连接，把计数率转化为直流电压信号，送到 XY 记录仪，即可绘制放射性活度随时间变化的曲线，显示脏器的功能状况。

二、γ 照相机的图像质量

西医学影像质量控制的宗旨是在尽可能减少辐射伤害的前提下，使图像质量符合临床影像诊断。

在 γ 照相机中，图像的质量集中在两个指标上：探测灵敏度和图像的线性。图像的线性是表示 γ 射线入射闪烁晶体产生荧光的位置相对于图像中对应像点的空间位置产生畸变的参数，表征光点定位的准确性。图像的线性不好，则图像发生畸变，临床的形态学诊断失去准确性。

灵敏度不仅仅决定了图像的对比度、均匀性，也直接关系到引入体内的显像制剂的多少。提高灵敏度的关键是调节幅度分析器的窗位，此窗位应与 γ 能谱中全能峰有准确的对应。

^{99m}Tc 全能峰的位置是 140keV，那么幅度分析器的窗位应设在 140keV，这时探测器有极高的信噪比。由于峰很窄，窗位 10^{-3} 的相对变化就会造成信噪比的明显下降。"窗位"是否选得准，可利用多道分析器进行测试判断。

达到图像的良好线性，测试中应对图像尺寸及对称性进行调节。从前面的讲述中，可以体会到图像相对于实物的大小、对称性会受到准直器、电子线路等因素的影响。其中 XY 位置线路的调节至关重要，其输出应有确定的大小、比例及对称性，否则就会发生图像相对实物的失真。

第四节　发射型计算机断层成像

发射型计算机断层成像（ECT）是通过计算机图像重建来显示已进人体内的放射性核素在断层上的分布。由于它既可以显示无其他部位干扰的断层图像，又可以显示活体组织的生理、生化功能和代谢的状况，所以 ECT 是 γ 照相机之后在核素显像又一次重大的进展。ECT 分为单光子发射型计算机断层成像（SPECT）及正电子发射型计算机断层成像（PET）。

一、单光子发射型计算机断层成像原理

（一）成像的本质与方法

ECT 的本质是由在体外测量发自体内的 γ 射线技术来确定在体内放射性核素的活度。SPECT 放射性制剂都是发生 γ 衰变的同位素，体外进行的是单个光子数量的探测。SPECT 的成像算法与 X-CT 类似，也是滤波反投影法。即由探测器获得断层的投影函数，再用适当的滤波函数进行卷积处理，将卷积处理后的投影函数进行反投影，重建二维的活度分布。

γ 照相机型 SPECT 在临床应用上占绝对优势。它由 γ 照相机探头、旋转扫描支架及成像软件构成，整机在计算机控制之下。

（二） 数据的衰减校正

与 γ 照相机一样，γ 射线转变成的电流脉冲要经过各自的放大器和单道脉冲幅度分析器进行处理，但处理后的数据还不能用于成像，还要进行射线的衰减校正。SPECT 中不希望穿出人体的 γ 射线有衰减，因为 SPECT 是通过 γ 射线的体外计数来标定体内放射性活度，在无衰减情况下，计数大小正比于放射性活度。衰减是不可避免的，它的存在严重影响了活度的精度。目前 ECT 扫描仪中多采用平均衰减校正的方法，但这种校正方法相对粗糙。

SPECT 可以提供建立三维图像的信息，也可以建立任意方位的断层图像，这为临床诊断提供了方便。SPECT 在空间分辨力、定位的精确度、计算病变部位的大小和体积等方面远优于照相；而且与照相比较，断层图像受脏器大小、厚度的影响大为降低，对一些深度组织的探测能力也显著提高。SPECT 有利于发现早期的病变，在这方面 SPECT 明显优于 CT 和 B 超，甚至 MR。

二、正电子发射型计算机断层成像原理

PET 显像使用的放射性核素是发射正电子的核素，PET 将能发生 β^+ 衰变，产生正电子发射的同位素药物注入人体之后，正电子在体内被电子俘获产生湮灭反应时辐射两个方向相反、能量均为 0.511MeV 的 γ 光子，并同时入射至互成 180° 环绕人体的多个探测器而被接收，把这些 γ 光子对按不同的角度进行分组，就可得到放射性核素分布在各个角度的投影值。将投影值置换成空间位置和能量信号，经计算机处理就可重建出这些标记化合物在体内的断层影像。一次断层采集可以获得几个甚至几十个断层面图像，可以高精度地显示活体内代谢及生化活动，而且能提供功能代谢影像和各种定量生理参数，灵敏度较高，可以用于精确的定量分析。PET 探测的特点是位于扫描断层两侧的一对探头同时工作，只有当两个探头都分别接收到淹没光子时，才有信号发生。

PET 与 SPECT 在原理上有很多相似之处，但 PET 在灵敏度、分辨力、衰减校正、探测效率等方面均有其优越性，故图像质量也比 SPECT 高得多。但由于价格昂贵，目前数量还较少。PET 所使用的放射性核素是正电子发射型，常用的有 ^{11}C、^{13}N、^{15}O 和 ^{18}O 等。由于这些核素可以用来标记一大批具有生物活性的化合物，如代谢产物、药物受体结合物和神经递质等，这些标记的生物活性物质可直接参与生物化学和生理活动过程，但不干扰和改变它的化学和代谢过程的性质，故能定量测定人体各部位的生物化学和代谢过程，为人体生理活动的研究及临床疾病的诊断提供更多的信息。PET 与 CT 结合，称为 PET/CT，是以 PET 特性应用为主，同时将 PET 影像叠加在 CT 图像上，使得 PET 影像更加直观，解剖定位更准确。

PET 用符合计数法探测湮灭光子，可以省去机械准直器，因而对成像有用的光子数明显增加。定量地说，由于被探测到的光子对是符合事件，从人体内感兴趣区发射出的湮灭光子约有 50% 可被探测到。该数字表明，正电子湮灭准直法的探测效率可提高到相当于单光子机械准直器的十倍。另外，在所探测的断层内，正电子湮灭所产生的两个湮

灭光子在其路径上的衰减是均匀的,所以对于衰减的校正比单个 γ 光子容易得多。

由于中子的、短寿命的 C、N、O、F 同位素的作用,PET 可以显示人体内很多重要的生理、生化过程,被称为活体的分子断层。由于测量灵敏度高,图像对比度、空间分辨率较 SPECT 有大幅度提高;由于计数可以较精确校正,故量化精度高;由于没有准直器,引入人体内的放射性制剂的数量大为减少,安全性更好。

三、发射型计算机断层图像的质量

SPECT 的图像质量参数与 CT 基本相同,其质量控制集中在下面几个问题。

(一) 采集密度

所谓采集密度就是信号采集点在空间上的密度,对步进式扫描而言就是间隔角度越小,采集密度越大,图像反映细节的能力越强,但采集过频则检查、成像耗时就长,一般以 3°角为好。

(二) 信息量

信息量在 ECT 中表现为 γ 光子的总记录量,这个量越高,统计噪声就越小,数据的可靠性强,信噪比提高。信息量自然与体内的放射性活度有正比关系,由于 SPECT 是断层图像,准直器的厚度也大,所以 SPECT 患者的放射性制剂的剂量要比 γ 照相高出 1.5~2 倍。

(三) 像素矩阵大小

在检查视野一定情况下,矩阵越大,体素越小,SPECT 的灵敏度变小,信噪比下降。所以要根据视野大小,适当的选取矩阵大小。

(四) 空间分辨力

空间分辨力除受准直器、采集密度、矩阵大小影响外,也受探头的旋转半径影响,半径大,分辨力下降,因为分辨力随探头与患者的距离的增加而减小。新型 SPECT 采用可变半径旋转扫描方式,既轨迹为椭圆形。

本章小结

1. 放射性核素显像技术。
2. 核素的衰变规律、核素发生器与准直器。
3. γ 照相机的成像原理。
4. 单光子发射型计算机断层原理。
5. 正电子发射型计算机断层原理。

思考与练习

1. 核医学影像包括哪几项技术?核医学影像与其他医学影像技术的最大区别是

什么？

2. 放射性核素或其标记化合物应用于示踪的根据是什么？

3. 放射性核素示踪技术的优越性主要表现在哪些方面？

4. 为什么临床上愿意用短寿命的核素？

5. 给患者服用 $_{26}^{59}Fe$ 标记的化合物来检查血液的病理状况。已知 $_{26}^{59}Fe$ 的半衰期为 46.3 天，9 天后测得人体内放射性原子核数量的相对残留量为 79%，求 $_{26}^{59}Fe$ 的生物半衰期。

6. 利用 ^{131}I 作为核素成像的显像剂，刚出厂的试剂，满足显像要求的注射量为 0.5mL。试求：

（1）如试剂存放了 11 天，满足成像要求的注射量应为多少？

（2）如果最大注射量不得超过 8mL，则该显像剂的最长存放时间是多少？设 ^{131}I 的半衰期为 8.04 天。

7. 将 $1cm^3$ 的放射性 $_{11}^{24}Na$ 溶液输入人体血液中，此溶液的放射性活度为 $A_0 = 2 \times 10^3 Bq$。经 5 小时后抽出 $1cm^3$ 血液，测出其放射性活度为 0.27Bq。已知 $_{11}^{24}Na$ 的半衰期为 15 小时，求人体中的血液总量。

8. γ 照相机探头给出的位置信号和 Z 信号在 γ 照相机中的作用是什么？

9. SPECT 的技术优势表现在哪些方面？

10. PET 为何不需要准直器？

第六章　医学磁共振成像技术 ▷▷▷▷

教学目标：

通过本章的学习，掌握磁共振现象、磁共振成像原理，了解磁共振成像质量参数。

教学重点和难点：

● 核磁矩。

● 核磁共振现象。

● 磁化强度矢量。

● 弛豫过程与弛豫时间常数。

● 磁共振信号与加权图像。

● 自旋回波序列。

● 空间位置编码。

磁共振是自旋磁共振（spin magnetic resonance）现象，它包含核磁共振（nuclear magnetic resonance，NMR）、电子顺磁共振（electron paramagnetic resonance，EPR）或称电子自旋共振（electron spin resonance，ESR），用于医学检查的主要是核磁共振成像（magnetic resonance imaging，MRI）。

第一节　医学磁共振成像概述

磁共振成像是根据生物体磁性核在磁场中的表现特性而成像的高新技术。磁共振成像的物理基础为核磁共振理论。磁共振（nuclear magnetic resonance，MR）是指与物质磁性和磁场有关的共振现象，是低能电磁波即射频波与既有角动量又有磁矩的氢核系统在外磁场中相互作用表现出的特性，本质是能级跃迁，利用这一现象可以研究物质的微观结构。

核磁共振（nuclear magnetic resonance，NMR）是由美国加利福尼亚州斯坦福大学的 Felix Bloch 和美国马萨诸塞州坎伯利基哈佛大学的 Edward Purcell 在 1946 年分别在两地同时发现的，因此两人获得了 1952 年诺贝尔物理学奖。20 世纪 50 年代，NMR 已成为研究物质分子结构的一项重要的化学分析技术；20 世纪 60 年代，用它进行生物组织化学分析，检测动物体内的氢、磷和氮的 NMR 信号；20 世纪 70 年代，NMR 技术与医学诊 γ 断联系起来，利用 NMR 可检测疾病、重建图像；20 世纪 80 年代，NMR 成像用于临床以来，为了与放射核素检查相区别，改称为磁共振成像（magnetic resonance imaging，MRI）。同时磁共振血管造影（magnetic resonance angiography，MRA）和磁共振波谱（magnitic resonance spectroscopy，MRS）也得到了飞速发展。

一、核磁矩与核磁共振现象

世界是物质的，物质由分子构成，分子由原子构成。原子又由原子核和核外电子组成，原子核由带正电荷的质子和不带电荷的中子组成。核磁共振要研究的对象就是原子核，而且是具有磁性的原子核。原子核怎么会具有磁性以及是不是所有的原子核都具有磁性等问题是本节所要讨论的问题。

（一）原子核的自旋

在宏观世界中，速度不为零的物体具有一定的动量，具有动量的物体如果是绕某一点或某一轴作圆周运动，则其具有一定角动量（又称动量矩），用 $\bar{L}$ 表示。对于质量为 m 的质点，如果绕 O 点的转动半径为 $\bar{r}$，则有角动量 $\bar{L}=\bar{r}\times m\,\bar{v}$，如图 6-1 所示。

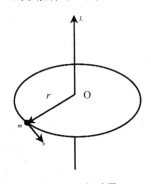

图 6-1 角动量

在微观世界中，电子、中子、质子和原子核等微观粒子除了具有一定的大小、电荷、质量等属性外，还有一种固有属性–自旋角动量。微观粒子的自旋角动量是由其自旋运动产生的。为便于理解，微观粒子的自旋运动可以简单地看成微观粒子的自转，但实际情况并非如此。微观粒子除了具有自旋角动量外，还具有轨道角动量。原子核中的质子和中子既具有自旋角动量，也具有轨道角动量。原子核内质子和中子的自旋角动量与轨道角动量之和就构成了原子核的总角动量，但习惯上把原子核的总角动量称为"原子核自旋"，用符号 $\bar{L}_l$ 表示。在微观世界中，物理量的取值都是离散的、不连续的，也就是说是量子化的。原子核的自旋 $\bar{L}_l$ 也是如此，它只能取一系列不连续值。

$$L_l=\sqrt{I\,(I+1)\,\cdot\,}\hbar \qquad\qquad 式（6-1）$$

式中：I 为原子核的自旋量子数，取整数和半整数；$\hbar=h/2\pi$，h 为普朗克常数。$\bar{L}_l$ 大小取决于 I 值，不同的原子核，I 值不同。

（二）原子核的磁矩

物质的磁性来源于带电粒子的运动。对微观粒子而言，其磁性可能来自两个方面，即带电粒子的轨道运动和自旋运动。原子核中的质子带正电荷，它的圆周运动称为自旋，质子的自旋就好比电流通过环行线圈，根据法第电磁原理，将产生一定值的微小磁场。这个磁场如同南北极的磁体，会产生一定大小和方向的磁化矢量，是磁性角度的反应，通常用磁矩的大小来描述磁性的强弱，习惯上称原子核的自旋磁矩为核磁矩，通常用 μ_l 表示。它与核自旋角动量之间满足下面关系。

$$\mu_l=\gamma L_l=g_l\sqrt{I\,(I+1)\,\cdot\,}\mu_N \qquad\qquad 式（6-2）$$

式中：$\mu_N=\dfrac{e}{2m_p}\hbar=5.05095\times10^{-27}\mathrm{JT^{-1}}$核磁子，用作核磁矩的单位；$g_l$ 为核的朗德因

子，$\gamma \dfrac{\mu_I}{L_I} = g_I \dfrac{e}{2m_p}$ 为原子核的旋磁比。

并非所有原子核均能自旋而产生磁场。如果原子核内的质子和中子是相等成对的（质子数和中子数为奇奇核或偶偶核），质子的自旋运动在质量平衡的条件下做任何空间方向的快速均匀分布，总的角动量保持为零，不产生磁性。当原子核的质子数和中子数不等，且至少有一项是奇数时（奇偶核），该原子核自旋才能产生磁矩。许多原子中的质子和中子是不成对的，在不成对的条件下，质子自旋运动产生的角动量将不能保持零状态，因而自旋不为零的原子核是磁性核，具有自旋磁矩，可以做磁共振成像实验。在生物组织中，存在很多的磁性核，如 ^1H、^{14}N、^{13}C、^{19}F、^{23}Na、^{31}P、^{39}K 等，但目前能用于临床 MRI 的却只有氢核。这是由于氢原子的原子量最小，结构最简单，磁敏感性最强，高于碳原子 66 倍之多，且氢原子在人体含量最丰富，占人体原子总数的 2/3。人体氢原子成像实际上是脂肪和水为主的软组织成像。

原子核具有磁矩，电子也同样具有磁矩（轨道磁矩和自旋磁矩）。当核与电子组成原子时，原子的磁矩就是它们的磁矩之和。对于多电子原子，当电子的总磁矩不为零时，原子的磁矩主要来自电子的总磁矩；当电子的总磁矩为零时，核磁矩就构成了原子的固有磁矩。人体内的多数氢核包含在水分子之中，水分子由十个核外电子、两个氢核，一个氧核构成。理论上讲，水分子的分子磁矩是这些粒子的轨道磁矩、自旋磁矩的矢量和，但是十个核外电子正好构成一个满壳层，满壳层电子的总的轨道角动量为零，总的磁矩也就为零；十个电子也构成五个电子对（配对电子），一对电子的自旋角动量为零，五对配对电子的总自旋也就为零；氧原子核是偶偶核，自旋为零。因此水分子磁矩就相当是两个"裸露"的氢核的磁矩。

（三）磁共振现象

自然状态下人体是没有磁性的，如氢、碳等元素的某一单个原子是有磁性的，但是人体含有数以亿计的氢、碳原子，角动量的方向随机，相互抵消，总的角动量为零，因此自然状态下，无磁性。但若将人体置于强大的人工磁场内，人体内部的磁性核就会受到静磁场的作用，使得其运动状态发生改变。如图 6-2、图 6-3 所示，人体内质子自旋产生的小磁场与主磁场 B_0 平行排列，多数处于低能稳定状态的质子自旋产生的小磁场与 B_0 平行同向；少数处于高能不稳定状态的质子自旋产生的小磁场与 B_0 平行反向。

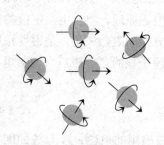

图 6-2　无外磁场时原子核随机排布

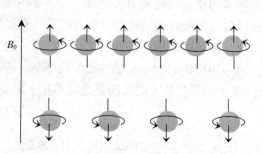

图 6-3　加入外磁场后原子核取向排布

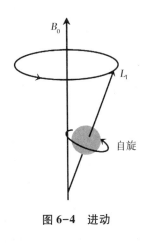

图 6-4　进动

原子核与外磁场相互作用的结果出现了两方面的变化：一是产生了核绕 B_0 的旋进，在磁场的作用下，原子核的自旋轴将会被强制定向为顺磁场和逆磁场两个方向，将类似旋转的陀螺般发生进动，如图 6-4 所示；二是产生了核的附加能量，造成了原子核能级的劈裂。若在垂直于外磁场方向施加一射频电磁场 RF，当射频电磁波的能量刚好等于原子核劈裂能级的间隔时（或射频电磁波的频率刚好等于核旋进的频率），就会出现样品中的原子核强烈吸收电磁波的能量，从劈裂后的低能级向相邻高能级跃迁的现象，这就是磁共振现象，也称共振吸收。去掉 RF，核磁矩又会把吸收能量中的一部分以 RF 的形式发射出来，称为共振发射。核磁矩吸收和发射能量都会在环绕核系统的接收线圈上产生感生电动势，这就是磁共振信号。因此产生磁共振现象必须具备三个条件：自旋不为零的原子核、主磁场和适当频率的 RF 脉冲。

若核自旋量子数为 I，则劈裂后相邻能级间隔为 $g_I \cdot \mu_N \cdot B_0$，能级数目为 $2I+1$，相邻能级间可以产生共振跃迁，能级劈裂如图 6-5 所示（以氢核为例）。氢核（^1H）的自旋 $I=1/2$，它在磁场中的能级分裂为两层，一层顺着磁场方向，能量状态较低，为 $E_0 - \frac{1}{2}g_I\mu_N B_0$；另一层反着磁场方向，能量状态较高，为 $E_0 + \frac{1}{2}g_I\mu_N B_0$，它们之间的能量差 ΔE 为

$$\Delta E = g_I \mu_N B_0 = \gamma B_0 \hbar = h\nu \qquad 式（6-3）$$

式中：B_0 为静磁场强度；E_0 为 $B_0 = 0$ 时氢核所具有的能量，化简上式可得

$$\gamma \cdot B_0 = \omega_0 \qquad 式（6-4）$$

这一关系正是拉莫尔用经典力学推证的原子核在外磁场中进动的角频率公式。因此产生磁共振的条件可以另外描述为：当射频旋转磁场的角频率 ω 与核磁矩绕 B_0 的进动角频率 ω_0 相等时，会产生共振吸收现象，即

$$\omega = \omega_0 = \gamma \cdot B_0 \qquad 式（6-5）$$

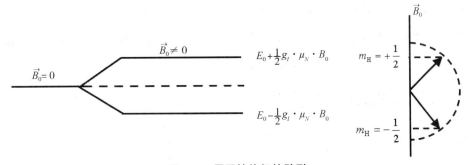

图 6-5　原子核能级的劈裂

二、磁共振的宏观描述

由于个别原子核的行为是观测不到的。人们只能观测到大量微观粒子的集体行为，

即宏观现象。

（一） 原子核的宏观磁化强度矢量 $\vec{M}$

单位体积中所有自旋核磁矩的矢量和为样品的磁化强度矢量，用 $\vec{M}$ 表示，具有磁矩的本质。

$$\vec{M} = \sum_{i=l}^{N} \vec{\mu}_i \qquad\qquad 式（6-6）$$

（二） 磁化强度矢量受磁场影响

当样品不受外磁场作用时，由于热运动的作用，核系统中各个核磁矩的空间取向杂乱无章，从统计角度看，核磁矩的取向概率是各向均等的，故此整体上不显示宏观磁效应，宏观总磁矩为零，即 $\vec{M} = \sum_{i=l}^{N} \vec{\mu}_i = 0$。当有外磁场作用时，样品对外显示磁性，即 $\vec{M}(\vec{B}_0 \neq 0) = \sum_{i=l}^{N} \vec{\mu}_i \neq 0$。磁化强度矢量随时间的变化为

$$\frac{d\vec{M}}{dt} = \frac{d}{dt}(\sum_{i=l}^{N} \vec{\mu}_i) = \gamma(\vec{M} \times \vec{B}_0) \qquad\qquad 式（6-7）$$

（三） 氢核系统

在磁共振成像中，主磁场一般沿 Z 轴方向放置，用符号 $\vec{B}_0$ 表示。对于氢核系统，其磁矩分别在上、下两个圆锥上旋进，如图 6-6 所示，所有处于低能级 $m_I = \frac{1}{2}$ 的核磁矩均匀分布在上方圆锥面上，其合矢量 $\vec{M}_+$ 与 z 轴同向，高能级 $m_I = \frac{1}{2}$ 的核磁矩均匀分布在下方圆锥面上，其合矢量 $\vec{M}_-$ 与 z 轴反向，根据玻尔兹曼分布定律，处于低能级的核数多于高能级的核数，所以 $\vec{M}_+ > \vec{M}_-$，故平衡状态时合矢量为 $\vec{M}_0$，等于其纵向分量 $\vec{M}_z$，方向同外磁场 $\vec{B}_0$。

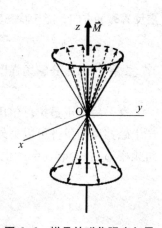

图 6-6　样品的磁化强度矢量

三、弛豫与共振信号

（一） 射频脉冲

射频电磁波 RF 对样品起激励作用。MR 信号的检测是在 XY 平面内进行的，必须设法将磁场 $\vec{B}_0$ 中样品的 $\vec{M}_0$ 转到 XY 平面上。故此，沿 X 方向加入一磁场 $\vec{B}_1$，使 $\vec{M} \perp \vec{B}_1$，则 $\vec{M}$ 绕 $\vec{B}_1$ 旋进，旋进结果使 $\vec{M}$ 偏离了 $\vec{B}_0$ 的方向，与 $\vec{B}_0$ 的夹角不断增加，要使 $\vec{M}$ 绕

$\vec{B}_r$ 旋进能稳定进行，则要求 $\vec{M}$ 与 $\vec{B}_r$ 的相对位置关系不变。但偏离了 $\vec{B}_0$ 的 $\vec{M}$ 以角速度 $\vec{\omega}$ 绕 $\vec{B}_0$ 旋进，则加入的 $\vec{B}_r$ 必须是以同样的角速度 $\vec{\omega}$ 绕 $\vec{B}_0$ 方向旋转。这样，才能保证 $\vec{M}$ 在不断偏离 $\vec{B}_0$ 的方向、与 $\vec{B}_0$ 方向夹角逐渐增大的过程中与 $\vec{B}_r$ 的相对位置关系保持不变，从而才能使 $\vec{M}$ 在绕 $\vec{B}_0$ 旋进的同时又能稳定地绕 $\vec{B}_r$ 旋进，两个稳定旋进同时进行，所以要引入旋转磁场，实际采用射频电磁场 RF 代替 $\vec{B}_r$。

RF 电磁波对样品激励作用的宏观表现为：磁化强度矢量以 $\vec{M}=\vec{M}_0$ 为初矢量，而后偏离外磁场方向 θ 角。θ 越大，则表示样品从 RF 电磁波中吸收的能量越多，通常把所加的 RF 射频电磁波都做成脉冲形式称为 θ 角脉冲。使磁化强度矢量 $\vec{M}$ 从热平衡态 M_0 偏离主磁场 $\vec{B}_0$ 90°角的称为 90°脉冲；使磁化强度矢量 $\vec{M}$ 从热平衡态偏离主磁场 $\vec{B}_0$ 180°角的称为 180°脉冲，如图 6-7 所示。

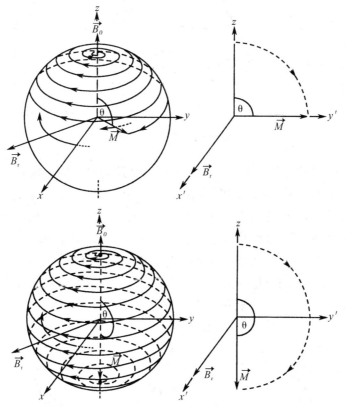

图 6-7 90°和180°脉冲及其对 $\vec{M}$ 的作用

（二） 弛豫过程和弛豫时间

当射频脉冲停止作用后，宏观磁化向量并不立即停止转动，而是逐渐向平衡态恢复，最后回到平衡位置。把这一过程称为弛豫过程，所用的时间称为弛豫时间。射频脉冲停止作用后，横向磁化分量 M_{xy} 很快衰减到零，称为横向弛豫；纵向磁化分量 M_z 将缓慢增长到最初值，称为纵向弛豫。

当90°射频脉冲停止作用后，磁化分量 M_z 偏离磁场方向做纵向恢复，其宏观磁矩 M_z 由小到大，最后达到未偏离磁场方向以前宏观磁矩的大小的过程称为纵向弛豫。如图 6-8 所示。磁化分量 $\vec{M}$ 在 z 轴方向恢复到 $\vec{M_0}$ 的 63%时所需时间称纵向弛豫时间 T_1，如图 6-10 所示。纵向弛豫本质是质子群通过释放已吸收的能量而恢复到原来的高、低能态平衡的过程。此过程中能量转移是从质子转移到周围环境，核与周围物质进行热交换，最后到达热平衡，故又称为自旋-晶格弛豫。能量转移快，则 T_1 短，反之亦然。T_1 愈短，则信号愈强。纵向恢复过程可表示为

$$M_z = M_0 \left(1 - e^{t/T_1}\right) \qquad\qquad 式（6-8）$$

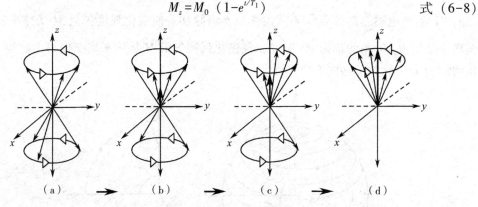

图 6-8　纵向弛豫过程

90°射频脉冲停止作用后，其宏观磁化强度矢量达到最大值，核磁矩从不平衡态向平衡态恢复，此过程中各磁矩在水平方向的磁性互相抵消，其宏观磁矩的水平分量 M_{xy} 由大到小最后趋近于零的恢复过程称为横向弛豫。由于这个过程是同种核相互交换能量的过程，所以又称为自旋-自旋弛豫过程，如图 6-9 所示，停止 RF 照射后，宏观磁矩水平分量衰减到原来值的 37%所需的时间，称为横向弛豫时间 T_2，如图 6-10 所示。表示 M_{xy} 以最大值衰减到零的变化快慢，其本质是自旋核的磁矩由相对有序状态向相对无序状态的过渡过程。横向恢复过程可以表示为

$$M_{xy} = M_0 e^{-t/T_2} \qquad\qquad 式（6-9）$$

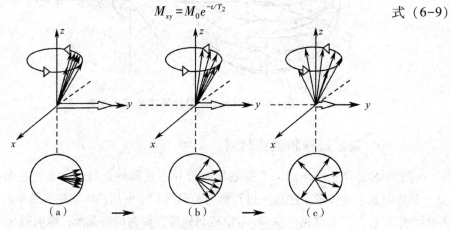

图 6-9　横向弛豫过程

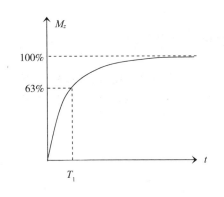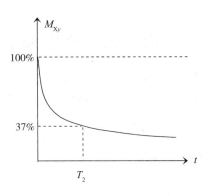

图 6-10 纵向弛豫时间与横向弛豫时间

不同组织中的氢核处于不同的化学环境中，它们会有不同的 T_1 值，正常组织与异常组织的 T_1 也有明显差异，见表 6-1、表 6-2。人体内游离水分子具有较长的 T_1 值（1500~3000 毫秒），如脑脊液水肿区、囊性病变、坏死组织及肿瘤等，而人体内脂肪组织的值则较短。

表 6-1 实验鼠不同软组织的 T_1 和 T_2

组织	脂肪	肌肉	肝脏	脑
T_1（毫秒）	305	706	426	676
T_2（毫秒）	54	30	38	54

表 6-2 实验鼠不同病理阶段上的 T_1

病灶	肝	肝炎	肝癌	肾	肾癌
T_1（毫秒）	135~172	290	295~455	300~340	400~450

（三）自由感应衰减信号

90°脉冲停止作用后，质子的相干性逐渐消失，而质子磁矩在磁场的作用下开始重新排列。相干性和横向驰化向量 M_{xy} 的损失将导致辐射信号振幅的下降。在接收弛豫过程线圈中接收的感生电动势的幅值也逐渐衰减，这一信号由于是在自由旋进过程中感生的，故称自由感应衰减信号（FID 信号），如图 6-11 所示。由于 FID 信号所包含的生物组织信息比在射频场作用下检测的 MR 信号中所含的信息多，故 FID 信号通常是指 MR 信号。

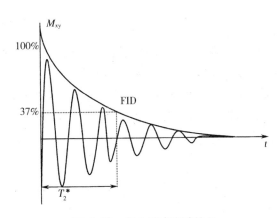

图 6-11 自由感应衰减信号

第二节 医学磁共振成像原理

核磁共振现象是 MRI 的物理基础。但是，要根据线圈中接收到的磁共振信号重建解剖图像，还有许多技术问题要解决。如成像参数的选择、空间位置编码、激发方式等概念都是本节要重点阐述的内容。

一、自旋回波序列

（一）自旋回波序列

由 90°、180° 脉冲组成的脉冲序列称为自旋回波序列（spin echo，SE）。其过程为先发射一个 90° 脉冲，间隔数毫秒至数十毫秒，再发射一个 180° 脉冲，180° 脉冲过后 10~100 毫秒，测得回波信号，此信号称为自旋回波信号（SE），如图 6-12 所示。序列的时间参数：T_1 为 90° 和 180° 脉冲之间的时间间隔；T_R 序列重复时间（repletion time，T_R）；T_g 为回波时间（echo time，T_E）；T_1 纵向弛豫时间；T_2 横向弛豫时间；ρ 自旋核密度；$f(\nu)$ 自选核的运动状态。

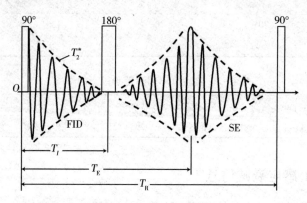

图 6-12 自旋回波序列

系统受到 90° 脉冲激励后，自旋核将在 x-y 平面上去相位，彼此呈扇形分开，如图 6-13 所示。某部分展开得快，而另一部分展开得较慢。如果在延迟一定的时间 t 之后，系统再次受到 180° 脉冲的激励，开始一个再重聚的过程，使原来展开较快的自旋核反而在展开较慢的核后面。但是，在 $T_E = 2T_1$ 的时刻，展开快慢不同的自旋核又会重新聚集引起一个回波信号。

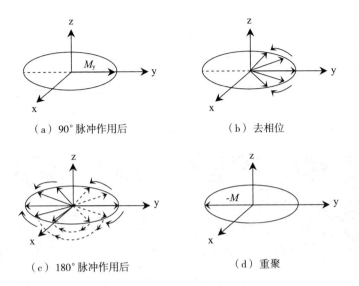

（a）90°脉冲作用后　　　　　　　　　　（b）去相位

（c）180°脉冲作用后　　　　　　　　　　（d）重聚

图6-13　SE序列中信号产生示意图

90°脉冲对样品起激励作用，使样品产生M_{xy}，使自旋核磁矩处于去位相状态。T_2^*是存在磁场不均匀性因素的横向弛豫时间。

$$M_{xy}(t) = M_0 \cdot e^{\left[-\frac{t}{T_2} - \frac{(t-2T_I)^2}{2T_2^*}\right]} \qquad 式（6-10）$$

180°脉冲的作用使处于去位相状态的自旋质子重新变为在位相状态，使分散的核磁矩重新会聚起来，抵消磁场不均匀造成的不利影响，称为相回归（rephasing）。当$t = 2T_I$时，T_2^*失去影响，回波信号幅值最大，故此有$T_E = 2T_I$。上式改写为

$$M_{xy}(t) = M_0 \cdot e^{-\frac{t}{T_2}} \big|_{t=2T_I} \qquad 式（6-11）$$

自旋回波信号幅值表示

$$I = K \cdot B_0 \cdot \rho \cdot f(v) \cdot e^{-\frac{T_E}{T_2}}(1 - e^{-\frac{T_R}{T_1}}) （考虑自选核的运动状态） \quad 式（6-12）$$

式中：K是与主磁场、自旋核种类有关的常数。

（二）加权图像

应用SE序列，通过调节T_R和T_E的长短，可以分别获得反应不同参数T_1、T_2和ρ的MR图像，断面图像主要由一个成像参数决定，这就是加权图像（weight imaging，WI）。

1.ρ加权（ρWI）

当$T_R \gg T_1$时，选$T_E \ll T_2$，则　$I = K \cdot B_0 \cdot \rho$，仅由$\rho$决定，称为$\rho$加权图像。实际选用比受检组织$T_1$显著长的$T_R$（1500~2500毫秒），选用比受检组织$T_2$显著短的$T_E$（15~20毫秒），则回波幅值与质子密度有关。

2.T_1加权（T_1WI）

当$T_R \ll T_1$时，$T_E \ll T_2$，实际取T_R中等大小，则$I = K \cdot B_0 \cdot \rho \cdot (1 - e^{-\frac{T_R}{T_1}})$，$I$仅由$\rho$、$T_1$决定，称为$T_1$加权图像。通常选用$T_R$（500毫秒），$T_E$（15~20毫秒）。

3. T_2 加权 (T_2WI)

当 $T_R \gg T_1$, $T_E \gg T_2$, 实际选取 T_E 适当的长, 则 $I = K \cdot B_0 \cdot \rho \cdot e^{-\frac{T_E}{T_2}}$, I 仅由 ρ 、 T_2 决定, 称为 T_2 加权图像。通常选用比受检组织 T_1 显著长的 T_R(1500~2500 毫秒), 选用比受检组织 T_2 相似的时间为 T_E(90~120 毫秒), 此时两个不同 T_2 组织的信号强度差别明显, T_E 越长, 差别越显著。图 6-14 为同一脑梗患者针对同一部位分别采用 T_1WI 和 T_2WI 成像的对比图。

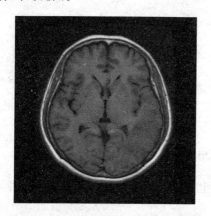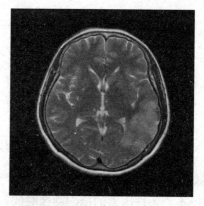

图 6-14　同一脑梗患者 T_1 和 T_2 加权像

（三）　其他几种回波脉冲序列

1. 快速自旋回波序列

在 90° 脉冲之后连续施加 180° 脉冲, 在每个 180° 脉冲之后都可以获得 SE 信号, 延长了 T_E 时间, 加强了 T_2 的加权作用, 如图 6-15 所示。在快速自旋回波序列 (fast spin echo, FSE) 的一个 T_R 内, 多次 180° 脉冲组成回波链, 施加 180° 脉冲的次数称为回波链长度 (ETL) 或快速系数。快速系数越大, 扫描时间就越短。FSE 序列的特点是快速成像, 回波链中每个信号的 T_E 均不同, 脂肪信号强度增高, 对磁场不均匀性不敏感。

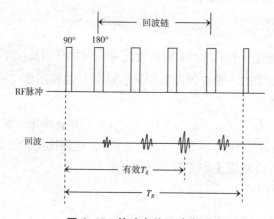

图 6-15　快速自旋回波序列

FSE 脉冲序列的扫描时间 = T_R×相位编码次数/ETL×NEX ，NEX 为重复测量次数。

2. 部分饱和序列

部分饱和序列（partial saturation，PS）又称饱和恢复序列，它由一组一定时间间隔的 90°脉冲组成，如图 6-16 所示。FID 信号与 T_R 和 ρ 有关，当 T_R 较大于 T_1 时，信号对 ρ 的权重增加；当 T_R 较小于 T_1 时，信号对 T_1 的权重增加。

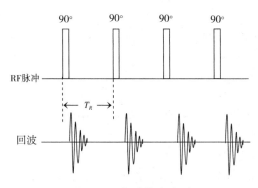

图 6-16　部分饱和序列

3. 反转恢复序列

反转恢复序列（inversion recovery，IR），即 180°脉冲为激励脉冲，相隔 50ms 后施加 90°脉冲，如图 6-17 所示。一种常用的测量 T_1 的序列，可以删除对 T_2 的相关性，进度高，测量范围大。传统的 IR 序列测 T_1 时，应尽量选择长 T_R≫1500 毫秒，目的是使每次脉冲组重复之前纵向磁化矢量的主要部分得以恢复。

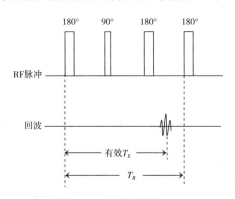

图 6-17　反转恢复序列

4. 梯度回波序列

梯度回波序列（gradient echo，GRE），即缩短成像时间的脉冲序列，主要通过缩短 T_R。采用小角度激励法，大大缩短了成像时间，如图 6-18 所示。小角度激励是指使用小于 90°脉冲激励的射频脉冲信号。施加梯度磁场后造成质子群自旋频率互异，很快丧失相位的一致，MR 信号逐渐消失。如再加一个强度一样，时间相同、方向相反的梯度磁场，可使分散的相位因重聚而又趋于一致，原已消失的 MR 信号又复出现，在回波达到最高值时记录其信号。将这种利用梯度磁场小角度激励脉冲代替 180° 脉冲产生的回波，称为梯度回波序列。

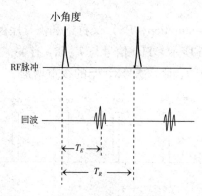

图 6-18　梯度回波序列

5. 平面回波成像序列

平面回波成像（echo planar imaging，EPI）序列是目前最快速的 MR 成像法。它通常可以在 30 毫秒之内采集一幅完整的图像，EPI 在频率编码方向上采用一系列反向梯度，可在单个 T_R 间期内产生一系列的回波信号，并对每个回波信号进行相位编码，填充到相应的 K 空间，用于图像重建。可以在一次激发中以多条线的形式同时填满整个 K 空间，可以高速地获取 T_2 加权像。

6. CPMG 序列

在 Carr-Purcell 法中，是将 x' 轴方向所加的全部序列改为加到 y' 轴上，但 90° 脉冲仍然加到 x' 轴上。

二、空间位置编码

（一）梯度磁场

要完成 MR 成像，必须获得人体特定层面内的 MR 信号。但在均匀的主磁场中，射频脉冲不可能只使一个层面内的质子产生共振，接收线圈所接收到的是成像区域内所有质子发出的 MR 信号，这些信号不能代表空间的信息，故此不可能用来重建图像。

MR 信号的空间定位是依靠三套梯度线圈产生的梯度磁场来完成的。根据人体的解剖轴向而定义的三个梯度磁场为：横轴位 G_z，指由头到足场强不同的梯度磁场，沿这个轴选择人体的横断面；矢状位 G_x，指由左到右场强不同的梯度磁场，沿这个方向选择人体的矢状面；冠状位 G_y，指由前到后场强不同的梯度磁场，沿这个方向选择人体的冠状面。梯度磁场表示为

$$G = (G_x,\ G_y,\ G_z) = (\frac{\partial B}{\partial x},\ \frac{\partial B}{\partial y},\ \frac{\partial B}{\partial z}) \qquad 式（6-13）$$

各部位被检测质子的进动频率会因为梯度磁场强度的不同而区别，这样就可以对被检体某一部位进行 MR 成像，因此梯度磁场主要是用来实现空间定位。梯度磁场强度为

$$B_G = (B_{Gx}, B_{Gy}, B_{Gz}) = (x\frac{\partial B}{\partial x}, y\frac{\partial B}{\partial y}, z\frac{\partial B}{\partial z}) \qquad \text{式（6-14）}$$

（二） MR 信号的空间定位

MR 信号的三维空间定位包括层面、层厚的选择，相位编码和频率编码。

1. 层面和层厚的选择

在主磁场方向叠加的梯度场主要是为了达到选层的目的，此梯度也被称为选层梯度（slice selective gradient, G_S）。将成像物体置于均匀主磁场 B_0 中，设磁场方向为 z 轴方向，在主磁场的基础上叠加一同方向的线性梯度场 BG_z，磁场强度沿 z 轴方向由小到大均匀变化（$B = B_0 + zG_z$），则垂直于 z 轴方向同一层面上的磁场强度相同，不同层面上的磁场强度不同，用不同频率的射频脉冲 RF 照射不同层面，会得到不同的共振频率 $\omega_z = \omega_0 + \Delta\omega_z$。不同的共振频率表示自旋核在的层面位置。此过程称为层面的选择或选片。实现层面选择有两种方法，一是在信号采集过程中通过某方向的 RF 脉冲激励来进行层面选择；其二是在图像重建过程中完成层面选择，称为三维成像。所以，MRI 只需启动不同的梯度磁场，而无须移动患者就可完成任意层面断层成像。

2. 相位编码

相位编码（phase encoding, PE）是 MR 信号左右方向的空间信息编码。原理是利用梯度磁场造成各个像素体积元的质子产生不同的进动相位，用相位差标记各像素体积元的空间位置。在 y 轴方向叠加一梯度 G_y 很小的线性梯度场 BG_y，磁场沿 y 轴由小到大逐渐增大，则垂直于 y 轴方向的同一层面上的磁场均相同，不同层面磁场略有差异，磁矩的旋进速度也不一样，这样经过一定的时间 t_y -y 坐标不同的自旋核所旋转的角度也就不同，于是相位发生变化，$\varphi_y = \omega_y t_y = \omega_0 t_y + \gamma \cdot G_y \cdot y \cdot t_y = \varphi_0 + \Delta\varphi$，用这种相位差作标记，可识别 y 轴方向的每一条直线各体素的 MR 信号，这一过程称为相位编码。

3. 频率编码

频率编码（frequency encoding, FE）是 MR 信号前后方向的空间信息编码。它的原理是在 RF 脉冲激励的同时在 x 轴方向叠加一梯度 G_x 很小的线性梯度场 BG_x，磁场沿 x 轴由小到大逐渐增大，则垂直于 x 轴方向的同一层面上的磁场均相同，不同层面磁场略有差异，磁矩的旋进频率也不一样，$\omega_x = \omega_0 + \gamma \cdot G_x \cdot x$，于是频率发生变化，用这种磁矩旋进频率的差异作标记，可识别沿 x 轴方向的每一条直线各体素的 MR 信号，这一过程称为频率编码。

层面梯度、相位编码梯度和频率编码梯度按时间先后排列并协同工作，可对某一成像体素中不同空间位置的体素进行空间定位。由此可知，一次 RF 脉冲激励是对某一层面中的某一排像素的同时激发，而且要间隔一个周期后再进行该层面下一排像素的第二次激发，这个定位过程是反复的，如图 6-19 所示。

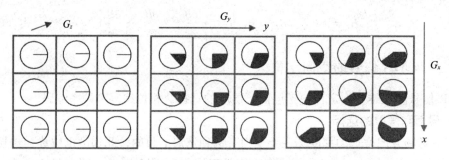

图 6-19　9 像素图像相位编码与频率编码

三、MR 图像重建

（一）　K 空间

一次 RF 激发后，相位编码和频率编码两者相对应，可以明确某一信号的空间位置。在计算机中分别以相位和频率为坐标组成一种虚拟的空间位置排列，称为 K 空间。根据相位和频率的不同给出的暂时识别定位，而不是实际的空间位置。K 空间中排列着 MRI 的原始数据，整合了相位、频率和强度的信息。

（二）　二维傅立叶变换图像重建

二维傅立叶变换法（2DFT）是磁共振系统中常用的断面成像法，基本思想是用 MR 信号的频率存储成像断面空间的一维信息，用 MR 信号的相位存储断面的另一维空间信息。对采集的 MR 信号进行二维傅立叶变换后，可以区分出不同频率的 MR 信号，这个功能好比三棱镜将日光分成七色光一样。具体方案是：通过 z 轴方向上的 RF 脉冲激励选择层面，在 x-y 方向加入梯度场，获得 FID 信号，经傅立叶变换获得像素的质子密度、T_1、T_2 弛豫时间参数的空间分布而重建图像。二维傅立叶变换法将 K 空间中的信息逐行、逐点地解析并填补到真正的空间位置，形成 MR 图像。二维重建时序图如图 6-20 所示。

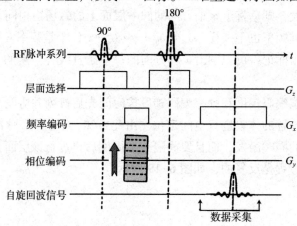

图 6-20　二维傅立叶变换成像法中空间编码、脉冲序列与回波信号的时序关系

在 2DFT 重建中一帧 $N_x \times N_y$ 幅像素的图像，相位编码方向上像素个数是 N_y，需进行 N 次相位编码，每次需时间为 T_R 为了提高图像信噪比尚需进行多次测量取平均值，设重复测量 NEX 次完成一个层面的扫描时间为

$$t = N_y \times T_R \times NEX$$

设 $T_R = 2000\text{ms}$，$N_y = 512$，$NEX = 2$，$t \approx 34$ 分钟

MRI 成像时间长是其主要缺点。

（三）　三维傅立叶变换图像重建

三维傅立叶变换（3DFT）图像重建所采用的脉冲序列激励的不是一个层面，而是一个大范围的容积或一个层块，容积内的层面分割是通过沿 z 方向施加梯度为 G_z 的相位编码梯度磁场来实现的，因此层面的厚度取决于梯度 G_z 的幅度，层面数与 z 方向相位编码的次数。

在成像中，对应于 z 方向的每一个相位编码，y 方向的相位编码都要进行 N_y 次，而 x 方向的梯度磁场仍在信号读出时进行频率编码，于是 3DFT 成像的扫描时间为

$$t = T_R \times N_z \times N_y \times NEX$$

式中：T_R 为序列重复时间；N_y 为 y 方向相位编码次数；N_z 为 z 方向相位编码次数；NEX 为重复测量次数。

第三节　医学磁共振成像质量

医学成像的目的是了解人体内部的结构和特性。优质的 MR 图像能够清晰准确地显示解剖和病变机构，提供诊断信息，而影响图像质量的因素多且复杂。故此，重视质量控制是获得优质 MR 图像的关键。评价 MR 图像质量的技术指标主要有空间分辨力、信噪比（contrast and noise ration，CNR）、对比度和伪影。这些指标间又相互影响、相互制约，所以成像时要在这些技术指标之间进行权衡选择。

一、影响磁共振成像质量参数

（一）　空间分辨力

空间分辨力是指影像设备系统所能分辨的相邻物体的最小距离。空间分辨力越高，图像质量越好。空间分辨力的大小主要由体素的大小决定。体素小，容易分辨细微结构，空间分辨力高；体素大，不容易分辨组织的细微结构，空间分辨力低。

体素的大小决定于像素、视野（field of vies，FOV）、矩阵和成像层面厚度的大小。像素是构成 MR 图像的最小面积单元，像素面积＝FOV/矩阵；矩阵是频率编码次数和相位编码次数的乘积，即图像矩阵＝频率编码次数 N_x×相位编码次数 N_y。体素容积＝像素面积×层厚＝FOV×层厚/矩阵。当 FOV 一定时，像素矩阵就越大，空间分辨力也就越高。假定某断层 FOV 为 256mm×256mm，像素矩阵为 128×128，则像素大小为 2mm×2mm，

空间分辨力也就为 2mm×2mm。

选用薄的成像层面、大矩阵和小 FOV 可提高空间分辨力，但分辨力的提高总是伴随着信噪比的下降，而选用大矩阵或为弥补信噪比的下降增加重复测量次数 NEX 都将导致成像时间的延长。所以应根据不同的诊断需要选择不同的成像参数，以便对影响图像质量的信噪比、对比度和空间分辨力进行权衡和折中。

（二） 信噪比

信噪比（SNR）是衡量图像质量最重要的指标，指图像中组织信号强度和噪声信号强度的比值。MR 信号本质上是指感兴趣区内像素的平均值，噪声是指磁体内的患者、环境和 MR 系统等电子设备所产生的不需要的信号，噪声始终存在，不可避免，对成像造成干扰。在一定范围内，SNR 越高，图像越清晰。

影响 SNR 的主要因素有以下几个方面。

（1）**磁场强度** 磁场强度 B_0 影响成像物体的磁化强度矢量 M_0，而 MR 信号强度与 M_0 成正比，因此磁场强度越大，信噪比也就越高。

（2）**RF 线圈** MR 信号强度与射频线圈到被检查部位之间的距离成反比关系，即距离越大信号强度越小；而线圈所接收到的噪声强度又和线圈敏感区域内组织的大小成正比关系，即线圈敏感区域所包含的组织越多噪声强度越大，因此要提高 MR 图像的信噪比就必须选择合适的 RF 线圈，既要尽量贴近被检查部位，以提高 MR 信号强度，又要使线圈敏感区域所包含的组织尽可能的少。

（3）**质子密度** 质子密度低的区域如密致骨、肺组织产生低信号，SNR 低，MR 图像显示上有局限性；质子密度高的区域如脑灰质、脑白质能产生较高信号，SNR 高，在 MRI 检查中有优越性。

（4）**体素容积** SNR 与体素容积成正比，体素容积越大，体素内自旋核的数目增多，MR 信号也就越强，因此增多体素容积可提高信噪比。体素的大小取决于 FOV、矩阵和层面厚度，那么 FOV 越大，体素越大，SNR 越高；层厚越厚，体素越大，SNR 越高；矩阵越小，体素越大，SNR 越高。

（5）**翻转角度** 在射频脉冲 RF 作用下，纵向磁化偏离 z 轴的角度。翻转角增大，横向磁化分量就提高，相应的 MR 信号就增强。信噪比也就得以提高。

（6）**重复时间** RF 脉冲结束后，开始横向弛豫，而重复时间 T_R 决定着纵向磁化恢复的程度。由于 MR 信号的大小取决于横向磁化的大小，而横向磁化的大小又依赖于被翻转的纵向磁化的大小。因此，延长 T_R 有助于纵向磁化的恢复，使下一次 RF 脉冲激励时横向磁化增多，信噪比提高。

（7）**回波时间** RF 脉冲结束后，开始横向弛豫，而回波信号的大小取决于信号读出时横向磁化大小，故此，延长回波时间 T_E，会使横向磁化向量的衰减增多，回波信号降低，从而造成信噪比下降。

（8）**激励次数** 反复采用可消除图像中的毛刺状阴影，较少噪声，提高信噪比。但同时也会大大增加扫描时间。如当激励次数（NEX）增加到 4 次时，SNR 增加为原来的二倍，扫描时间延长至原来的四倍。

（三）　对比度

在评价图像质量时，信噪比是一项重要的技术指标，但信噪比高的图像还不能确保将两个相邻区域或结构有效地区分开来，图像还必须在特定的组织和周围组织间有足够的对比度。对比度通常是指图像中不同区域在信号强度上存在的相对差异，这种信号强度的差异反映了成像物体在一个或多个组织特性上的差异，也可用对比度噪声比（contrast to noise ration，CNR）表示。CNR 指图像中相邻组织机构间 SNR 的差异，即

$$CNR = SNR（A）-SNR（B）$$

式中：SNR（A）和 SNR（B）分别反映图像中两个不同区域的信噪比。

在磁共振成像中，图像对比度主要有 T_1 对比度、T_2 对比度和质子密度对比度。可以通过选择不同的脉冲序列和不同的序列参数来调整不同组织特性对图像对比的影响程度，形成所谓的质子密度加权图像、T_1 加权图像和 T_2 加权图像。

（四）　常见图像伪影

在磁共振成像中，多种因素会造成图像伪影。因此正确鉴别和认识伪影、明确伪影产生的原因并采用相应的解决办法是临床诊断经常面临的问题。MRI 中的主要伪影有主磁场 B_0 不均匀伪影、梯度磁场非线性造成的伪影、RF 脉冲交叉激励伪影、相位错位伪影、卷褶伪影、化学位移伪影、运动伪影、部分容积伪影、敏感性伪影等。

二、流动现象

血液和身体内的其他流动质子在 MRI 上表现出不同于周围静止状态质子的信号特征，产生流动现象和流动运动伪影，包括时间飞跃、进入现象和体素内去相位效应等。

（一）　时间飞跃

对于用 SE 序列激励的流动自旋核，如果血流速度较高，就可能造成自旋核只受到 90° 脉冲的激励而没有受到 180° 脉冲的相位回归作用，或者只受到 180° 脉冲的作用，而没有受到 90° 脉冲的激励，造成信号丧失严重或完全丧失，这种血液流动造成的 MR 信号改变的现象称为飞逝现象或时间飞跃现象（time of flight，TOF）。在影像上管腔内因信号缺失而呈黑色，称为流空。

（二）　进入现象

在 MRI 成像中，不曾受到 RF 激励的质子垂直流入成像层面，在成像层面内受到激励并经历复相位后，产生的信号强度比周围组织更高，且在进入一组成像层面的第一层时最为显著，这种现象称为进入现象。

（三）　去相位效应

同一体素内如同时含有流动质子和静止质子时，质子间将出现相位差。这是因为快

速流动的质子沿梯度磁场流动时进动频率将增加或降低，进动频率增加使流动质子获得相位，进动频率降低使流动质子丧失相位，结果导致体素内质子相位失聚，信号降低，这种现象称为去相位效应。

三、特殊显影技术

（一） 磁共振血管造影

磁共振血管成像（magnetic resonance angiography，MRA）是一种无创伤性研究血液流动和实现血管系统可视化的技术。它利用流动血液 MR 信号与周围静态组织 MR 信号的差异来建立图像对比度，无需使用造影剂。磁共振血管成像主要有三大类：一是时间飞越法（time of flight，TOF）磁共振血管成像，利用的是血流流入成像层面的信号增强效应，它只能提供血管初级的形态信息和近似地测量血流速度；二是相位对比法（phase contrast，PC）磁共振血管成像，利用沿磁场梯度方向运动的自旋核产生的相位偏移效应，可显示血管的精细结构和准确测量血流速度；三是黑血法，通过预饱和技术使图像中流动的血流呈黑色低信号。这种方法常被用于辨别血流方向、鉴别流动的血流与静止的血栓、抑制某一方向的血流信号显示解剖结构等，而不能产生类似于血管造影的图像。

（二） 磁共振波普分析 （**MRS**）

磁共振波谱分析（magnetic resonance spectroscopy，MRS）是一种利用 MR 设备，获得人体或组织内某些生物化学物质的 MR 波谱信息，从而推测其含量变化的新技术，是对人体组织代谢、生化环境及某些化合物进行的无创伤的定量分析方法。由于人体内病变组织的代谢变化早于病理形态改变，而 MRS 检测对代谢变化的敏感性很高，因此常能早期检出、鉴别某些疾病。

（三） 磁共振脑功能成像 （**fMRI**）

磁共振脑功能成像（functional magnetic resonance imaging，fMRI）能够显示脑皮质的不同功能活动区的部位、大小和范围，如视觉、听觉、感觉和运动区等。可用于避免损伤功能区的定位，也是神经科学领域全新的研究手段，具有较好的重复性和可行性。

本章小结

1. 核磁共振现象。
2. 核磁共振的宏观描述。
3. 射频脉冲、弛豫过程和自由感应衰减信号。
4. 自旋回波序列、空间位置编码。
5. 影响磁共振成像的质量参数。

思考与练习

1. 所有原子核是否都具有磁性，都可做磁共振成像实验？

2. 人体自然状态下是否有磁性，若无磁性如何做磁共振实验？

3. MRI 图像是怎样产生的？

4. 为什么说水分子的分子磁矩可以等效为两个"裸露"的氢核的磁矩？

5. 简述纵向弛豫和横向弛豫的物理过程。

6. 简述纵向弛豫时间常数 T_1 和横向弛豫时间常数 T_2 的物理意义。

7. 简述核磁共振现象。

8. 什么是 T_1、T_2 加权图像？

9. 影响 MRI 图像质量的主要参数有哪些？

10. 论述磁共振成像过程。

第七章　医学图像处理技术 ▷▷▷▷

教学目标：

通过本章的学习，掌握医学图像文件格式、灰度直方图、医学图像增强等概念，医学图像分割的基本思想，图像配准的概念原理和基本方法；了解插值方法、医学图像增强常用技术，图像分割的新技术、新方法，图像配准的评估技术。

教学重点和难点：

● DICOM 医学图像文件格式。

● 医学图像增强技术。

● 医学图像分割的概念及算法思想。

● 医学图像配准的概念及算法思想。

第一节　医学图像处理基础

医学图像处理技术主要研究如何从医学影像中获取内在的信息。它的技术主要包括医学图像文件格式、图像增强、图像分割、图像配准等。在生命科学研究、医学诊断和临床治疗等方面有着重要的作用。

一、医学图像数据格式

（一）一般图像格式

图像格式是计算机存储图像的格式。在图像文件中存放了何种类型的信息，如何与各种应用软件兼容，如何与其他文件交换数据等都是由图像文件格式决定的。因此在应用中根据图像的具体用途来决定图像应存为何种格式。

图像文件的一般格式结构主要由文件头、文件体和文件尾组成。

● 文件头包含：软件身份标识号（ID）、软件版本号、图像分辨率、图像尺寸、图像深度、彩色类型、编码方式、压缩算法等。

● 文件体：图像数据、彩色变换表等。

● 文件尾包含：用户名、注释、开发日期、工作时间等。

目前还没有非常统一的图像文件格式，但大多数图像处理软件都与数种图像文件格式相兼容，可读取多种不同格式的图像文件。不同的图像格式可利用图像格式转换软件相互转换。一般常见的图像文件格式如下。

1. BMP 格式

BMP 是一种与硬件设备无关的图像文件格式，使用非常广。它采用位映射存储格式，除了图像深度可选以外，不采用任何压缩，因此，BMP 文件所占用的空间很大。BMP 文件存储数据时，图像的扫描方式是按从左到右、从下到上的顺序。

2. PCX 格式

PCX 格式是 PC 画笔的图像文件格式。由于这种文件格式出现较早，它不支持真彩色。PCX 文件采用 RLE 行程编码，文件体中存放的是压缩后的图像数据。因此，将采集到的图像数据写成 PCX 文件格式时，要对其进行 RLE 编码，而读取一个 PCX 文件时首先要对其进行 RLE 解码，才能进一步显示和处理。

3. TIFF 格式

TIFF 文件是由 Aldus 和 Microsoft 公司为扫描仪和桌上出版系统研制开发的一种较为通用的图像文件格式。TIFF 格式灵活易变，它又定义了四类不同的格式：TIFF-B 适用于二值图像；TIFF-G 适用于黑白灰度图像；TIFF-P 适用于带调色板的彩色图像；TIFF-R 适用于 RGB 真彩图像。TIFF 支持多种编码方法，其中包括 RGB 无压缩、RLE 压缩及 JPEG 压缩等。

4. GIF 格式

GIF 是 CompuServe 公司在 1987 年开发的图像文件格式，GIF 采用 LZW 压缩算法来存储数据，并采用可变长度等压缩算法。GIF 最多支持 256 种颜色的图像。GIF 格式的另一个特点是其在一个 GIF 文件中可以存多幅彩色图像，如果将这多幅图像数据逐幅读出并显示到屏幕上，就可构成一种最简单的动画。

5. JPEG 格式

JPEG 是由国际电报电话咨询委员会（CCITT）和 ISO 联合组成的一个图像专家组，是第一个压缩静态数字图像的国际标准，其标准名称为信息技术连续色调静态图像的数字压缩及编码。

这种图像文件格式可以用不同的压缩比例进行压缩，其压缩技术先进，对图像质量影响不大，因此可以用最少的磁盘空间得到较好的图像质量。由于优异的性能，所以应用非常广泛，而在因特网上，它是主流图形格式，几乎所有的电脑和操作系统都支持，经扫描处理最后所得出的图片大部分也都是这个格式。但是 JPEG 使用的是有损压缩方案，有些图像数据会在压缩过程中丢失。如每打开、编辑和再保存图像一次，图像就重复被压缩，损失也多。因此，如需要使用 JPEG 格式保存图像，最好等到图像最后编辑完成再进行保存。

6. 计算机图形图元文件（CGM）

CGM 图元文件可以包含矢量信息和位图信息。它是许多组织和政府机构包括英国标准协会（BSI）、美国国家标准协会（ANSI）和美国国防部所使用的国际性标准化文件格式。它是一种开放式的、不依赖于平台的图元文件格式，用于存储和交换二维图形，支持 RGB 颜色。CGM 文件可以包含矢量图形和位图，但通常只包含其中一种图形类型，很少同时包含两者。

7. SWF 格式

SWF 是 Macromedia 公司软件 Flash 生成的一种动画文件格式。这是一种网络矢量图形标准，压缩率高，但需要 Flash 软件或插件才能播放。

8. PNG 格式

PNG 是一种新兴的网络图形格式，结合了 GIF 和 JPEG 的优点，具有存储形式丰富的特点。PNG 最大色深为 48bit，采用无损压缩方案存储。著名 Macromedia 公司的 Fireworks，默认格式就是 PNG。不过它还处于发展阶段，并没有以上两种格式流行，而且它的压缩比也没有 JPG 格式大。

（二） DICOM 医学图像文件格式

20 世纪 70 年代随着计算机层析成像技术及其他数字成像技术的飞速发展，一大批数字成像设备相继应用于临床，生产这些设备的制造商很多，各制造商都制订了各自不同的图像格式，由于制定图像的标准、图像传输方式不可能相同，因而来自不同制造商的成像设备产生的图像不可能互换。为了统一不同制造商的设备之间的接口标准，1983 年美国放射学会（ACR）和美国国家电气制造商协会（NEMA）成立了一个联合委员会，旨在制订一套医学图像的通信标准。1996 年，ACR－NEMA 发布了一套新的规范，并正式命名为 DICOM 3.0，此标准现在被众多影像设备制造商及机构采用。

DICOM 格式图像文件是指按照 DICOM 标准而存储的文件。DICOM 文件一般由文件头和数据集合组成。数据集合由数据元素（Data Element）按一定顺序排列组成，而数据元素则是 DICOM 文件最基本的构成单元。

1. DICOM 文件头

DICOM 文件头中包含了标识数据集合的相关信息。文件头的最开始是文件前言，它由 128 个 00H 字节组成，后面就是 DICOM 前缀，它是一个长度为 4 个字节的字符串"DICM"。严格来说，每个 DICOM 文件都必须包括该文件头，并且可以根据该字符串值来判断一个文件是否是 DICOM 格式文件。DICOM 文件头还包括其他一些非常有用的信息，如文件的传输格式、生成该文件的应用程序等。

2. DICOM 数据集合

数据集合是 DICOM 文件主要组成部分，它不仅包括医学图像，还包括许多和医学图像有关的信息，如患者姓名、图像大小等。DICOM 数据集合是由 DICOM 数据元素按照指定的顺序依次排列组成的，如图 7-1 所示。

3. DICOM 数据元素

数据元素（data element）是 DICOM 格式图像文件最基本的构成单元。它由四个部分组成：标签、数据描述（value representation，VR）、数据长度（value length，VL）及数据域，如图 7-1 所示。

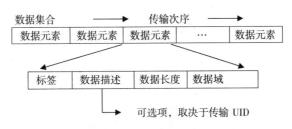

图 7-1　DICOM 文件数据元素的组成

标签是一个 4 字节的无符号整数，由两个部分组成：组号（高位 2 字节）和元素号（低位 2 字节）。DICOM 中所有数据元素都可用标签来唯一表示。在 DICOM 标准的数据字典中，所有元素都是用"（组号，元素号）"这种表示方式——对应的。

数据描述（VR）：指明数据元素中数据的类型，为 2 字节的字符串。例如，若 VR 为"DA"则表示该数据元素存储日期型数据。VR 是可选的，取决于事先商定的数据传输句法，它包含在标签为（0002，0010）的数据元素中。VR 分为显式和隐式两种。数据在显式传输时 VR 必须存在，而隐式传输时 VR 必须为空。

数据长度（VL）：指明数据元素的数据域中数据的长度（字节数）。数据域中包含了数据元素的数值。

下面以标签为（0010，0010）表示患者姓名的数据元素为例来说明。

在显式（Explicit VR）传输时。

4 字节	2 字节	2 字节	C 字节（16 进制）/12 字节	
0010, 0010	PN	∝	Harison Ford	Explicit
Tag	VR	VL	Value Field	

PN：Person Name. 表示数据类型

（2）在隐式（Implicit VR）传输时

4 字节	4 字节	C 字节（16 进制）/12 字节	
0010, 0010	∞ ∝	Harison Ford	Implicit
Tag	VL	Value Field	

由此可见，显式时 VR 中存放数据类型，隐式时 VR 不存在。

VL 表示数值长度，如上例中的"Harison Ford"占 12 个字节长。

组号为 0002 的数据元素都是显式的。

标签为（0002，0010）的数据元素存放的是数据传输协议标识。具体内容见表 7-1。用户标识符（UID）形式上是一个字符串，用于唯一标识 DICOM 标准中各种不同的信息对象，在 DICOM 文件中有很多 UID，如诊断 UID、字符格式 UID、图像存储 UID、传输协议 UID 等，这些 UID 有些可以套用现成的，有些必须要自己确定，特别是 UID 中的厂商信息、医院信息及图像的分类序列号等。

表 7-1　传输协议 UID

Transfer Syntax UID	Definition
Raw data 1. 2. 840. 10008. 1. 2 LittleEndian	Implicit VR
Raw data 1. 2. 840. 10008. 1. 2. X X＝1：LittleEndian X＝2：BigEndian	Explicit VR
JPEG Compression 1. 2. 840. 10008. 1. 2. 4. X XX＝65~70：Lossless JPEG	XX＝50~64：Lossy JPEG
1. 2. 840. 10008. 1. 2. 5 Encoding	Lossless Run Length

　　每个 UID 由两部分组成，一个根（org root）和一个后缀（suf-fix），其格式为<org root><suffix>。<suffix>由所指示的机构分配，并且必须在<org root>范围内保证唯一性。如"1. 2. 840. 10008"专门保留给 DICOM 所定义的术语（如传输语法）使用，其中，"1"表示国际标准化组织（ISO），"2"表示 ISO 下属的一个成员机构，这里指美国国家标准学会（ANSI），"840"表示成员机构所在的国家或地区代码，这里指美国，"10008"在这里指美国电气制造商协会（NEMA）。

　　表 7-1 中"1. 2. 840. 10008. 1. 2. 4. XX"表示 DICOM 图像是以 JPEG 压缩方式传输和存储的，XX 为 50~64 时，表示有损压缩，XX 为 65~70 时，表示无损压缩。"1. 2. 840. 10008. 1. 2. 5"表示采用无损行程编码压缩算法 RLE（Run Length Encoding）压缩。

　　表 7-1 中的"Little Endian"和"Big Endian"表示字节存放次序。其中，对"Little Endian"而言，最重要的字节置右，最不重要的字节置左。而"Big Endian"则正相反，最重要的字节置左，最不重要的字节置右。如两个字节中存放的二进制数值为"11111111 00000000"，对"Little Endian"而言表示十进制数 255，而对"Big Endian"而言则表示十进制数 65 280。传输协议 UID 中默认字节存放次序为"Little Endian"。

4. DICOM 图像的显示

　　要显示一个 DICOM 格式图像，必须事先得到下列标签所代表的 DICOM 数据元素中的数值。

　　（1）（0028，0002）Samples Per Pixel 要显示一个像素必须得到该像素点的三个颜色分量 Red、Green、Blue 值。如该点为 24 位，则 Samples Per Pixel 为 3；如该点为 8 位，则 Samples Per Pixel 为 1。

　　（2）（0028，0002）Number of Frames.

　　（3）（0028，0010）Rows.

　　（4）（0028，0011）Columns。

（5）（0028，0100）Bits Allocated。

（6）（0028，0101）Bits Stored。

（7）（7FE0，0010）Pixel Data。

上述这几个标签是每个 DICOM 格式图像文件所必不可少的，是强制性标签，即任何 DICOM 文件中至少含有这几个数据元素。

二、医学图像灰度直方图

一幅灰度图像是一种具有从黑到白 256 级灰度色域或等级构成的图像。图像中的每个像素用 8 位数据表示，像素点值介于黑白间的 256 种灰度中的一种。灰度图像只有灰度等级，而没有颜色的变化。

（一）灰度直方图概念

将图像中在同一灰度上的像素统计到一起，用横坐标表示灰度级，纵坐标表示该灰度级出现的频率，形成的图称为灰度直方图（histogram）。灰度直方图是灰度级的函数，它反映了图像中每种灰度出现的频率，是图像的最基本的统计特征。灰度直方图示意图如图 7-2 所示。

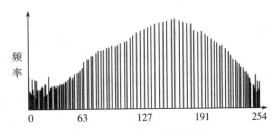

图 7-2　灰度直方图示意图

（二）灰度直方图

直方图反映了图像灰度级的统计特性，与像素的位置无关。从直方图中可以获得图像整体的灰度信息，如整幅图像平均亮度和对比度。但是，直方图并不能提示哪些像素具有特定的灰度级，其丢失了图像的位置信息和目标的形状信息。

通常，利用直方图可以观察图像的灰度级使用范围。如直方图集中在左边，靠近 0 级灰度，说明大部分像素的灰度级较低，处于暗区，因此图像偏暗；反之，大部分像素灰度级处于直方图右端，则图像偏亮。

无论像素的灰度级集中在哪个区域，灰度级没有拉开，都会造成图像不清晰。MR 脑血管造影原图像，如图 7-3 所示；MR 脑血管造影原图像的直方图，如图 7-4 所示。

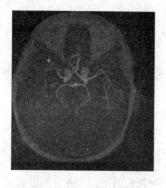

图 7-3　MR 脑血管造影原图像

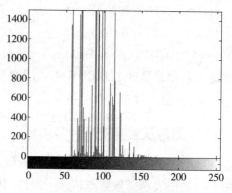

图 7-4　为原图像的直方图

灰度直方图有如下性质：①表征了图像的一维信息。只反映图像中像素不同灰度值出现的次数（或频数）而不能反映像素所在位置。②与图像之间的关系是多对一的映射关系。一幅图像对应的直方图是唯一的，但不同图像可能有相同的直方图。③一幅整图分为多幅子图，则子图直方图之和为整图的直方图。

（三）　直方图的应用

1. 数字化参数

直方图可以用来判断一幅图像是否合理利用了全部被允许的灰度级范围。一般一幅数字图像应该利用全部或几乎全部可能的灰度级，否则等于增加了量化间隔。一旦被数字化图像的级数少于 256，丢失的信息将不能恢复。

如果图像灰度级超出数字化存储器所能处理的亮度范围，则这些灰度级将被简单地置为 0 或 255，由此将在直方图的一端或两端产生尖峰。数字化时对直方图进行检查是一个好的方法。对直方图的快速检查可以使数字化中产生的问题及早暴露出来，以免浪费大量时间和精力。

2. 选择边界域

轮廓线是确定图像中物体边界的有效方法，使用轮廓线作为边界的技术称为阈值化。假定一幅图背景是深色的，其中有一个浅色的物体。图 7-5 是这类图像的双峰直方图。物体中的浅色像素产生了直方图上的右峰，而背景中大量的灰度级产生了直方图上的左峰。

物体边界附近具有两个峰值之间灰度级的像素数目相对较少，从而产生了两峰之间的谷。选择谷作为灰度阈值将得到合理的边界。

3. 综合光密度

综合光密度反映了图像面积和密度的组合。给出直方图后，可以在没有看到图像的情况下确定物体的最佳灰度阈值以便计算物体的面积。通常是从图像直方图直接计算综合光密度（IOD）。

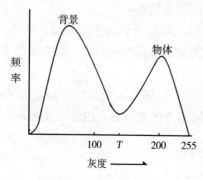

图 7-5　双峰直方图

对于数字图像，综合光密度定义为

$$IOD = \sum_{\kappa = K_1}^{K_2} kH(k) \qquad\qquad 式（7-1）$$

式中：K_1和K_2是所划定图像区域的最小和最大灰度值；$H(k)$代表灰度级为k时所对应的像素的个数。该式为灰度级加权的直方图之和。

【例7-1】有一幅在灰色背景下的黑白足球的图像，直方图如下所示。足球直径为230mm，求其像素间距。（0 520 920 490 30 40 5910 24040 6050 80 20 80 440 960 420 0）

解：黑色像素数 = 520+920+490+30+40+5910 = 7910

白色像素数 = 6050+80+20+80+440+960+420 = 7970

足球的总像素 = 7910+7970 = 15880

足球的面积 = 41526.5mm^2

像素的间距 = 41526.5/15880 = 2.6mm

三、医学图像的插值技术

图像插值是图像处理的重要内容之一，在图像缩放、图像恢复、图像重建、图像配准等方面有着广泛应用。

（一）插值概念

图像插值就是利用已知邻近像素点的灰度值来产生未知像素点的灰度值，以便由原始图像再生出具有更高分辨率的图像。从硬件上着手实现图像的缩放，可以获得较高的图像质量，但一般对硬件的改进将需要付出较昂贵的代价，而从软件方面改进，采用插值技术实现数字图像的分辨率变换则很有意义。

目前图像插值的方法很多，传统的插值方法侧重于图像的平滑，从而取得更好的视觉效果。但这类方法在保持图像平滑的同时，常常导致图像的边缘模糊，而图像的边缘信息是影响视觉效果的重要因素，同时也是目标识别与跟踪、图像匹配、图像配准等图像处理问题的关键因素。因此，基于边缘的插值技术和基于区域一致性的图像插值方法成为近年来研究的热点。

（二）传统图像插值方法

图像插值的方法有多种，最近邻插值法、双线性插值法、三阶线性插值法，以及自适应图像插值法。其中前三种插值方法都是通过在离散输入采样点之间建立一个连续函数，用这个函数求出任意位置的函数值作为图像的值。

如图7-6所示，已知图像四个顶点处灰度值，求与四个顶点不重合的点 P（x_0，y_0）的灰度值 $f(x_0, y_0)$。下面分别用最近邻插值法、双线性插值法来求 P 点的灰度值。

1. 最近邻插值法

最近邻点插值法（nearest neighbor）是荷兰气象学家 A. H. Thiessen 提出的一种分析

方法。算法为：对于通过反向变换得到的一个浮点坐标，对其进行取整，得到一个整数型坐标，这个整数型坐标对应的像素值就是目的像素的像素值。

用最近邻点插值法求 P 的灰度值时，只要比对已知的四个点中，哪个距离 P 较近，则点 P 的灰度值近似等于距离其最近点的灰度值。如果四个点中 (x_1, y_1) 距离 P 最近，则点 P 的灰度值 $f(x_0, y_0) = f(x_1, y_1)$。与二维图像插值类似，使用最临近法求三维图像中某点的灰度值时，取立方体中 8 个相邻顶点距离该点较近点的灰度值作为该点的灰度值。

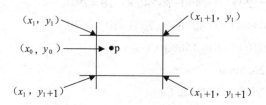

图 7-6　双线性插值法计算图

最临近插值法的思想很简单、直观，容易实现，但得到的图像质量不高，会在新图像中产生明显的锯齿边缘和马赛克现象。

2. 双线性插值法

计算图 7-5 中点 P 的灰度值。先假设 [X] 表示不超过 X 的最大整数，那么 $x_1 = [x_0]$；$y_1 = [y_0]$；$a = x_0 - [x_0]$；$b = y_0 - [y_0]$。

再在水平和垂直两个方向上分别计算插值。水平方向上插值的处理步骤如下。

（1）通过 $f(x_1, y_1)$ 和 $f(x_1+1, y_1)$，计算 $f(x_0, y_1)$。

$$f(x_0, y_1) = f(x_1, y_1) + a[f(x_1 + 1, y_1) - f(x_1, y_1)] \qquad 式 (7-2)$$

（2）通过 $f(x_1, y_1+1)$ 和 $f(x_1+1, y_1+1)$，计算 $f(x_0, y_1+1)$

$$f(x_0, y_1 + 1) = f(x_1, y_1 + 1) + a[f(x_1 + 1, y_1 + 1) - f(x_1, y_1 + 1)]$$
$$式 (7-3)$$

最后，根据上述计算结果做垂直方向上的插值处理

$$f(x_0, y_0) = f(x_0, y_1) + b[f(x_0, y_1 + 1) - f(x_0, y_1)] \qquad 式 (7-4)$$

双线性插值算法具有平滑功能，能有效地克服最近邻法的不足，但会退化图像的高频部分，使图像细节变模糊。

3. 高阶插值算法

当图像像素的灰度值变化较为复杂时，使用最临近法或双线性法进行插值计算时会带来很大的误差，这时可以通过在同一直线方向上取更多采样点的灰度对数据点做非线性插值，最常用的就是多项式插值。

在做多项式插值时需构造一个如下所示的插值多项式。

$$Y = d_0 + d_1 X + d_2 X^2 + \cdots\cdots + d_n X^n \qquad 式 (7-5)$$

可以通过线性方程组求上式中的系数 d_0、$d_1 \cdots\cdots d_n$。因为式 n 阶多项式需要采集 $n+1$ 个数据点来求得上式中的系数。考虑到阶数越多需要的计算量越大，一般取三阶多项

式，可以满足精度需求。对每一方向，三阶多项式插值需采集同一直线方向上 4 个数据点的数据做内插。对于二维图像采用三阶线性插值时，需要采集 16 个临点灰度值，做 5 次内插，而三维图像采用三阶线性插值需要考虑 64 个临点的影响，做 21 次三阶多项式内插，计算量很大。

高阶插值算法，如双三次和三次样条插值等比低阶插值效果好。这些插值算法可以使插值生成的像素灰度值延续原图像灰度变化的连续性，从而使放大图像浓淡变化自然平滑。

（三）基于边缘的图像插值方法

在有些像素与相邻像素间灰度值存在突变的图像中，这些灰度值突变的像素就是图像中描述对象的轮廓或纹理图像的边缘像素。对这些具有不连续灰度特性的像素，如果采用常规的插值算法生成新增加的像素，会使放大图像的轮廓和纹理模糊，降低图像质量。为了克服传统方法的不足，近年来提出了许多边缘保护的插值方法和基于区域一致性的插值方法。对插值图像的边缘有一定的增强，使得图像的视觉效果更好。

边缘保护的插值方法可以分为两类：基于原始低分辨图像边缘的方法和基于插值后高分辨率图像边缘的方法。

1. 基于原始低分辨率图像边缘的方法

这类插值方法一般采用的原理如图 7-7 所示，先检测分辨率图像的边缘，再根据检测的边缘将像素分类处于平坦区域的像素，采用传统方法插值；对于边缘区域像素，设计特殊插值方法，以达到保持边缘细节的目的。

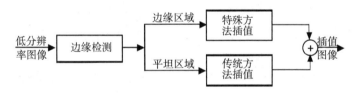

图 7-7　基于原始低分辨率图像边缘的方法原理

例如，对低分辨率图像，可以首先对图像进行简单的一阶微分运算，通过阈值门限来分离图像的边缘和平坦区域。对于平坦区域，采取三次样条进行插值。对边缘的插值：先将边缘像素赋值为放大图像中的（奇，奇）像素，然后判断边缘的方向，对于水平边缘和垂直边缘，沿着边缘方向进行线性插值，避免产生原算法引起的阶梯效应。

2. 基于插值后高分辨率图像边缘的方法

这类插值方法一般采用的原理如图 7-8 所示，先采用传统算法插值低分辨率图像，再检测高分辨率图像的边缘，最后对边缘及附近像素进行特殊处理，以去除模糊，增强图像的边缘。

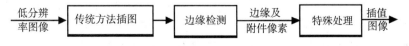

图 7-8　基于插值后高分辨率图像边缘的方法原理

例如，对高分辨率图像，可以先用双线性插值将图像放大，然后采用 Krisch 算子确定图像边缘像素点的位置和方向，最后根据边缘两侧的像素增强边缘像素的值。

（四）区域指导的图像插值方法

一般图像具有区域特征，对图像进行区域一致性分析更符合实际。

这类插值方法一般采用的原理如图 7-9 所示，先将原始低分辨率图像分割成不同区域，再将插值点映射到低分辨率图像，判断其所属区域，最后根据插值点的邻域像素设计不同的插值公式，计算插值点的值。

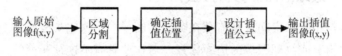

输入原始图像f(x,y) → 区域分割 → 确定插值位置 → 设计插值公式 → 输出插值图像f(x,y)

图 7-9　区域指导的图像插值方法原理

例如，可以先用 canny 算子检测低分辨率图像的边缘。利用能量优化对离散边缘曲线上的数据点位置进行光顺调整，并对这些调整后的点利用 B 样条插值恢复出连续光顺的曲线。这些曲线将图像分为若干个区域，然后判断插值点位于曲线的哪一侧。对于曲线附近的点，计算其新值之前，需要调整曲线上的像素和曲线的邻域像素值。对调整值之后的图像，采用双线性插值法计算插值点的值。这种方法是介于边缘指导和区域指导之间的插值方法。

（五）插值算法比较

有研究表明：传统插值法实现简单，但会导致图像的边缘模糊。

基于低分辨图像边缘指导进行插值的方法：可提高图像的边缘清晰度，但存在边缘偏离的现象，放大倍数越大，偏离越严重。

基于插值后高分辨率图像边缘进行增强处理的方法：可提高传统算法的边缘对比度，得到较好的主观视觉效果，但由于对图像进行了滤波处理，会导致图像客观质量有一定下降；基于区域一致性的插值方法，无论从主观上还是客观上，对图像进行区域一致性分析更符合实际。因此，基于区域的图像插值方法更合理，取得图像的质量较好。

第二节　医学图像增强

医学影像数据在计算机上实现无误读取后，如何从中获得人们所关心的数据，并实现数据在计算机上的清晰显示是计算机视觉领域的一个关键问题。

一、医学图像增强概述

图像增强是指按特定的需要突出一幅图像中的某些信息，同时削弱或去除某些不需要信息的处理方法，其主要目的是使处理后的图像对某种特定应用来说比原图像更适用，使处理后的图像更适合于人的视觉特性或机器的识别系统，以期达到最好的显示效果。

医学图像增强是医学影像后处理中的一个重要环节。通过对图像的增强处理可以帮助医生更好地识别病变组织，更准确地诊断疾病。医学图像增强也是医学图像分析的基础。有效地对医学图像进行增强，会减少图像分割、图像配准等图像分析的难度，便于实施与之相应的手术导航、手术方案及放射剂量的计算机辅助确定。但是，图像增强技术并不能增加图像原有的信息，实际上有时甚至会丢失一些不重要的信息。

二、医学图像增强技术

医学图像增强所涉及的内容主要有：医学图像的对比度调整，图像噪声的去除，图像边缘的锐化和滤波，以及医学图像的伪彩色处理等。

（一）医学图像对比度增强

对比度增强算法分为直接和间接两种方法。

直接方法：主要是通过修正直方图而达到增强的目的。

间接算法：首先定义对比度，然后在此基础上增强对比度。

直方图修正算法是以概率论为基础，也是通过变换像素的灰度级来实现对比度增强。不同的是，这类算法以改变图像的直方图为手段来构造灰度变换函数 $s = T(r)$ ，从而调整图像中像素的灰度级。如经典的直方图均衡化算法，直方图规定化算法等。

1. 直方图均衡化

直方图均衡化的目的是将处理后图像的直方图变为均匀的（近似直线），这样通常可以使图像中目标和背景的对比度增加，使图像变得清晰。对于直方图均衡化算法，在推导变换函数 $s = T(r)$ 时，一般将图像处理前后的灰度级 r 和 s 进行归一化处理，同时要求 $T(r)$ 函数满足单调递增，依据归一化条件可以导出 $T(r)$ 函数的一般表达式，再推广到离散图像，最后，根据处理前图像直方图的统计值就可计算出均衡化后各像素的灰度值。如图 7-10 所示，为均衡化处理应用实例。

由图 7-10（c）可以看出，实际处理后图像的直方图并非一条直线，只是近似均匀而已，但是处理后图像比原图像要清晰。

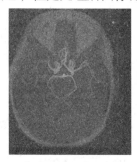 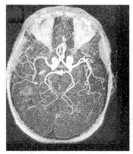 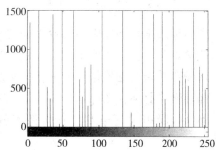

（a）原图像　　　（b）直方图均衡化处理后图像　　　（c）均衡化处理后图像直方图

图 7-10　图像均衡化处理应用实例

2. 直方图规定化

直方图规定化则是按照一定的直方图形状（如适合人眼识别特性曲线，或突出感兴趣的灰度范围）来修正图像的灰度级。

直方图规定化处理是借助于直方图均衡化处理来完成的。首先将原图像的直方图均衡化，然后将预期（规定）的直方图也均衡化，由于都是均衡化处理，且处理的是同一幅图像，因此两者的变换函数可以进行变量替换，从而确定原图像到直方图规定化图像的映射函数。

在直方图规定化处理中，双曲线直方图是常用的给定直方图。研究表明，这种直方图可以配合人眼视觉系统的对数特性，获得较好的视觉效果。

传统的对比度增强技术大多是基于全局和邻域的方法来处理，如全局（局域）直方图均衡化等，这些方法的结果容易陷入欠增强或过增强。采用全局性直方图均衡化时，由于数目较少的相邻灰度在均衡化过程中被合并为一个灰度，从而造成对比下降。为了克服这一缺陷，可采用自适应邻域直方图均衡化算法。在一个小的区域内，求出其均衡化函数，在均衡化处理过程中，相邻像素点合并减少。与全局均衡化相比，其图像对比度下降较小。

3. 区域的增强方法

区域一般来说有两种：一是应用分割算法得到的不重叠的区域，另一种是采用区域增长算法得到的重叠区域。区域的增强算法原理如图 7-11 所示，首先寻找出合适的局部自适应区域，对不同类型的自适应区域—同质区域和结构区域选择相应合适的增强方式，实现医学图像的增强。

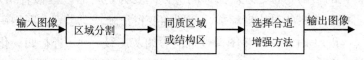

输入图像 → 区域分割 → 同质区域或结构区 → 选择合适增强方法 → 输出图像

图 7-11　区域的增强算法原理

实验结果表明，基于区域的算法可以在不明显引入人为噪声的情况下增强解剖细节，该算法能够在有效抑制噪声、增强图像的重要视觉特征的同时提高图像对比度。

（二）医学图像噪声消除

图像噪声是指图像中与内容无关的一些斑点，如旧照片中的亮斑，分散在图像中的亮点或黑点等。去除图像中噪声，也称为图像平滑（image smoothing）。

从噪声是否与图像像素灰度相关角度来看，噪声可分为加性噪声和乘性噪声两种。加性噪声叠加在图像信号上，这种噪声的去除相对容易。

而乘性噪声要复杂些，其与像素的灰度或像素邻域的灰度有关，一般正比于灰度级。

从噪声的形态来看，常见的噪声有椒盐噪声、高斯噪声等。图 7-12 是腰椎 MR 图像加入椒盐噪声和高斯噪声的结果。

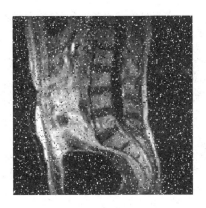 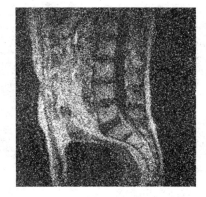

（a）含有椒盐噪声图　　　　　　　　　　（b）含有高斯噪声图

图 7-12　含有噪声的图像

图 7-12（a）在图像中加入了强度为 0.1 的椒盐噪声；图 7-12b 在图像中加入的噪声为高斯噪声，其均值为 0，标准差为 0.1。

噪声的存在严重干扰了图像的识别和分析，因此必须设法抑制图像中的噪声，保持图像的清晰。对于不同的噪声，需要采用不同的处理方法。噪声平滑的处理方法有很多种。传统的图像平滑方法有邻域平均、中值滤波、频域低通滤波等。医学图像平滑算法有小波变换的算法。

1. 邻域平均

邻域平均法（neighbor averaging），是用像素邻域的平均灰度来代替像素的灰度。常见的噪声灰度级一般与周围像素的灰度级不相关，而且亮度常常高出其他像素许多。因此，该算法可以有效地抑制噪声。

邻域平均法不区分噪声还是边缘，只要是灰度级有一定变化的地方均做平滑处理。因此，在去除噪声的同时，也使图像的边缘变得模糊。针对邻域平均法存在的问题，出现了一些改进的邻域平均法。

超限邻域平均法是其中最简单的改进算法。其基本思想是，噪声一般和邻域像素灰度差较大，当差值超过一定门限时才被认为是噪声。因此，可以设置一定的门限，当像素与其邻域平均灰度差值超过该界限时，令其等于邻域平均值。反之，灰度值不变。

图 7-13 为邻域平均法及超限邻域平均法对含有椒盐噪声图像的处理实例。图 7-13（a）为含椒盐噪声 MR 图像（噪声强度为 0.04）。图 7-13（b）为邻域平均法对图像平滑处理的结果。图 7-13（c）为超限邻域平均法对图像平滑处理结果。

由图可以看出，超限邻域平均法处理结果模糊程度相对要低，保持具有微小灰度差的细节较好。但门限 T 的设置要考虑图像总体特性和噪声特性，需要依据图像统计特性的分析或经验。

除超限邻域平均法外，还有许多改进的邻域平均法，大部分可以归类为加权邻域平均法。这类方法在利用邻域灰度平滑处理时，考虑了不同的像素对平滑的贡献会有不同，如属于同一目标或背景区域的像素应与该像素的灰度具有很大的相似性，因此，应赋予较大的权值（参与平均的系数）；反之，将赋予较小的权值。这样自然能够更好地

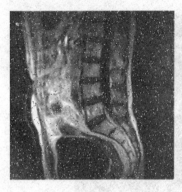 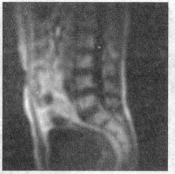 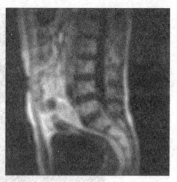

（a）含有椒盐噪声 MR 图像　　　（b）邻域平均处理图像　　　（c）超邻域平均处理图像

图 7-13　采用邻域平均算法平滑处理图像应用实例

避免边缘模糊。权值的确定可以从以下几个方面考虑。

（1）权值的确定与被处理像素的空间位置有关。离该像素较近的像素灰度赋予较大的权值，较远的则赋予较小权值，被处理像素本身具有最大的权值。

（2）权值的确定与被处理像素灰度的接近程度有关。灰度相近的邻域像素赋予较大权值；相反，则赋予较小权值，甚至不参与权重。如取 K 个灰度相近的邻域点进行平均，或取梯度（灰度变化率）的倒数为权值等。

（3）权值的确定与图像特征有关。如图像中目标具有明显的方向性，不同的方向赋予不同的权值。

无论使用何种方法确定权值，都应将权值进行归一化处理（除以权值之和），这样能避免处理后图像出现亮度偏差。

2. 中值滤波

中值滤波算法是经典的去除噪声方法，是从一维信号发展到二维图像领域的。中值滤波算法的特点是对窗口内像素灰度值进行排序，用灰度值的中间值取代窗口中心位置像素的灰度。窗口应含奇数个像素，可取方形、十字形、圆形窗口等。图 7-14 显示了采用十字形窗口对图像进行中值滤波的过程。

由图 7-14 可以看出，窗口中心像素较高的灰度值 9 处理后变成了中间值 4，因此可以有效地平滑图像。

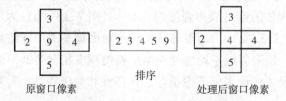

图 7-14　采用十字形窗口进行中值滤波的过程

图 7-15 为对含有椒盐噪声的图像进行中值滤波的实例。图 7-15（a）为原噪声图像，图 7-15（b）中值滤波的结果。

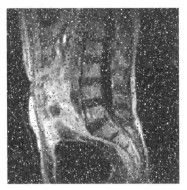 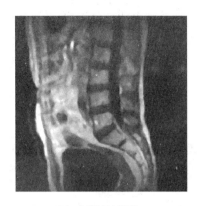

（a）原噪声图像　　　　　　　　　　　（b）中值滤波图像

图 7-15　采用中值滤波算法平滑处理图像应用实例

需要说明的是：中值滤波算法在抑制椒盐噪声方面很有效，但对高斯噪声的处理则不够理想。

实际上，无论是邻域平均法还是中值滤波法，对图像的处理效果都与所选择窗口的尺寸有关，一般来说，窗口越大，平滑效果越好，但造成的图像模糊越严重，因此，选择窗口时要综合考虑。

3. 频域低通滤波

信号随时间变化很快的分量称为信号的高频分量；相反，随时间变化很慢的分量称为低频分量；不随时间变化的分量，则称为直流分量。在图像中，通常以图像的灰度（或亮度）的变化率来区分高频与低频。灰度变化大或灰度突变在图像频域中代表了高频分量，噪声一般有灰度突变的特性，所以噪声常处在高频区。

低通滤波的作用就是滤掉高频分量，从而达到减少图像噪声的目的。一般图像边缘处灰度变化比较大，所以也处于高频区；而图像的主体部分灰度变化缓慢，处于低频区。因此，低通滤波在去除噪声的同时，也会使图像边缘变得模糊；相反，高通滤波可以提取边缘，同时也会放大噪声。

频域低通滤波原理，是先用傅立叶变换或其他变换将图像变换到频域，然后选择相应的滤波函数 $H(u, v)$（或称传递函数，转移函数）衰减图像的高频分量，保留低频分量，经这种低通滤波处理后，再返回空域，便可消减噪声。傅立叶变换算法是常用的频域处理方法。

4. 小波变换

由于医学图像存在大噪声、低对比度的特性，用传统的增强方法处理给图像的分析和进一步处理带来了困难，基于小波变换的算法方法提供了解决这一问题的新途径。在小波变换域中，图像信号能量绝大部分集中在绝对值较大的尺度系数中，图像细节部分即高频成分则集中在小波系数中。医学图像的噪声部分大多集中在图像的高频成分上。针对这一特点，为了更好地去除噪声增强图像，可以分别对小波变换得到的尺度系数和小波系数进行不同的处理。对尺度系数主要进行增强处理，对小波系数主要进行去噪处理。

小波变换算法由两部分组成：第一部分是利用两步提升增强法对小波变换后的图像低频信息进行增强；第二部分是利用软域值算法对小波变换后的图像高频信息先进行去噪，然后再增强。最后把这两部分综合起来进行小波反变换，得到的图像就是增强后图像。

（三） 医学图像边缘锐化

边缘锐化是消除图像模糊边缘的增强方法，使边缘处黑白更分明。图像锐化的目的是加强图像中目标的边缘和轮廓及图像细节。增强图像中的边缘可以使医学图像中的目标更容易识别。

在通常情况下，图像的边缘区有较大的灰度变化（较大的灰度差）；而在目标的内部，灰度是缓慢变化的，或者灰度不变（灰度差为零）。当边缘处灰度差比较大，而且具有陡峭的灰度变化时，图像看起来就清楚；反之，当边缘灰度差比较小时，图像中目标就不易发现，当边界灰度变化比较平滑时，图像看起来就比较模糊。

图 7-16 为 3 种图像边缘灰度变化示意图，图 7-16（a）灰度曲线陡峭，边缘像素有足够的灰度差，因此边缘清楚；图 7-16（b）边缘处灰度差不够，因此边缘不明显；图 7-16（c）虽然边缘两区域有足够的灰度差，但边缘灰度变化过于平滑（边缘跨越的像素较多），因此图像边缘模糊。如图 7-16 所示，仔细研究就会发现，第 2 种情况和第 3 种情况，两种不清楚的边缘是有共性的，用数学来描述均可以称为灰度变化率不高；对于数字图像，也就是单位像素的灰度变化较小。

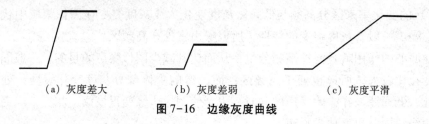

(a) 灰度差大　　　　(b) 灰度差弱　　　　(c) 灰度平滑

图 7-16　边缘灰度曲线

图像像素的灰度 $f(x, y)$ 是位置的函数，如果对函数求导［假设 $f(x, y)$ 为连续函数］，就可以获得图像灰度的变化率，放大这种变化率就可以使边缘变得清楚，也就是所谓的边缘锐化。

考虑到数字图像，应变连续函数为离散函数，用差分代替微分，因此常用差分的方法实现对图像边缘的增强。

1. 差分算子

对于数字图像的差分运算，一般用相邻像素的灰度差作为差分运算结果。主要有一阶灰度差和二阶灰度差分两种运算。一阶差分运算直接采用两相邻像素灰度差作为差分结果。而二阶差分运算，是在一阶灰度差基础上重复计算灰度差。对于水平方向边缘提取，采用 X 方向的差分运算 $\Delta_x f(x, y)$。对于垂直方向边缘提取，采用 Y 方向的差分运算 $\Delta_y f(x, y)$。通常图像坐标系与平时采用的图形坐标系不同，图像的 X 轴方向是沿垂直方向向下，而 Y 轴方向沿水平方向向右。采用差分运算分别计算出水平方向差分和垂直方向差分后，再计算总的灰度变化量，灰度变化量称为某像素的灰度梯度。

如可以先求出水平方向和垂直方向差分的绝对值，然后以两者之和作为点 (x, y) 处的灰度梯度。还可以先计算中心像素与其 8 邻域像素灰度差的绝对值，然后取最大者为该点梯度。

对于二阶差分运算，则要在一阶差分基础上，再求差分。

采用梯度算子对图像进行锐化处理的图像一般来说是只有边缘的图像。图像中平滑区域，无论原图像中是白色区域还是黑色区域，因灰度差为零或很小，都变成黑暗区。更常用的边缘提取方法是把梯度值超过某一阈值的像素当成边缘像素，因此，当像素点的梯度超过阈值 T 时，令其灰度为 1，其余为 0。用这种方法处理后图像为二值黑白图像，边缘处为白色，其余均为黑色。这样可以避免其他微小灰度变化或噪声的干扰，而且使边界的位置清晰。

在进行图像锐化处理时，有多种算子可以选择。表 7-2 列出了图像锐化处理时常用的算子及性能比较。

表 7-2　图像锐化常用算子

算子名称	性能比较
罗伯特（Roberts）差分算子	检测水平和垂直边缘的效果好于斜向边缘，对噪声敏感
拉普拉斯（Laplacian）梯度算子	提取边缘效果较好，对灰度突变敏感，定位精度高，对噪声敏感
罗伯特 Sobel 算子	对噪声具有平滑作用，提供边缘方向信息，边缘定位精度不高
普雷威特（Prewitt）差分算子	对噪声具有平滑作用，定位精度不够高

2. 频域高通滤波

图像中灰度变化比较快的部分在频域占据高频区，通过抑制或衰减低频分量，让高频分量通过，就可以实现图像的锐化处理，也就是所谓的高通滤波。

与频域低通滤波相似，高通滤波也有相应的滤波函数 $H(u, v)$。滤波函数有理想高通滤波（ideal highpass filter）、巴特沃思高通滤波（butterworth highpass filter）、指数高通滤波（exponential highpass filter）及梯形高通滤波（trapezoidal highpass filter）。只不过这些滤波函数与低通滤波函数相反，保留部分为高频成分，限制部分则为低频成分。

理想高通滤波函数特性曲线见图 7-17（a）。$H(u, v)$ 为滤波函数；$D(u, v)$ 为 (u, v) 点到频谱中心的距离；D_0 为截止频率。

理想高通滤波器具有陡峭上升的曲线特性，因此，用理想高通滤波器处理的图像会出现"振铃"现象。所以，用这类滤波器处理的图像通常是最不理想的。

巴特沃思高通滤波函数特性曲线见图 7-17（b）。

由图 7-17（b）可以看出，当 $D(u, v)$ 趋于零时，$H(u, v)$ 也趋于零；当 $D(u, v)$ 比较大时，$H(u, v)$ 接近于 1。滤波函数随频率的增加，通过的高频成分是缓慢增加的，由此可以避免"振铃"现象的出现。

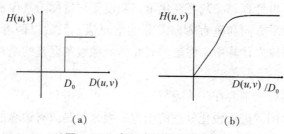

图 7-17　高通滤波器特性曲线

（四）医学图像伪彩色处理

将图像中的黑白灰度级变成不同的彩色称为伪彩色处理。灰度图像变为伪彩色图像可以达到增强图像的目的。这是一种视觉效果明显，又不太复杂的图像增强技术。

通常彩色图像比灰度图像具有更明显的视觉差异，人眼能够分辨出上千种颜色。将彩色分解为红、绿、蓝三基色，每种颜色仅用 8 位亮度级就可以实现 24 位的彩色显示。显示系统很容易实现 24 位的彩色显示，因此，在医学图像中常常把灰度图像变为彩色图像。经过伪彩色处理的医学图像，更容易发现其中组织的微小变化，从而为疾病的早期诊断提供重要的信息。图 7-18 是一幅灰度图像经伪彩色处理后的图像。

目前在图像增强中使用的伪彩色处理方法主要有灰度分层变换、三基色函数变换及图像分面变换。

1. 灰度分层变换

灰度分层变换是将图像的灰度级分成若干段，每一段灰度级赋予一种颜色。使用开窗技术，不是对整个动态范围进行灰度分层，而是对感兴趣的某一区间灰度范围进行分层处理。对于每一层的颜色可以根据需要选择，使其更加突出目标或病变组织。

2. 三基色函数变换

三基色函数变换是把三基色分别应用三个变换函数，以获得期望的颜色变化趋势。可以随灰度的变化设计成不同的颜色变化趋势。例如，随着灰度级的增加，呈现黑、红、黄、白的变化等。

3. 图像分面变换

图像分面变换是将整幅图像作为一种基色矩阵处理。在医学图像处理领域，有时为了将处理后图像与标准图像比较，或与原图像比较，会把其中一幅图像变为一种基色，另一幅图像变为另一种基色，然后把两幅图像合为一幅彩色图像，从而更好地观察两者的差别。

第三节　医学图像分割

近年来，生物医学成像技术的快速发展使人们能够获得大量高分辨率的医学图像，如 CT、MRI、超声成像（ultrasonography，US）等技术已经广泛应用于医疗诊断、术前计划、治疗、术后监测等各个环节，如何把这些成像技术中获得的各种定量、定性数据进行分析是至关重要的问题。只有把感兴趣的目标从图像背景中提取出来，才能够进一步对它们进行定量分析或识别，进而对图像进行理解。因此，图像工程中的图像分割技术就成了医学图像处理和分析中的关键技术。

由于医学图像通常由感兴趣区和背景区构成，感兴趣区包含重要的诊断信息，并能为临床诊疗和病理学研究提供可靠的依据，尽管它在整幅图像中所占的面积也许不大，但其错误描述的代价却非常高，而背景区域的信息较为次要，所以，从图像中把感兴趣区分离出来是医学图像分割的重点。

医学图像分割在临床诊断、病理分析及治疗方面的重要意义具体表现如下。

1. 图像分割的结果常用于生物医学图像的分析。
2. 用于测量人体器官、组织或病灶的体积。
3. 用于医学图像的 3D 重建方面，便于可视化及放疗计划中的 3D 定位等。
4. 图像分割结果可用于在不丢失有用信息的前提下进行数据的压缩和传输。
5. 因为分割后的图像与噪声的关系减弱，所以具有降噪功能。

由于人体解剖结构的复杂性、组织器官形状的不规则性及不同个体间的差异性，临床应用对医学图像分割的准确度和分类算法的速度要求又较高，目前虽然已有多种分割算法，但是远未达到完善。因此，医学图像分割算法的研究仍是当前医学图像处理和分析的热点。

一、医学图像分割概述

所谓图像分割就是根据某种均匀性（或一致性）的原则，将图像分成若干个有意义的部分，使得每一部分都符合某种一致性的要求，而任意两个相邻部分的合并都会破坏这种一致性，如图 7-19 所示。医学图像分割是正常组织和病变组织的三维重建、定量分析等后续操作的基础，对医生判断疾病的真实情况并做出正确的诊断计划至关重要。医学图像主要是指 CT、MRI 及其他医学影像设备所获得的图像。由于医学影像设备成像技术上的特点，与一般的自然背景下的图像相比，医学图像普遍存在目标与背景对比度较差、目标的边缘模糊和噪声较大等特点，所以医学图像分割更加困难。

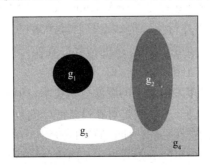

图 7-19　图像分割

医学图像分割技术的发展是一个从人工分割到半自动分割，再到自动分割逐步发展的过程。人工分割是指由经验丰富的临床医生在原始胶片图像上直接勾画出有关组织的边界，或者通过图像编辑器用鼠标在计算机监视器上勾画出有关组织的边界成感兴趣的区域。

目前，人工分割的精度在所有分割方法中是最高的，被视为金标准。虽然人工分割的精度极高，但该方法费时、费力，其分割结果的优劣完全取决于操作者的经验知识，且分割结果难以重现。

半自动分割方法是随着计算机科学的发展而产生的，它是把计算机强大的数据处理、存贮和记忆能力与人的知识和经验有机地结合起来，通过人机交互的形式完成图像分割的全过程。半自动方法与人工分割相比，分割速度明显提高，但分割结果很大程度上仍然依赖于操作者的经验知识，这种情况在一定程度上影响了半自动分割技术在临床上的推广应用。

自动分割是由计算机完成图像分割的全过程，完全脱离了人为干涉。由于该方法不存在人为因素的影响，因此能够很好地再现分割结果，为精确定量测量奠定了基础。但自动分割算法复杂，运算量较大，在有些情况下，仍然需要人工干预。因此，研究新的自动分割方法一直是近年来图像分割方法研究的重点。

从目前图像分割技术的发展趋势来看，新分割方法的研究大多以下列几个方向为其目标：①自动：以最少的人机交互完成分割的全过程。②精确：以最优化的结果与解剖结构接近。③快速：以实时处理为最终目标。④自适应性：对于不同的应用可以自我学习，自我适应。⑤鲁棒性：对噪声、模糊等干扰具有较强的免疫力。

图像分割方法主要可分为基于区域的分割方法和基于边界的分割方法。

基于区域的分割方法，依赖于图像的空间局部特征，如灰度、纹理及其他像素统计特性的均匀性等。典型的基于区域的分割方法有区域生长、区域分裂及区域生长与分裂相结合的方法等。由于这些方法直接依赖于图像的灰度值，因此它们的主要优点是对噪声不敏感。但是，这些方法常常造成图像的过分分割问题，而且分割结果很大程度上依赖于种子点的选择，分割所得到区域的形状也依赖于所选择的分割算法。

基于边界的分割方法主要是利用梯度信息确定目标的边界，包括局部微分算子，如Roberts 算子、Sobel 算子、Prewitt 梯度算子及 Laplacian 二阶差分算子等。这些方法不依赖于已处理像素的结果，适于并行化，但缺点是对噪声敏感，而且当边缘像素值变化不明显时，容易产生假（false）边界或不连续的边界。在实际应用中，往往需要把这两类方法结合起来用以获得更好的分割效果。

最初的图像分割方法，大多采用单一的图像分割技术，但随着各种数字化成像设备的发明及应用，单一的分割技术已经不能满足对新设备产生的复杂医学图像的分割。因此把两个或两个以上的单一技术结合在一起，使它们扬长避短，互为补充。实践证明，这样的分割技术比单一技术取得了更理想的分割效果，是图像分割技术发展的一个重要方向。

二、医学图像分割技术

医学图像分割的研究多年来一直受到人们的高度重视，分割算法也层出不穷。医学图像分割方法的选择，在很大程度上依赖于特定的图像、成像方式及成像中的人为因素和不可抗因素（如噪声和物体的运动等），这些都会在很大程度上影响后继的分割。

传统的常见分割技术有阈值分割技术、聚类分割技术、区域增长技术、微分算子边缘检测技术和边界跟踪技术等。

（一）阈值分割技术

阈值分割法是一种基于区域的图像分割技术，实际上就是按照某种准则函数选择最优阈值的过程，所以结果很大程度上依赖于阈的选择。一个系统的界限称为阈，其数值称为阈值。图像中的"阈值"命令是将灰度或彩色图像转换为高对比度的黑白图像。例如，可以指定某个色阶作为阈值，所有比阈值亮的像素转换为白色；而所有比阈值暗的像素转换为黑色。"阈值"命令对确定图像的最亮和最暗区域很有用处。阈值分割的最大特点是计算简单，对于有两个相反部分的图像能够达到很好的结果，其基本原理是通过设定不同的特征阈值，把图像像素点分为若干类。常用的特征包括直接来自原始图像的灰度或彩色特征；由原始灰度或彩色值变换得到的特征。

设原始图像为 $f(x, y)$，按照一定的准则在 $f(x, y)$ 中找到若干个特征值 T_1、$T_2 \cdots \cdots T_N$，其中 $N \geq 1$。将图像分割为几部分，分割后的图像为

$$g(x, y) = \begin{cases} L_N, & \text{如果} f(x, y) \geq T_N \\ L_{N-1}, & \text{如果} T_{N-1} \leq f(x, y) \leq T_N \\ \cdots \\ L_1, & \text{如果} T_1 \leq f(x, y) \leq T_2 \\ L_0, & \text{如果} f(x, y) \leq T_1 \end{cases} \tag{7-6}$$

若取：$N=1$，$L_0 = 0$（黑），$L_1 = 1$（白），即为通常所说的图像二值化。

一般意义下，阈值运算可以看作是对图像中某点的灰度、该点的某种局部特性以及该点在图像中的位置的一种函数，这种阈值函数可记作 $T(x, y)$，$N(x, y)$，$f(x, y)$，式中 $f(x, y)$ 是点 (x, y) 的灰度值；$N(x, y)$ 是点 (x, y) 的局部领域特性。如果只需要选取一个阈值称为单阈值分割，它将图像分为目标和背景两大类；如果用多个阈值分割称为多阈值方法，图像将被分割为多个目标区域和背景，为区分目标，还需要对各个区域进行标记。阈值分割方法基于对灰度图像的一种假设：目标或背景内的相邻像素间的灰度值是相似的，但不同目标或背景的像素在灰度上有差异，反映在图像直方图上，不同目标和背景则对应不同的峰。选取的阈值应位于两个峰之间的谷，从而将各个峰分开，如图 7-20 所示。

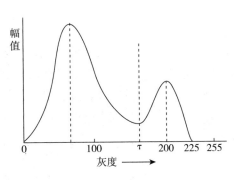

图 7-20　阈值分割

阈值分割的优点是实现简单，对于不同类的物体灰度值或其他特征值相差很大时，它能很有效地对图像进行分割，但对于边界模

糊的图像和复杂图像，单纯阈值分割几乎无法准确地分割图像。所以阈值分割通常作为图像的预处理，然后应用其他一系列分割方法进行后处理。

（二） 聚类分割技术

多数情况下，仅从对象的灰度差别来分割图像是不够的，其差别还表现在图像的纹理，或图像灰度派生的其他统计参数中。因此，可以在由原始图像的灰度、纹理及其他统计参数共同构成的多维特征空间中进行聚类分析。聚类是一种无监督的统计方法，聚类算法迭代地进行图像分类，并提取各类的特征值，即以图像的某些特征（通常是灰度）为标准。如图 7-21 所示，将每个像素归于不同的类别，然后进行图像分割。使用聚类法进行图像分割的前提条件是在医学图像中，每个组织的类特征是不同的。所以，聚类算法不需要训练集，但是需要有一个为初始分割提供的初始参数，初始参数对最终分类结果影响较大。此外，聚类也没有考虑空间关联信息，因此也对噪声和灰度不均匀敏感。

聚类分析的一般原则如下。

第一步：用适当的相似性准则对图像像素分类。

第二步：对第一步的结果测试，用簇间距离等测度检测所分的各簇，看它们是否彼此明显分开。如果不能，就要对某些簇进行合并。

第三步：反复对生成的结果再分类、测试和合并，直到没有新的簇生成或满足某一停止条件为止。

聚类分析用的相似性则可以是多种形式的广义距离测度。

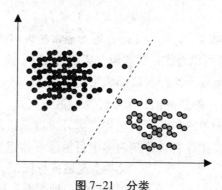

图 7-21　分类

20 世纪 80 年代以来，聚类算法开始用于核磁图像多参数选择性空间的分类，如脑白质和灰质的分割。随着近 10 年来图像数据饱和度的提高，这类方法逐渐发展成熟起来，出现一系列方法来提高聚类算法对图像灰度不均匀和噪声的鲁棒性，并在磁共振图像上取得了成功。聚类分析用的相似性准则可以是多种形式的广义距离测度。

$$S(X_i, X_j) = \frac{X_i \times X_j}{X_i \times X_i + X_j \times X_j - X_i \times X_j} \qquad 式（7-7）$$

常用的聚类算法有 K 均值、模糊 C 均值（fuzzy c-means）、最大期望算法和分层聚类方法等。

经典的 C 均值聚类算法（CMA）是将一幅图像分成 C 类区域的常用方法。该算法的基础是误差平方和准则。若 N_i 是第 i 个聚类中 C_i 的样本数目，m_i 是这些样本的均值，则

$$m_i = \frac{1}{N_i} \sum_{x_i \in C_i} x \qquad \text{式（7-8）}$$

将 C_i 中的各样本 x 与均值 m_i 间的误差平方和对所有的类相加后得

$$\sigma^2 = \sum_{x=1}^{C} \sum_{x \in C_i} \| x - m_i \|^2 \qquad \text{式（7-9）}$$

式中：σ^2 是误差平方和聚类准则，使 σ^2 最小的聚类是误差平方和准则下的最优结果。具体的 C-均值聚类算法步骤如下：

1. 任选 C 个初始类均值：m_1，m_2……m_C。

2. 在第 k 次迭代时，将数据点 x 归为类 C_j，$j = \min_i \{ (x - m_i) \}$；即将数据点 x 赋给均值离它最近的类。

3. 更新类均值

$$m_i = \frac{1}{N_i} \sum_{x_i \in C_i} x \qquad \text{式（7-10）}$$

4. 若对所有的 i，$m_i^{k+1} = m_i^k$，则算法收敛，结束；否则转入步骤 2 继续迭代。

CMA 的优点是：它能够动态聚类，是一种无监督学习算法。但是图像分割是一个大样本数据分类问题，利用 C 均值进行图像分割时，每次迭代优化都要重新计算聚类中心和类间距，进而对数据点归类，运算十分耗时，这直接限制了 CMA 在图像分割领域的应用。不仅如此，彩色图像包含了红（R）、绿（G）、蓝（B）三基色数据，直接运用 CMA 更是难以进行。因此有必要对彩色图像进行阶段性处理，在减少样本数据量的基础上，运用 CMA 分割彩色图像。

（三）区域增长

区域增长是一种受到广泛应用的图像分割方法，其基本思想是将具有相似性质的像素集中起来构成区域。该方法需要先选择一个种子点，然后将种子点周围的相似像素合并到种子点像素所属的区域中，如图 7-22 所示。区域生长法的优点是计算简单，特别适用于描绘肿瘤和伤口等小而简单的结构，区域生长很少单独使用，往往与其他分割方法一起并用。区域生长法的缺点是它需要人工交互以获得种子点，因此，使用者必须在每个需要抽取的区域中植入一个种子点。

区域增长认为像素之所以可被分割成一类，关键在于属于同类的像素都有一些性质是满足某种相似性准则。故可对每一像素定义一些性质集合，称为像素对应的特征向量。

$$P(i, j) = [p_1(i, j), p_2(i, j)……p_n(i, j)]^T \qquad \text{式（7-11）}$$

其中：p_1，p_2……p_n 都是与 (i, j) 有关的性质，如灰度值、梯度幅值、是否为边缘

点等。

衡量两个像素 (i, j) (k, l) 的特征向量是否相似可通过比较它们的特征向量来实现。有多种方法可以进行这一比较。较常用的有以下两种。

$$A(i, j, k, l) = \sum_{m=1}^{n} \mid p_m(i, j) - p_m(k, l) \mid$$

式（7-12）

$$L(i, j, k, l) = \sum_{m=1}^{n} \left[p_m(i, j) - p_m(k, l) \right]^2$$

若 $A(i, j, k, l)$ 或 $L(i, j, k, l)$ 足够小，就可称 (i, j) 和 (k, l) 是相似的。

利用区域增长进行分割就是求图像中相似的像素的最大连通集合。这可通过合并相邻的相似像素来实现。

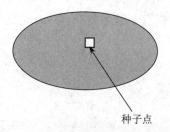

种子点

图 7-22　区域增长分割

按照聚类准则的不同可以将区域增长分割分为两大类：

1. 统计一致性分割：强调把图像分割成具有统计意义具有的一致性的区域。

2. 语义一致（或均匀）性分割：是把图像分割成具有统计意义但不具有一致性，但在应用中更具有意义的区域。

（四）　边缘检测

边缘与图像中物体的边界有关但又是不同，边缘反映的是图像灰度的不连续性，它广泛存在于物体与背景之间、物体与物体之间、基元与基元之间，因此，它是图像分割所依赖的重要特征，如图 7-23 所示。

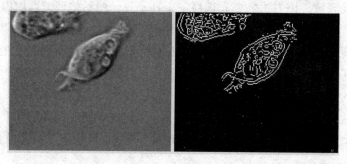

图 7-23 边缘检测

自 1959 年文献上最早提到边缘检测以来，到现在已经出现了很多种边缘检测的算法。基于边缘检测的分割方法就是通过检测相邻像素特征值的突变性来获得不同区域之间的边缘。边缘点的判定是基于所检测点的本身和它的一些邻近点，经典的、最简单的边缘检测方法是对原始图像按像素的某邻域构造边缘算子，主要包括局部微分算子，如 Roberts 梯度算子、Sobel 梯度算子和 Prewitt 算法等都是利用了检测梯度最大值的方法，当然，针对不同的图像，还有许多其他不同的算子、手段来检测出这些边缘点，如二阶导数的零交叉点检测方法及小波多尺度边缘检测的方法。另外，统计型方法是对二阶导数的零交叉点的统计分析得到图像中各个像素是边缘的概率进而得到边缘，归根结底也是属于对二阶导数寻找零交叉点的方法，还有模糊数学的方法、形态学方法、利用积分变换的边缘检测方法、基于张量的边缘检测方法等。

由于原始图像往往含有噪声，而边缘和噪声在空间域上表现为灰度有比较大的起落；在频域则反映为同是高频分量，这就给边缘检测带来了困难。同时，基于边缘的分割方法得到的图像边界往往都是不连续的，需要后处理连接成闭合的边界，即边缘检测方法获得的边缘信息往往会因这些信息不够突出而产生间隙，不能形成包围物体的封闭曲线，这就要求根据这些离散的边缘点采用一定的跟踪、连接算法勾勒出有意义的物体边界。另外，边缘检测分割方法对噪声较大的图像还会产生较多的伪边缘，为去除噪声提出了较高的要求。这个问题在医学超声图像分割中显得尤为突出。

（五） 边界跟踪法

用灰度梯度检测出的物体边界时，由于噪声等原因，往往是复杂分布点集构成的宽带子。如何除去其中虚假的边缘点，获得单像素宽的连续物体边界是边界提取的重要问题。边界跟踪的基本思想是：从当前的一个"当前点"（边缘点）出发，用跟踪准则检查"当前点"的邻点，满足跟踪准则的点被接受为新的"当前点"并做标记，如图7-24 所示。在跟踪过程中可能出现以下几种情况.

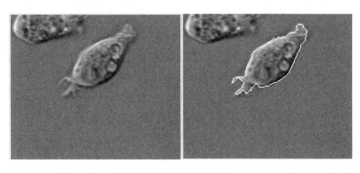

图 7-24　边界跟踪

"当前点"是曲线的分支点或几条曲线的交点，取满足跟踪准则的各邻点中的一个点作为新的"当前点"，继续进行跟踪，而将其余满足跟踪准则的各邻点存储起来，供以后继续跟踪用；当跟踪过程中"当前点"的邻点都不满足跟踪准则时，则该分支跟踪结束。当全部分支点处的全部待跟踪的点均已跟踪完毕后，该次跟踪过程结束。

边界跟踪主要包括三个步骤。

1. 确定作为搜索起始点的边缘点，起始点的选择是很重要的。

2. 采取一种合适的数据结构或搜索机理，在已找出的边界点的基础上确定新的边界点。

3. 确定搜索终结准则或停止条件，例如边界闭合等。

（六） 医学图像分割新方法

传统的医学图像分割一直停留在人机交互平台，处理时间长，而且处理结果受人为因素的影响。因此，如何实现图像的自动分割一直是医学图像处理的研究重点。近年来，随着一些新兴技术（如模数学、数学形态学、数字拓扑学、人工智能等）在图像处理中的应用，使图像分割技术取得了显著的进展，一些全新的图像自动分割技术应运而生，如模糊分割技术、基于知识的分割技术、人工神经网络分割术等。这些技术代表了近年来医学图像分割的最研究成果，也是今后若干年医学图像分割技术的研究方向。

1. 基于模糊理论的方法

图像分割问题是典型的结构不良问题，而模糊集理论具有描述不良问题的能力。模糊分割技术正是在模糊集合理论基础上发展起来的，它可以很好地处理医学图像内在的模糊性和不确定性，而且对噪声不敏感。

1996 年，Jayaram 等人根据模糊子集理论和数字拓扑理论，提出了一整套模糊分割的理论、方法和算法，成功地解决了以下内容。

（1）在模糊集合里定义目标的概念。

（2）在模糊情况下处理一些拓扑概念，如连通性和边界等。

（3）有效地提取模糊连接分量和模糊边界的算法等问题。

模糊分割技术主要有模糊阈值、模糊聚类、模糊边缘检测等。在各种模糊分割技术中，近年来模糊聚类技术，特别是模糊 C 均值聚类算法（FCM）的应用最为广泛。

FCM 是一种非监督模糊聚类后的标定过程，非常适合存在不确定性和模糊性特点的医学图像。FCM 的优越性在于以下内容。

（1）FCM 是一种非监督分割方法，无需人的干预，分割过程是完全自动的。

（2）FCM 可以很好地处理噪声、部分体积影响和图像模糊。

然而，FCM 算法在本质上是一种局部搜索寻优技术，它的迭代过程采用爬山技术来寻找最优解，因此容易陷入局部极小值，而得不到全局最优解。

近年来相继出现了许多改进的 FCM 分割算法，如自适应 FCM 算法、快速模糊分割（FFCM）等。其中，快速模糊分割（FFCM）是最新模糊分割的研究热点。

FFCM 算法对传统 FCM 算法的初始化进行了改进，用 K 均值聚类的结果作为模糊聚类中心的初值，通过减少 FCM 的迭代次数来提高模糊聚类的速度。它实际上是两次寻优的迭代过程，首先由 K 均值聚类算法得到聚类中心的次最优解，再由 FCM 进行模糊聚类，最终得到图像的最优模糊分割。

2. 基于知识的分割

近年来随着人工智能技术的发展，基于知识的分割方法也得到了广泛地研究和应用。基于知识的分割方法主要包括两个方面的内容：知识的获取，即归纳及提取相关的知识，建立知识库；知识的应用，即有效地利用知识实现图像的自动分割。

基于知识的分割，其知识来源：①临床知识：即某种疾病的症状及它们所处的位置。②解剖学知识：即某器官的解剖学和形态学信息，以及其几何学与拓扑学的相互关系，这种知识通常是用图谱来表示的。③成像知识：这类知识与成像方法及其具体的设备有关。④统计知识：如 MRI 的质子密度（PD）、T_1 和 T_2 统计数据，并把它们与解剖学的有关数据联系起来。

Clark 等人从 1993 年以来，一直致力于基于知识的 MRI 图像的自动分割方法的研究。他们首先利用非监督的 FCM 算法对 MRI 图像进行初始分割，然后利用图像匹配技术对初始分割的结果进行再聚类和标记。他们采用的知识源为临床知识和解剖学知识。利用临床知识获取脑组织在特征空间中的聚类分布（脑组织一般指白质、灰质和脑脊液），利用解剖学知识选取匹配模板。

这一方法的显著性和创造性表现在以下两个方面。

（1）对图像的分割是以一种完全自动的和迭代的方式进行。

（2）尽管图像数据存在不完整性，以及使人产生误解、模糊的信息，感兴趣区结构的边界是以一种连续的精确方式被确定和描述，而且精确性随着分割算法的进程逐步进化。

临床和实验证明，知识指导的分割 SPECT 图像的方法比人工分割更具精确性和鲁棒性。2002 年，Boscolo 等人提出了一种新颖的基于知识的分割方法。医学图像分割通常需要医学专家对感兴趣的解剖结构区域提供准确、持续的鉴定，而 Boscolo 等人的分割方法将基于知识的分割系统与一套熟练的主动轮廓模式相结合，此方法利用一种高级过程的引导对不同的解剖结构进行粗略的分割，使用者无需提供初始轮廓放置，而由高级过程自动执行必须的参数优化。关于被分割的解剖结构的知识，则用一个称为可能性密度函数根据统计学规律定义成位置、大小、图像亮度等参数。目前，该方法正在进一步研究是否确实能够提供持续的高级分割。

3. 基于人工神经网路的分割

人工神经网络（artificial neural networks，ANN）是近年来发展起来的大规模并行连接处理系统，它可以工作在同步模式，也可以工作在异步模式。基于神经网络的分割方法示意图，如图 7-25 所示。

神经网络是一种大规模并行连续处理系统，非常善于解决模式识别领域的模式分类问题，而医学图像分割本身就是一个模式分类问题。神经网络按拓扑结构可分为：①前向神经网络。②反馈网络。③自组织神经网络。

ANN 的主要特点有：具有通过实例学习的能力，并能利用前馈网络概括所学的内容；对于随机噪声具有很强的鲁棒性；具有容错的能力和最优搜索能力。

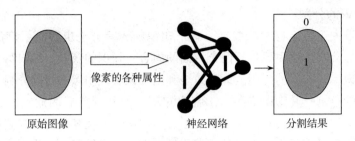

图 7-25　基于神经网络的分割方法

目前，ANN 技术应用的一个显著特点是它与模糊技术的结合，从而形成了模糊神经网络系统，这给 ANN 技术在图像分割中的应用注入了新的内涵。

4. 基于遗传算法的分割

遗传算法（evolutionary algorithms）基本思想是建立在自然选择和群体遗传学机理基础上的随机、迭代、进化，它采用非遍历寻优搜索策略，是一种简单、适于并行处理、具有鲁棒性和广泛适用性的搜索方法。遗传算法擅长于全局搜索，但局部搜索能力不足，所以常把遗传算法和其他算法结合起来应用。遗传算法用来确定分割阈值的关键有几方面：①编码和适应度函数的确定。②控制参数的确定。③选择方法确定。④停机准则的确定。遗传算法与传统的最大类间方差法（otsu）相比：①实际的图像直方图不一定呈双峰，此时用最大类间方差法（otsu）等传统方法效果很不理想，而用遗传算法可以通过有效地搜索特征参数基因串，得到质量很好的图像分割门限。②从速度方面来看，最大类间方差法（otsu）随门限个数增多，适应度函数变复杂，计算次数也呈指数增长，而遗传分割算法的计算次数不随门限数的增多而增加，运算时间仅与适应度函数有关。

5. 基于活动轮廓模型的方法

活动轮廓模型又称 Snake 模型，自 Kass 等人于 1988 年提出以来，已广泛应用于数字图像分析和计算机视觉等领域。这种模型最显著的优点是将图像数据、初始轮廓的选取、目标轮廓特征及知识的约束条件都集成在一个特征提取过程中。活动轮廓线的运动过程就是寻找能量函数最小点的过程，从人工定义的初始位置开始，在使能量函数递减的算法的驱使下产生形变，直到目标的边缘。近年来大量研究表明，主动轮廓线模型具有良好的提取和跟踪特定区域内目标轮廓的能力，因此非常适用于医学图像如 CT、MR 和超声图像的处理，以获取特定器官及组织的轮廓。但是活动轮廓模型及其各类"变种"算法仍存在着一些问题：①分割的结果与活动轮廓的初始位置有关。②活动轮廓很难收敛到曲率高的边缘。③拓扑结构不易改变等。④对医学图像的边缘特征信息，即图像能量函数难以给出，这也是包括动态规划算法和常规分割算法在内的各种图像分割算法都有的一个非常关键的问题，若解决了这个问题，其他许多问题都能够得以很好地解决。

6. 基于小波变换的方法

近年来，在低频和高频分析时有"变焦"特征的小波变换在医学图像分割中，得到广泛应用。用小波进行医学图像阈值分割的思想是利用二进制小波变换将图像直方图分解为不同层次的小波系数，依照给定的分割准则和小波系数选择阈值门限，整个过程由粗到细，由尺度来控制。如果分割不理想，则可利用直方图在精细的子空间上的小波系数逐步细化图像分割；用小波进行边缘检测，则是利用小波系数模的极大值。近期研究提出了一种小波多尺度几何活动的曲线模型，就是小波边缘检测的方法；采用间隔采样的离散小波变换提取图像特征，在矢量量化聚类的基础上，通过增加马尔可夫随机场的限制条件，建立起小波空间内的分割统计模型。在小波最高层空间简单设置初始聚类情况，经过优化迭代过程及相邻空间内的分割结果的遗传，使其逐层自适应地收敛到最佳聚类状态。在多尺度分析下，图像的类别信息和位置信息是一对矛盾，两者之间存在不确定性。因此，必须充分考虑各尺度之间的拓扑关系和对称性，如此会大大提高分割算法的计算效率。

7. 基于数学形态学的分割

基于数学形态学的分割算法基本思想是对图像用一定的结构元素进行基本操作之后，再与原图相减，它利用图像的拓扑特性进行操作，利用集合论对图像进行非线性变换。它最基本的操作是腐蚀和膨胀，通过它们的不同组合形成形态开、形态闭，对灰度数字图像按照一定的结构元素取最大值和最小值，进而实现图像的分割。基于数学形态学的方法随着数学形态学理论的不断完善和发展，数学形态学在图像边缘检测中得到广泛的研究和应用。数学形态是一门新兴科学，它建立在严格的数学理论基础上，其基本思想和方法对图像处理的理论和技术产生了重大影响，数学形态学已经构成一种新兴的图像处理方法和理论。

形态学图像处理以在图像中移动一个结构元素并进行卷积的方式进行，结构元素可以任意大小。形态学的基本操作是膨胀、腐蚀、开闭运算，它们算法简单，同时能较好地保持图像的细节特征，很好地解决边缘检测精度与抗噪声性能的协调问题，缺点是算法的适应性差。形态学理论在图像分割中的应用有代表性的是 Luc Vincent 等人提出的分水岭方法。该算法的思想来源于地理学。经过分水岭方法处理后，将输出原始图像的过度分割图（分割的区域数目超过图像中包含的实际对象数），过度分割的区域数目取决于参数的大小。虽然这些方法已成功用于图像分割，但它们需要用户的交互或准确的关于图像结构的先验知识。为改进早期方法的这些问题，分水岭算法往往与其他方法结合使用。膨胀和腐蚀运算示意图，如图 7-26 所示。

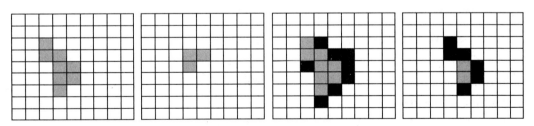

图 7-26　膨胀和腐蚀运算

（七）医学图像分割算法评价

上述的大多数算法通常是针对某一类问题提出的，如果给定一个具体问题去选择一种适合的分割方法仍是个难题，这就要研究分割评价。

医学图像分割评价通过对图像分割算法性能的研究达到优化分割的目的。通过评价可以掌握各个算法在不同分割任务中的表现，以通过选择算法参数来适应不同类型图像的需要。另外，通过比较多个算法分割特定图像的性能，有助于在具体分割任务中选取合适的算法。这对于医学图像的分割尤为重要，因为分割的准确度直接关系到临床应用效果。

现有的评价方法可分为直接分析法和间接实验法。

分析法直接研究分割算法本身的原理特性，通过分析得到算法性能，评价指标包括对先验知识的利用程度（利用解剖图谱的分割）、算法的运行方式（串行、并行）、算法的空间复杂性和时间复杂性、算法的抗噪性和稳定性等。

分析法评价的意义在于发现算法的实质性缺陷，并明确算法改进的方向，特别适合于定性评价。实验法则根据分割图像的质量间接地评判算法的性能，它又分为有监督评价法和无监督评价法。有监督评价法是建立在与可供参考的分割标准进行比较的基础上，获得一系列的误差数值；无监督法则借助分割结果自身的统计特性来评价分割算法。

分析法得到的结果比较客观，但许多算法直接分析比较困难，且分析法不可能获得分割算法的所有性质，常与其他算法结合使用。

医学图像分割算法的评价应具有一般性、客观性和定量性。一般性是指该方法应适用于多个分割算法的评价，客观性是指该方法不包含人为因素，定量性是指评价结果是定量的。对分割算法评价要基于一定的评价测度，即衡量算法性能优劣的各种数学指标，在分割技术的评价中，评价测度是最重要的因素。

目前能够查阅到的评价测度有很多，常用的评价测度如下。

（1）区域间对比度 根据区域之间特性对比度的大小可以判别分割图像的质量，也可由此推出所用分割算法的优劣。

（2）区域内均匀度 图像分割就是把一幅原始图像分割成若干个具有相似特性的区域，可以用分割图像中各区域内部特性均匀的程度来描述分割图像的质量。

（3）算法的收敛鲁棒性 评判算法收敛主要有两个指标：一是表示分割算法收敛稳定性的收敛概率；二是表示分割算法收敛一致性的扩散系数。

（4）像素数量误差 由于分割错误而产生的错分像素的个数作为衡量指标等。这些测度之间并不是互相独立的，它们互相影响，而且通常很难在保证其他几个参数不变坏的情况下改善其中一个参数。对分割算法的评价必须权衡这些指标，根据不同的应用背景赋予它们不同的权重。

综上所述，一个完整的分割评价系统包含以下五方面内容。

（1）一套容易计算、高效、有意义的测度。

（2）若干幅具有代表性、真实的临床采集图像。

（3）可以用来作为分割参考的对应金标准。

（4）一些用于测试和比较的具有标准输入输出的分割算法模块。

（5）一个可以容纳分割算法和评价方法的软硬件系统。

在建立这样一个评价系统前，还必须明确其应用范围，应用范围包括以下三方面的内容：一个任务：如肿瘤的分割；分割的部位：如大脑；图像类型：如 MRI 2 维图像。只有满足了上述这些条件，对医学图像分割算法的评价才是客观的和有意义的。

第四节　医学图像配准

医学图像配准技术是近年来在医学图像处理领域中的热门研究方向之一，它是医学图像融合、医学图像重建、图像与标准图谱的匹配等研究的基础。

一、医学图像配准概述

目前，医学图像配准技术已经应用于许多领域，如融合来自于不同采集设备的图像之前，先要对图像进行配准；通过比较手术前后的图像，验证治疗的效果；对齐时间扫描序列图像，监控肿瘤生长的情况，其他应用还有运动目标识别和跟踪等。由于获取时间、角度的不同、环境的变化、传感器的差异等，拍摄的图像容易产生噪声干扰、几何畸变和灰度失真。因此，图像配准算法的精确性、快速性、鲁棒性是目前研究的重点和难点。近年来，医学图像配准技术的研究取得了显著进展，各种图像配准算法相继涌现，从二维领域到三维领域，从单模态图像到多模态图像，从基于外部特征到基于内部特征，从刚体配准到非刚体配准，研究领域不断扩大。

（一）　图像配准的概念

通过寻求适合的空间变换或者几何变换某种空间变换，使来自不同时间、不同传感器或不同视角的同一场景的两幅或多幅图像的对应点达到空间位置上的一致就是平时所说的图像配准。

医学图像配准是指对一幅医学图像寻求一种（或一系列）空间变换，使它与另一幅医学图像的对应点达到空间一致。医学图像配准实质上是寻求两幅医学图像之间一对一映射的过程，亦即将两幅图像中对应于空间同一位置的点联系起来。二维图像配准示意图，如图 7-27 所示。

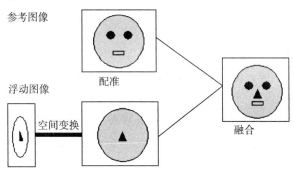

图 7-27　二维图像配准示意图

（二） 图像配准的数学定义

数字图像可以用一个二维矩阵表示，如果用 $I_1(x, y)$、$I_2(x, y)$ 分别表示待配准图像和参考图像在点 (x, y) 处的灰度值，那么图像 I_1、I_2 的配准关系可表示为

$$I_2(x, y) = g[I_1(f(x, y))] \qquad \text{式 (7-13)}$$

式中：f 代表二维的空间几何变换函数，g 代表一维的灰度变换函数。

配准的主要任务就是寻找最佳的空间变换关系 f 和灰度变换关系 g，使两幅图像实现最佳匹配。通常情况下灰度变换关系的求解并不是必需的，所以寻找空间几何变换关系 f 便成为配准的关键所在，于是式（7-13）可改写为一般的表示形式

$$I_2(x, y) = I_1[f(x, y)] \qquad \text{式 (7-14)}$$

根据图像变换形式的不同，空间几何变换可分为刚体变换和非刚体变换，其中，非刚体变换又包括比例变换、仿射变换、投影变换和曲线变换。

（三） 图像配准方法的分类

图像配准的方法根据不同的条件，可以进行以下分类。

1. 按图像维数分类

按图像维数可分为 2D 配准和 3D 配准。2D 配准是指两幅二维空间图像间的配准，3D 配准指两幅三维空间图像间的配准。在空间维数的基础上再加上时间维，则原来的 2D、3D 就分别变成了 3D、4D，在医学临床上可用来观察儿童骨骼发育、跟踪肿瘤变化等。

2. 按交互性分类

按配准过程的交互性可分为人工配准、半自动化配准和全自动化配准。人工配准完全由人工凭借经验进行，输入计算机后实现的只是显示工作，不需要复杂的配准算法；半自动化配准需要由人工给出一定的初始条件，如人工勾画出轮廓、控制优化参数等；全自动化配准不需人工干预，由计算机自动完成。

3. 按空间变换模型分类

两幅图像之间的空间几何变换函数 f 可用空间变换模型进行描述，空间变换模型可分为刚体变换、仿射变换、投影变换和非线性变换。在医学图像应用中非线性变换是比较理想的模型，但由于其变换复杂、实现代价大，因此通常采用仿射变换模型实现空间几何变换。

4. 按变换函数作用域分类

按变换函数的作用域，配准可分为全局变换和局部变换。全局变换是指将两幅图像之间的空间对应关系用同一个函数表示，大多数图像配准方法采此变换。局部变换是两幅图像中不同部分的空间对应关系用不同的函数来表示，适用于在图像中存在非刚性形变的情形。通常当全局变换不能满足需求时，需要采用局部变换。

5. 按成像模式分类

按成像模式不同可分为单模态医学图像配准和多模态医学图像配准。单模态图像配

准是指待配准的两幅图像是用同一种成像设备获取的，它主要应用于不同 MRI 加权像间的配准、电镜图像序列的配准、FMRI 图像序列的配准等。多模态图像配准是指待配准的两幅图像来源于不同的成像设备，如来自于不同成像设备的 CT、MRI 图像的配准。

6. 按控制点分类

按控制点可以分为基于外部控制点的配准和基于内部控制点的配准。基于外部控制点的配准在成像前需要在感兴趣的解剖点人工设立标记，只要标记配准了整幅图像也就配准了。基于外部控制点的配准其过程相对简单，不需要复杂的优化算法；设立标记比较复杂，不具回溯性。基于内部控制点的配准在成像前不需要对患者信息进行特殊处理，配准精度较高，具有回溯性，是目前医学图像配准的研究热点。

7. 按配准过程分类

按配准过程可分为基于特征的图像配准和基于灰度的图像配准，它们的主要区别在于是否包含分割步骤。基于特征的方法包括图像的分割过程，用于提取图像的特征信息，然后对图像的显著特征进行配准。基于灰度的配准方法无需进行图像的分割与特征的提取，直接用图像的统计信息作为配准的相似性测度。

8. 按图像来源和成像部位分类

按照配准图像的来源可分为同一患者的图像配准、不同患者的图像配准和患者与图谱之间的配准。根据成像部位进行分类可分成脑部图像、胸部图像、腹部图像的配准等。

（四）图像配准的步骤

图像配准一般包括两个步骤：首先，撮出图像的特征信息组成特征空间；然后，根据提取的特征空间确定出一种空间变换，使一幅图像经过变换后能够达到所定义的相似性测度。在确定变换的过程中，还需采取一定的搜索策略，也就是优化措施，以使相似性测度更快、更好地达到最优值，因此，常常把特征空间、变换和优化作为配准的三个特性。图像配准流程，如图 7-28 所示。

1. 特征空间

特征空间一般可分为特征点方法、特征曲线或曲面方法和基于像素或体素方法三类。

（1）特征点方法　即选取一些几何上或解剖上有意义容易定位的点组成特征空间。外部特征点一般包括立体定位框架上的标记点、加在患者皮肤上的标记点，或其他在两幅图像中都可检测到的附加标记物。内部特征点一般选取相对运动较小的解剖标记点，如血管的分叉点或相交点等。

（2）特征曲线或曲面方法　即采用分割的方法将感兴趣区域的轮廓曲线提取来作为特征空间，在三维中表现为曲面。

（3）基于像素或体素方法　即用整幅图像的所有像素共同组成特征空间，也就是利用图像的所有信息。

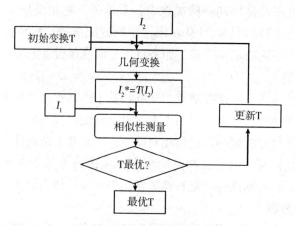

图 7-28　图像配准流程图

2. 几何变换

每一幅待配准的图像都与定义图像空间的坐标系有关。配准的定义是基于几何变换的，即寻找一幅图像空间 X 中的点与另一幅图像空间 Y 中的点之间的映射。X 经 T 变换后得到点 x'，即 $x' = T(x)$。如果点 y 与点 x 对应，则成功的配准应该使得 x' 等于或近似等于 y。两者之间的差值 $T(x) - y$ 称为配准误差。空间几何变换函数 T 可用空间变换模型进行描述，常用的空间变换模型分为线性变换和非线性变换。线性变换又包括刚体变换、仿射变换和投影变换：刚体变换使得一幅图像中任意两点间的距离变换到另一幅图像中后仍然保持不变；仿射变换使得一幅图像中的直线经过变换后仍保持直线，并且平行线仍保持平行；投影变换是从三维图像到二维平面的投影。而非线性变换通常是把一条直线变换为一条曲线，一般用代数多项式来表示。

3. 优化

相似性度量是配准标准，通常定义为某种代价函数的形式，用来在给定的特征空间和变换模型下得到最优变换参数，主要分为两类，第一类是建立具体的几何特征相关，使用相关性估计变换参数；第二类是通过优化能量函数来得到最优变换参数。

图像配准是一个迭代过程，运算量较大，需采用一定的优化措施使相似性度量更快、更好地达到最优值。常见的优化算法包括穷尽搜索法、Powell 算法、单纯形法、Levenberg-Marquadrt 法、Newton-Raphson 迭代法、随机搜索法、最速梯度下降法、遗传算法、模拟退火法等。在实际应用中，经常使用附加的多分辨率和多尺度方法加速收敛，降低需要求解的变换参数数目，避免局部极值。

二、常用医学图像配准方法

临床上常用的医学图像配准方法有基于特征点的配准方法、基于表面的配准方法、基于像素的图像配准方法等。

（一）基于特征点的配准方法

基于特征点的配准方法，又可以分为全局和局部两种方法。它通常包括三个步骤：

首先提取图像的特征点，然后将两幅图像中的特征点对应起来，最后根据对应的特征点确定空间变换，通常是两个二维多项式。在这种方法中，特征点数量、位置的选择及特征点匹配的精确度起着重要的作用，它直接影响着配准的精确性。这是因为在完成特征点的匹配后，剩余的工作仅仅是插值或逼近。基于特征点的方法发展历史较长，比较灵活，运算量也相对较小，但从整体上来说精度不是太高。特征点有外部特征点和内部特征点之分。

1. 外部特征点

外部特征点是在受试者颅骨中嵌入的螺钉、在皮肤上做的标记或其他在两幅图像中都可检测到的附加标记物，如充有硫酸铜的管子、玻璃珠、铬合金珠、明胶球等，它与图像本身无关。选用外部特征点的好处是简单快速、不需要复杂的优化算法，而且精度较高。只要图像中特征点能够被检测出来，任何模态的图像都能进行配准，而且确定外部特征点的位置要比确定内部特征点的位置容易得多，图像空间和物体空间的配准也很难用内部特征来实现。但这种方法也有一些缺陷，最主要的一点就是它会给患者带来很多不适，同时注入患者体内的外来元素往往对人体有些损害，完全无损的控制方法又很难达到满意的精度。由于这种方法不包括患者本身的相关图像信息，因而它的变换方式只限于刚性变换。基于外部特征点的图像配准方法包括立体定位框架法、面膜法及皮肤标记法等。由于是有创操作，在临床实践中应用较少。但是，这种配准方法在后续优化算法的选择上较为简单，速度快，而且能够达到令人满意的精度，配准结果往往可以作为其他配准方法的评估标准。其中最著名的是美国 Vanderbilt 大学 J. Michael Fitzpatrick 教授领导的"回顾性图像配准评估"项目。但是，基于外部特征点的配准方法，对标记物的放置要求很高，只能用于同一患者不同影像模式之间的配准，不适用于患者之间和患者图像与图谱间的配准，不能对历史图像做回溯性研究。

2. 内部特征点

内部特征点是指解剖结构上容易定位的点，或者是几何上的极值点。前者一般通过有经验的医生人为指定，这在数据量很大时会变得不现实，因而更多的是采用后者，通过程序自动产生特征点。通常选取的几何特征包括拐点、灰度的极值点、轮廓上曲率的极值点、两个线性结构的交点或某一封闭区域的质心等。特征点的数量选择是一个很重要的问题，它将影响到配准的质量与效率：特征点数量太少会影响变换的质量，数量太多匹配又会比较困难。选取内部点的优点是灵活，从理论上说适用于任何模态的图像，而且对患者完全友好。缺点是特征点的确定往往需要人工干预，很难实现完全自动化。基于内部特征点的图像配准，特征点的选取应该具有唯一性，并且对局部失真图像有较好的鲁棒性。基于点特征的图像配准方法主要用来确定刚性或仿射变换，如果点特征数据足够多，则可以用来做更复杂的弹性变换。

（二）　基于表面的配准方法

这类方法包括首先提取两幅图像中对应的曲线或曲面，然后根据这些对应的曲线或曲面决定几何变换。变换的形式既可以是刚体变换，也可以是形变变换。这种方法的最大缺点是，配准精度受限于分割步骤的精度，除了分割阶段，整个算法可以做到全自动化，分割阶段经常也是半自动实现的。

最典型基于刚体模型的方法就是头帽法。"头帽法"是 Pelizzari 和 Chen 提出的，从一幅图像轮廓中撮的点集称为"帽子"，从另一幅图像轮廓中提取的表面模型称为"头"，用刚体变换将"帽子"的点集变换到"头"上。一般用体积较大的患者图像，或在图像体积大小差不多时用分辨率较高的图像来产生头表面模型。利用头帽法不仅可实现头颅等三维刚形体图像的配准，而且可用于三维弹性图像的配准。但是，这类方法的最大缺陷是配准精度受限于分割精度，配准前要求勾画相互对应的表面轮廓，而对于边界模糊的功能成像图，如 SPECT，它们的表面轮廓不易提取出来，不易使用此法。

基于形变模型的方法多采用弹性形变的方式作用于分割后的曲线或曲面上，通常用迭代的方式逐渐完成。可形变的曲线一般称为 snakes 或 activecontours，在三维中称为 nets。采用这种方法首先要从一幅图像中提取一个模板模型，接下来的变换可分为两类：一类是模板不停形变直到与另一幅图像中分割提取的几何结构相匹配；另一类是另一幅图像不进行分割，这时模板曲线变换到另一图像中某一区域的边缘位置。基于形变模型的方法特别适用于不同患者之间图像的配准，或者患者图像和图谱图像之间的配准。但这种方法在初始曲线和目标曲线差别较大时效果不好，这时可先采用刚体变换的方法进行预配准，然后再进行形变变换。

（三） 基于像素的图像配准方法

基于像素的图像配准方法是直接利用图像中的灰度信息，由于这类方法不需要提取图像的解剖特征，不需要对图像进行分割或数据缩减，而且极大地利用了图像信息，近年来成为人们最感兴趣和重视的研究方法。这类配准方法可分为利用图像统计信息和利用图像灰度信息两种。

1. 利用图像统计信息配准方法

典型方法是基于矩和主轴法。该方法对数据缺失较敏感，配准结果不大精确，但算法自动、快速易实现，主要被用作预配准，以减少后续精确配准时优化算法的搜索区间和计算时间。

2. 利用图像灰度信息配准方法

这种方法是目前研究较多的方法，下面重点介绍该种方法。基于灰度信息像素的图像配准方法有很多，按时间发展顺序可分为互相关法、灰度空间熵法、相对熵法、互信息法等。目前，基于灰度的最大互信息法直接利用图像灰度数据进行配准，避免了因分割图像带来的误差，因而精度高，稳定性强，无需进行预处理并能实现自动配准，是人们研究最多的方法之一。

互信息作为一种图像相似性测度，在 1995 年首次被应用于医学图像配准，目前被公认为是配准精度和鲁棒性最好的回溯性配准方法之一。该方法用整幅图像的所有像素共同组成特征空间，再根据特征空间确定一种空间变换，使一幅图像经过该变换后和另一幅图像的互信息最大，最终实现配准。互信息是信息论中的一个测度，用于描述两个变量间的统计相关性，或一个变量中包含的另一个变量中的信息的多少，表示两个随机变量之间的依赖程度，一般用熵来表示，熵表达的是一个系统的复杂性和不确定性。

变量 A 的熵定义为

$$H(A) = -\sum_a P_A(a)\log P_A(a) \qquad\qquad 式（7-15）$$

变量 A、B 的联合熵定义为

式中：$a \in A$，$b \in B$，如果 $H(A \mid B)$ 表示已知系统 B 是 A 的条件熵，那么 $H(A)$ 与 $H(A \mid B)$ 的差值代表在系统 B 中所包含的 A 的信息，即互信息，则他们的互信息 $MI(A, B)$ 为

$$H(A, B) = -\sum_{a,b} P_{AB}(a, b)\log P_{AB}(a, b)$$

$$MI(A, B) = H(A) + H(B) - H(A, B)$$

$$= H(A) - H(A \mid B) = H(B) - H(A \mid B)$$

$$= \sum_{a,b} P_{AB}(a, b)\log \frac{P_{AB}(a, b)}{P_A(a) \cdot P_B(b)}$$

当两幅图像的空间位置达到一致时，其互信息应为最大。互信息最初是 Viola 等最早应用到图像配准的，他们将互信息技术应用于核磁图像与三维模型的配准研究中。基于此，Likar 等又提出了一种基于最大互信息的弹性配准的分级方法，即将图像逐步细分，局部配准，采用弹性插值方法，为了提高配准使用了优先信息和浮动信息的联合概率。Chen 等利用最大互信息和梯度信息的方法对图像进行配准。Mellor 等先寻找两个表面特征之间的联系，然后应用互信息的方法对多模图像进行配准，实验证明这种方法对损坏了原始强度的旧图像的配准具有较好的鲁棒性。互信息法同时适用于单模、多模配准，无需预处理，几乎可以用于任何不同模式图像的配准，鲁棒性较强，配准精度高。但是，单独利用最大互信息的医学配准方法还存在不足。首先，互信息是由两幅图像的联合直方图计算出的，在直方图评价过程中很容易出现局部极小值，有碍优化过程，为此，有人提出通过改进部分容积插值算法来降低局部极小值，从而提高配准精度。其次，互信息法考虑两幅图像所有的灰度信息，但没有考虑到图像像素间的空间位置关系，这使得测度曲线不够光滑，对图像大小的鲁棒性差，易出现误配。有人提出基于互信息与边缘互距离信息的医学图像配准新测度，这种测度既利用了待配准图像间的灰度互信息，又利用了图像边缘间的互举例均值和互距离方差空间信息，从而改进了互信息测度，结果得到的配准参数曲线光滑且峰值尖锐，收敛范围宽，对图像大小有更强的鲁棒性。同时，由于互信息的计算涉及大量的浮点运算，所以其配准过程复杂费时，容易产生局部极值，因此该方法常常和优化方法结合使用。

三、医学图像配准的评估

医学图像配准，特别是多模医学图像非刚体配准结果的评估一直是件很困难的事情。由于待配准的多幅图像基本上都是在不同时间或不同条件下获取的，所以没有绝对的配准问题，只有相对的最优（某种准则下的）配准。在此意义上，最优配准与配准

的目的有关。常用的评估方法包括体模法、准标法、图谱法和目测检验法。

（一） 体模法

体模又有硬件体模和软件体模之分，后者是计算机图像合成的结果。体模法用已知的图像验证新配准算法的精度。由于体模都比较简单，与实际临床图像差异较大，因此只能对配准方法做初步的评估。

（二） 准标法

立体定向框系统包括立体定向参考框架、立体定向图像获取、探针或手术机械导向几部分。它的优点是定位准确，不易产生图像畸变。使用立体定向框架系统的体积图像数据可以用来评估其他配准方法的精度。使用人工记号做准标的方法很多。值得注意的是，荷兰乌得勒支大学图像科学中心建立了 3 套标准医学图像数据集和评估准则。其中包括 2D-3D 配准标准数据集、金标准和评估准则，它采用经过已知成像几何关系的三维 X 射线成像系统（3DRX）和基于图像的 3D-3D 配准方法，提供了二维透视 X 线图像到三维 MR/CT/3DRX 图像配准研究的金标准，包括多模态的图像数据集（MR、CT、3DRX）、旋转中心和起始点，以及对试验结果的评估准则。

（三） 图谱法

Thompson 用随机向量场变换构造一个可形变的概率脑图谱，包括从多个受试者到单一解剖模板的功能、血管、组织等多方面的映射，以及三维图谱到新受试者的扫描图像的映射。

（四） 目测检验法

对多模医学图像配准的结果请相关领域专家用目测方法检验，听起来有些主观，但的确是一种相当可信的方法。

本章小结

1. DICOM 3.0 是一套医学图像的通信标准。
2. 灰度直方图是灰度级的函数。
3. 常用医学图像处理技术。
4. 医学图像增强包含的内容。
5. 图像分割技术。
6. 医学图像配准技术。

思考与练习七

1. 简述 DICOM 格式图像文件一般结构构成。
2. 灰度直方图有哪些性质及哪些方面的应用？

3. 医学图像插值方法有哪几类？试比较几类插值方法的特点。

4. 医学图像增强技术有哪些？

5. 医学图像与普通图像比较具有哪些特点？

6. 简述图像配准的简单流程。

第八章 医学图像重建与可视化 ▷▷▷▷

教学目标：

通过本章的学习，掌握医学图像重建与可视化的基本知识，了解医学图像表面绘制与体绘制的技术方法。

教学重点和难点：

● 医学图像可视化数据表示。

● 基于切片的表面重建。

● 基于体素的表面重建。

● 按照图像顺序体绘制。

● 按照对象顺序体绘制。

图像重建与可视化是图像处理中一个重要研究分支，是指根据对物体的探测获取的数据来重新建立图像，本章将在介绍图像重建概念的基础上，重点介绍表面重建技术及体绘制技术。

第一节 医学图像重建与可视化概述

近年来，医学成像技术得到了迅猛发展，这其中主要包括 CT、MRI、超声（US）、DSA、PET、PECT 等，这些医学成像的临床应用，使得医学诊断和治疗技术取得了很大的发展，它们为人们提供了丰富的人体内部组织器官的二维断层图像序列。然而，二维断层图像只能表达某一截面的解剖信息，仅由二维断层图像，人们很难建立起三维空间的立体结构。为提高医疗诊断和治疗规划的准确性与科学性，二维断层图像序列需要转变成为具有直观立体效果的图像，展现人体器官的三维结构与形态，从而提供若干用传统手段无法获得的解剖结构信息，并为进一步模拟操作提供视觉交互手段。医学图像三维重建与可视化技术就是在这一背景下提出的，该技术的提出和产生就得到大量研究与广泛应用。

一、医学图像重建与可视化概念

图像的重建就是要从获取的采样数据恢复物体的三维结构，即物体的原形，如图8-1 所示。

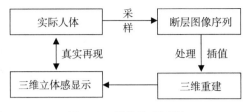

图 8-1　图像处理过程

医学图像三维重建是研究由各种医疗成像设备获取的二维图像序列构建组织或器官的三维几何模型，并在计算机屏幕上绘制与显示。上面已经提到，这些医疗成像设备包括 CT、MR。

从本质上说，重建是一个逆过程，医学图像的显示问题还不仅是一个重建问题，由于许多功能成像技术不但能够看到潜藏在内部的物体结构，而且还可以看到那些就是使用介入手术也无法看到的人体功能信息。医学图像三维重建是研究由各种医疗成像设备获取的二维图像序列构建组织或器官的三维几何模型，并在计算机屏幕上绘制与显示。这些医疗成像设备包括 CT、MRI、US、PET、SPECT 等。医学图像的三维重建包括对输入图像的预处理、图像分割、模型构建、模型网格简化与绘制等主要研究内容。

科学计算可视化（visualization in scientific computing，VISC）是当前计算机学科的一个重要研究方向，这一科学术语正式出现于 1987 年 2 月美国国家科学基金会召开的一个研讨会上。研讨会的总报告给出了科学计算可视化的定义、覆盖的领域及近期与长期的研究方向。

科学计算可视化是研究如何把科学数据，无论是通过计算还是从测量获得的数值，或是从卫星传回来的图像，或是 CT 和 MRI 转化成可视的、能帮助科学家理解的信息的计算方法。简而言之，科学计算可视化是把计算机图形学与图像处理技术应用于计算机科学的学科。

科学计算可视化的形成是当代科学技术飞速发展的结果。进入 20 世纪 80 年代以后，由于科学数据的大量产生与缺乏有效的解释，使得这些数据手段的矛盾日益尖锐，因此出现了一方面不断产生数据，另一方面无法及时解释和利用这些数据，而只能把海量的科学数据储存起来，形成浪费的局面。科学计算可视化首先是为了高效地处理科学数据和解释科学数据而提出并形成的，其次是为了解决目前信息交流手段贫乏而提出的。众所周知，人类应用文字进行信息交流已有几千年历史，使用语言的历史可追溯到更远古的时代。然而，人类一直缺乏有效地进行交流视觉的手段。现代科学所提供的很多信息无法用印刷品进行交流，典型的例子有 DNA（脱氧核糖核酸）大分子序列、分子模型、医学扫描图像、人脑图谱、流体流动仿真、飞行器在地表面飞行仿真等。科学家就上述信息之间的交流时，必须借助可视图像才行。事实上，科学家之间进行交流时，还需要对数据进行可视信息的交互操作。例如，医生在进行髋骨更换手术前，可通过非破坏性的三维成象对其尺寸和形状进行精确测量，然后定制髋骨，这样可以把因尺寸不合格而重新开刀的比例从 30% 将降到 5%。

医学数据的可视化，已成为数据可视化领域中最为活跃的研究领域之一。由于近代非侵入诊断技术如 CT、MRI 和 PET 的发展，医生已经可以较易获得患者有关部位的一组二维断层图像。CT 打破传统的胶片感光成像模式，通过计算机重构人体器官或组织的图像，使医学图像从二维走向三维，使人们从人体外部可以看到内部。PET 把核技术与计算机技术结合起来。经核素标记的示踪剂注入人体后，核素衰变过程中产生的正电子湮灭通过电子检测和计算机重构成像，可以得到人体代谢或功能图像。在此基础上，利用可视化软件，对上述多种模态的图像进行图像融合，可以准确地确定病变体的空间位置、大小、几何形状及它与周围生物组织之间的空间关系，从而及时高效地诊断疾病。

由于 EBCT 血管造影图像分辨率高，消除了呼吸及运动伪影，可以明确诊断各种主动脉病变和显示冠状动脉搭桥血管解剖结构。三维重建图像利于整体直观地显示病变，帮助明确诊断并指导手术，从而在主动脉病变的诊断和冠状动脉搭桥术后的血管显示方面，有望取代有创的常规血管造影。

在可视化技术的基础上，可以进一步实现放射治疗、矫形手术等的计算机模拟及手术规划。例如，在做脑部肿瘤放射治疗时，需要在颅骨上穿孔，然后将放射性同位素准确地安放在脑中病灶部位，既要使治疗效果最好，又要保证整个手术过程及同位素射线不伤及正常组织。由于人脑内部结构十分复杂，而且在不开颅的情况下，医生无法观察到手术实际进行情况，因而要达到上述要求是十分困难的。利用可视化技术就可以在重构出的人脑内部结构三维图像的基础上，对颅骨穿孔位置、同位素置入通道、安放位置及等剂量线等进行计算机模拟，并选择最佳方案。同时还可以在屏幕上监视手术进行的情况，从而大大提高手术的成功率。又如，儿童髋关节发育不良需做矫形手术时，要对髋关节进行切割、移位、固定等操作，利用可视化技术可以首先在计算机上构造出髋关节的三维图像，然后在计算机上对切割部位、切割形状、移位多少及固定方式等的多种方案进行模拟，从而大大提高矫形手术的质量。

二、医学图像可视化数据的表示

如果要自己设计一个医学可视化程序，或使用一个功能较强的可视化商业软件包并在其基础上做些面向应用的开发，那就必须对可视化数据基本表示法与基本算法有一定的了解。

（一） 可视化数据的基本表示

前面讲了可视化过程的定义是将信息映射成绘图基元，目的是使医学数据可视化。首先必须知道这些数据的特点，即将可视化数据特征化。这会助于生成有用的数据模型和强有力的可视化系统。缺乏对数据的清楚了解，就会使设计出的系统缺乏柔性且作用有限。可视化数据的主要性质包括数据的离散特性、是否规则及拓扑维数。

首先，可视化数据是离散的。这是因为用数字计算机获取、分析和表示数据，而且是对有限数目点的信息进行测量或采样。仅从离散的数据点，无法精确知道任意两个采样点之间的数据，而可视化的任务是要求尽可能详细地知道描绘对象在任意位置的值。对这个问题的解法是采用内插技术。根据数据的具体特点选择线性函数，甚至选择样条函数进行内插。

可视化数据的第二个性质是结构的规则性，即数据是规则的或不规则的。规则数据在数据点间具有内在的关系。例如，如果按均匀间隔点采样，就无需存储所有数据点坐标，而仅需该间隔的起始位置、点的间隙及点的总数。利用这个性质可以节省计算机存储器。

不规则数据则相反。它可用密集的数据点表示迅速变化的数据段，或用较为稀疏的数据点代表缓变数据段。因此，规则的数据可使表示更为有效，而非规则数据有更大的自由度。

最后，数据具有一定的拓扑维数。例如，函数 $y = x^2$ 的数据维数是 1，因为仅有一个独立变量 x。理论上，数据可以是任意维的，如零维数据点、一维数据曲线、二维表面、三维体积，甚至更高维数。

数据维数与表示法有密切关系。例如，一维可用 x-y 绘图、棒状图、饼状图等，并以一维数据表形式存储；二维数据则以矩阵形式存储，以可变形表面显示。

数据可视化包括与外部数据接口、转换为内部形式、处理数据及在计算机显示器上产生图像。在数据可视化设计中需要考虑以下准则。

（1）致密性　可视化数据集一般较大，致密的存储方案可使计算机存储要求最小。

（2）有效性　数据存取时间应与数据大小无关，便于开发线性或时间复杂性为 $O(n)$ 的算法。

（3）可映射性　有两种映射类型：①数据表示到绘图基元的映射，可以保证快速、交互显示。②能很容易地将外部数据转换为内部可视化数据结构。

（4）最小覆盖　单一的数据表示形式不能有效地描述所有可能的数据类型，也不能指望对所遇到的每一种数据类型都用不同的表示方法。因此，需要最小一组数据表示方法来对效率与数据类型个数折中。

（5）简单性　数据要简单、易于理解和优化。

可视化流程中的数据对象称为数据集。数据集包括两个部分：组织结构和与结构相关的附加数据属性。结构包括两个部分：拓扑和几何。拓扑是指在一定几何变换下保持不变的性质的集合。这些变换是指旋转、平移及非一致尺度变换。几何是拓扑的实例化，是三维空间中位置的说明。例如，一个多边形是三角形，就规定了拓扑；给出点的坐标，则说明了集合。

数据集属性是与几何和拓扑相关的辅助信息。例如，该信息可以是一个点的温度值或一个单元的灰度。具体地说，一个数据集结构包括单元和点。单元说明拓扑，而点说明几何。典型的属性可以是标量、向量、法向量、纹理坐标、张量及用户定义的数据。

（二）　单元类型

单元是可视化系统的基本组成块，一个数据集由一个或多个单元构成。单元通过说明类型及一个数据点的有序表来定义。有序表又称作连接表，与类型说明结合在一起，隐含定义了单元的拓扑。而数据点的 X-Y-Z 坐标定义了单元的几何。图 8-3 为常用单元类型。

图 8-4 是一个六面体单元类型。有序表是一系列点标识（ids），是指向数据点坐标表的索引。这个单元拓扑隐含表示：点集（8，10）是六面体 12 条边之一，而点集（8，10，22，21）是它的一个平面。数学上，用符号 C_i 表示一个单元。它是有序点集：

$$C_i = \{P_1, P_2\cdots\cdots P_n\}, \ P_i \in P$$

式中：P 是 n 维点集合（此处 $n=3$）。

单元的类型规定了数据点的顺序，如单元的拓扑维数；通过定义单元的点的个数 n 确定单元的大小。实际上，单元的拓扑维数根据具体的问题可以不同。复合单元由一个或多个基本单元组成，而基本单元不能分解成其他的基本单元类型。例如，三角形条带是一个复合单元，因为它可以被分成许多三角形。而后者是基本单元。

虽然有无数种可能的基本单元，但一些常用的单元类型如下。

顶点：顶点是零维基本单元，定义为单个的点。

多顶点：多顶点是由多个零维单元组成的复合单元，定义为一组任意排序的数据点。

线段：线段是一维基本单元，由两个点定义。线段的方向是从第一个点指向第二个点。

折线：折线是由一维基本单元组成的复合单元，是由一个或多个互相连接的线段组成。折线由 $n+1$ 个有序点定义，n 是折线的线段数，每对数据点（i，$i+1$）定义一个线段。

三角形：三角形是一个二维基本单元，由逆时针排序的 3 个数据点组成。根据点的序号用右手法则确定表面法线方向。

三角形条带：三角形条带是二维复合单元，由一个或多个三角形构成。定义三角形条带的点无须位于同一平面内。一个三角形条带由 $n+2$ 个有序点定义，n 是三角形个数，点的排序法为每组 3 个点，（i，$i+1$，$i+2$）、（$0 \leqslant i \leqslant n$）定义一个三角形。

四边形：四边形是一个二维基本单元，由位于同一平面的 4 个有序点构成。点是绕四边形逆时针排序的，按右手规则定义表面法线。

像素：像素是一个二维基本单元，由 4 个有序点构成，在拓扑上与四边形等价，但有附加的几何约束。像素每边与邻边垂直，并与坐标轴 x-y-z 之一平行。因此，像素的法向总是与一个坐标轴平行。

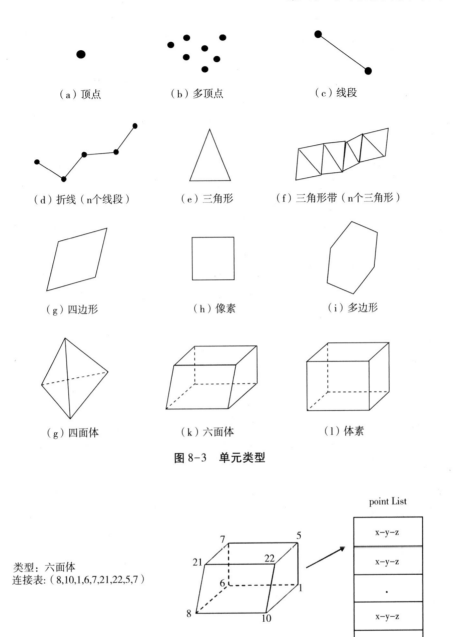

图 8-3　单元类型

图 8-4　六面体单元类型

像素点号排序与四边形不同，是按坐标（先 x、y，再 z）增加方向排序。像素是四边形的一个特例，用于改进计算特性。值得注意，此处像素的定义与通常像素的定义不同。通常，像素被认为是一幅图像恒定大小的图像元素。此处定义是指像素单元由四个角点组成，每个角点都是一个图像元素。

多边形：多边形是一个二维基本单元，由同一平面内 3 个或更多有序点构成。多边形法线由右手法则按逆时针方向确定。

四面体：四面体是个三维基本单元，由不共面的 4 个点构成。四面体由 6 个边和 4 个三角形面组成。

六面体：六面体是一个三维基本单元。它包含 6 个面、12 条边和 8 个顶点。六面体由 8 个有序点组成。

体素：体素是一个三维基本单元。体素在拓扑上与六面体等价，但具有附加的几何约束。体素的每一个面都与坐标轴 x-y-z 之一垂直。点序号是按坐标值增加方向排列的。体素是六面体的一个特例，此处定义是指体素单元由 8 个角点组成，每个角点代表 1 个图像体积元。这种定义可以改进计算性能。

除了上述 12 种类型及空单元类型外，还有其他一些单元类型。

空单元：是一个占位单元，本身没有点或拓扑结构，仅用于标记在该位置曾删除单元。

一些复杂的类型可分解成上述 12 种类型如图 8-5 所示。例如，金字塔型：分解为 2 个四面体；楔型：分解为三个四面体；二次四边形：引入一个中间顶点后，分解为四个四边形。

分解单元时会产生一些问题。当引入人为的单元边界（顶点、边和面）时，会产生插值误差。

（三）属性数据

属性数据是与数据集结构关联的信息、而数据集结构包含数据集几何与拓扑。通常，属性数据是与数据集的点或单元关联的，但有时属性数据也可与单元的分量，如边或面关联。可给整个数据集赋属性，甚至给一组单元或点赋属性。典型的例子包括一个点的温度或速度，一个单元的质量，或一个单元表面流入、流出的通量等。更一般地，属性数据可以看做 $m \times n$ 维数组。单值函数灰度是 1×1 数组，而灰度梯度可以看作在 x、y 及 z 三个方向分量的 3×1 数组。这种抽象模型可以扩展。例如，一个结构点集（一个体积）可以表示为 $1 \times m \times n$ 个数值的三维数组。

非结构数据可以表示为点的三维向量加上连接数组。这种表示方法称作可视化数据的超数据模型。常用的三维结构属性数据类型如下。

1. 标量

标量数据是在一个数据集内每个位置上仅有单一数值的数据。标量数据是最简单、最常用的可视化数据形式。

2. 向量

向量数据包括大小和方向。在三维中，用三元集 (u, v, w) 表示。

3. 法线

法线是指单位方向向量，即大小 $|\vec{n}| = 1$ 的向量。法向量常用于控制物体明暗。

4. 纹理坐标

纹理坐标用于将一个笛卡儿空间的点映射到一维、二维或三维纹理空间。纹理空间通常指纹理图。纹理图是普通的颜色，强度或透明度数组，对被绘制的物体提供更多细节。

在二维空间加纹理的一个应用是将一张照片粘贴到一个或多个多边形，不用大量图形基元就可产生细节图像。

5. 张量

张量是矢量和矩阵的复杂的数学广义化。一个 K 阶张量可以看作是一个 K 维表。零阶张量是一个标量，一阶张量是一个向量，二阶张量是一个矩阵，三阶张量是一个三维矩阵阵列，更高阶张量是 K 维矩阵阵列。

目前张量可视化研究集中在二阶，即 3×3 矩阵。用得最多的形式是应力和应变张量，代表在加载时一个物体上某点的应力和应变。

其他用户定义属性数据：用户根据特定的应用自己定义的数据类型。

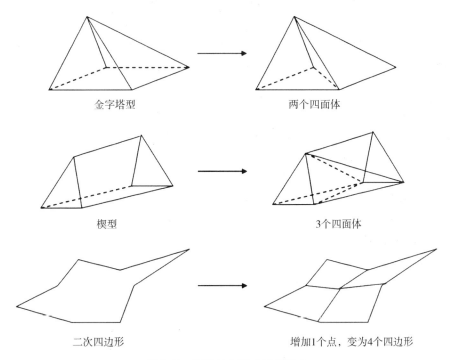

图 8-5　将单元分解成简单形式

（四）　数据集类型

如前所述，数据集包括组织结构及相关属性数据。结构有拓扑及几何性质，由一个或多个点及单元构成。整个数据集也分多种类型，类型由组织结构得出，并规定单元和点间的相互关系。常用数据集类型如图 8-6 所示。数据集按其结构是否规则进行分类。如果在其组成的点和单元间存在单一的数学关系，则称该数据集是规则的。如果这些点是规则的，该数据集的几何也是规则的。如果单元的拓扑关系是规则的，则数据集的拓扑也是规则的。规则的（有结构的）数据可以隐含地表示，在存储和计算方面节省很多资源。不规则的（或非结构的）数据必须显式表示，因为没有固定的模式可用于致密描述。非结构数据是更一般性的数据集类型。但需要更多存储和计算资源。

1. 多边形数据

多边形数据包括顶点、多顶点、线段、折线、多边形及三角形条带等多种形式。多边形数据的拓扑和几何是非结构的，构成数据集的单元拓扑维数也是可变的。

在多边形数据集中，顶点、线段及多边形组成表示零维，一维及二维几何的最小基元集。出于方便、致密及性能方面的考虑，多边形数据还包括多顶点、折线及三角形条带单元。与传统的用 $3n$ 个点表示 n 个三角形相比，三角形条带仅需 $n+2$ 个点。还可以有更复杂的类型，如四边形网格，Bezier 曲线和样条表面。样条表面一般用于精确建模及可视化几何。

2. 结构点

结构点数据集是排列在规则的长方形格点上的点及单元的集合。格点的行、列及平面与全局 $x-y-z$ 坐标系统平行。如果点和单元安排在一个平面上（如二维），数据集就是指像素图、位图或整幅图像。如果点与单元安排在串起来的平面上（如三维），数据集就是指体积。结构点包括线段元素、像素或体素。结构点在几何与拓扑上都是规则的，可以缺省表示，仅需数据维数、原点及数据间隙。

3. 直线网格

直线网格数据集是排列在规则格点上的点的单元的集合。格点的行、列及平面与全局 $x-y-z$ 坐标系统平行。当数据集的拓扑是规则时，几何仅在特殊情况下才是规则的，即点是沿坐标轴排列的，但点的间隙可变。与结构点数据集类似，直线网格由像素或体素组成，拓扑由所规定网格的维数缺省表示。几何是对分开的 x、y 及 z 坐标操作表示的。要得到一个特定点的坐标，必须对这三个表中每一个的数值适当的组合。

4. 结构网格

结构网格是具有规则拓扑和不规则几何的数据集。网格可以弯曲成任何结构，只要单元互不重叠或自交叉。结构网格的拓扑通过说明一个三维向量（nx，ny，nz）缺省表示，其几何要用点坐标数组显式表示。结构网格的组成单元是四边形或六面体。与结构点类似，结构网格具有自然坐标系统，可以使用拓扑的 $i-j-k$ 轴坐标找出格点的数据点。结构点常见于有限差分分析。有限差分是近似求解偏微分方程的数值分析技术。典型应用包括液体流动、热传导及燃烧等。

5. 非结构点

非结构点是不规则分布在空间中的点。非结构点数据集无拓扑，其几何也是完全无结构的。顶点及多顶点单元用于表示非结构点。非结构点是一种简单但重要的数据类型。数据常常无内在结构。可视化任务的一部分就是去发现或生成这些非结构点。为实现可视化，常需要把这些数据转换为其他更具结构的数据形式。

6. 无结构网格

数据集的最一般形式是无结构网格，其拓扑与几何都是完全无结构的。任何单元类型都可用无结构网格任意组合而成，仅在绝对必要时才用无结构网格表示数据，因为这需要大量存储和计算资源。无结构网格用于有限元分析、计算几何及几何建模领域。

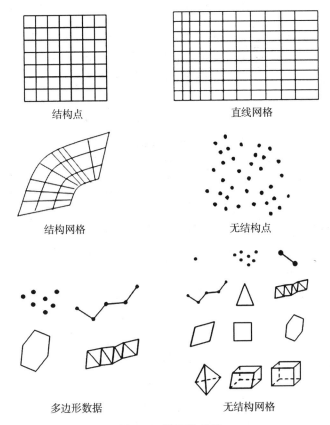

图 8-6　数据集类型

第二节　医学图像表面绘制技术

三维医学图像的可视化通常是利用人类的视觉特性，通过计算机对二维数字断层图像序列形成的三维体数据进行处理，使其变换为具有直观立体效果的图像来展示人体组织的三维形态。三维医学图像可视化技术通常分为表面绘制和体绘制两种方法。

表面绘制技术是通过在三维空间均匀数据场中构造中间几何图元（如小三角形、小曲面等）来实现的。在此基础上，加上光照模型、阴影处理，便可以使重建的三维图像产生真实感。该技术的主要特点是要提取出所要查看的结构的表面轮廓，用算法把某种几何面片施加到每一轮廓点上，再除去隐藏医学影像三维立体可视化系统研究面并进行明暗处理就得到绘制的表面。

早期成像设备生成的断层图像序列间距较大，因此当时的主要研究工作集中在轮廓连接或称从平面轮廓重建形体。这类重建方法需要解决断层图像上的轮廓抽取、层之间的轮廓对应和物体外表面的拟合等问题。基于轮廓的表面重建在处理存在多重轮廓、分叉、孔洞等情况时较为复杂，特别是在重建复杂组织器官如大脑等，轮廓形状复杂，处理起来很困难。随着新一代 CT 和 MRI 设备的出现，切片间距及切片内像素间距都可以达到很小，出现了基于体素级的重建方法，主要包括立方块、移动立方体法和剖分立方体法。其中最经典的是 1987 年 Lorensen 提出的 Marching Cubes（MC）算法，该方法的基本思想就是在每一个体素中提取等值面构建物体表面模型，后续又有众多基于该方法的改进方案，使得该算法运算速度更快，重建图像更加精确。

一、基于切片的表面重建

在许多情况下，要从一组显微切片图像重构微观结构，或从一组扫描的断层图像（如 CT、MRI、PET 等）重构感兴趣区的三维图像。这时，可以从每个切片或断层中首先提取感兴趣区的轮廓曲线，再由这一组平面轮廓重建三维物体的表面形态。这种由切片轮廓重建物体的方法称作基于切片的表面重建。该方法的主要步骤如下。

第一步：平面轮廓的提取：平面轮廓的提取一般基于物体与背景间灰度或其他属性的差异进行分割和提取，高质量的轮廓提取往往需要生物医学领域知识的引导。

第二步：片间轮廓的对应：片间轮廓的对应具有较大的任意性。一般可通过对不同层面上轮廓重叠部分定量比较，或应用一些能够描述轮廓形状的椭圆拟合、柱体生长等方法判断。

第三步：轮廓拼接：确定了对应的轮廓之后，还需要确定对应轮廓上的对应点。由于人体结构在不同层面上形态可能有较大差异．因此"对应点"只是相对而言。通常采用活动轮廓法（active contour），典型的有蛇形法（snake method）、气球法（balloon method）等。一般是在一个轮廓上选取一定数量的控制点，在另一个轮廓上选取数目相同的活动点。用相同序号点间欧式距离作为产生外力的来源，作用在活动点上使其发生位移。控制点与活动点的距离越大，作用力和位移也越大。为了在形变过程中保持整个轮廓拓扑不变，还在相邻点间加上横向约束力。整个轮廓对应点过程就是类似弹性形变过程。确定了对应点之后，可以用小三角形或四边形面片将相邻层面上对应点及其邻点连接起来，这些小三角形面片连接起来就构成物体表面的大致表示如图 8-7 所示。

第四步：曲面拟合：小三角形面片结构只能是物体表面的粗略表示，较为精确的方法可用曲面拟合。即用通过小三角形顶点的曲面代替三角形平面。常用的有三次 B 样条插值，更为精细的有非均匀有理 B 样条（NURBS）。

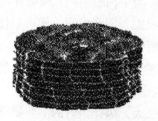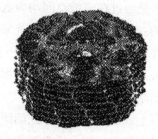

图 8-7　基于切片重建的人脑 MR 图像

二、基于体素的表面重建

这是一种直接从体数据提取物体表面的方法。代表性的是 Lorensen 等人提出的移动立方体法（Marching cube）。

（一） 移动立方体法 （**Marching cube**）

现将 Marching Cubes 算法的过程描述如下。

（1）每次读出两张切片，形成一层。

（2）两张切片上下相对应的四个点构成一个立方体（cube），如图 8-8 所示。

（3）从左至右、从前到后的顺序处理一层中的立方体（抽取每个立方体中的等值面），然后从下到上顺序处理到 $n-1$ 层，则算法结束。

对于每一个立方体而言，它的 8 个顶点的灰度值可以直接从输入数据中得到，要抽取的等值面的阈值也已经知道。如果一个顶点的灰度值大于阈值，则将它标记为黑色（marked），而小于阈值的顶点不标记（unmarked），如图 8-9 所示。

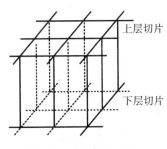

图 8-8　立方体示意图

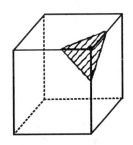

图 8-9　kiarked 与 Unmarked

很显然，在 marked 和 unmarked 之间必然存在等值点，那么等值点的位置如何计算，它们该怎么连接以形成等值面呢?

因为一个立方体有 8 个顶点，每个顶点有 marked、unmarked 两种状态，所以等值面的分布总共可能有 $2^8 = 256$ 种。但是考虑到立方体有旋转不变性，即旋转不影响等值面的拓扑结构；对称性不变性，即所有的 marked 变为 unmarked，unmarked 变为 marked，等值面的连接方式不会改变，如图 8-10 所示。

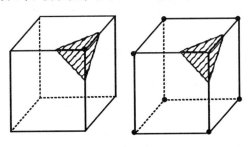

图 8-10　对称示意图

考虑了旋转对称性和反对称性两种情况后，可得到 15 种基本立方体，它们覆盖了所有 256 种可能的情况，如图 8-11 所示。

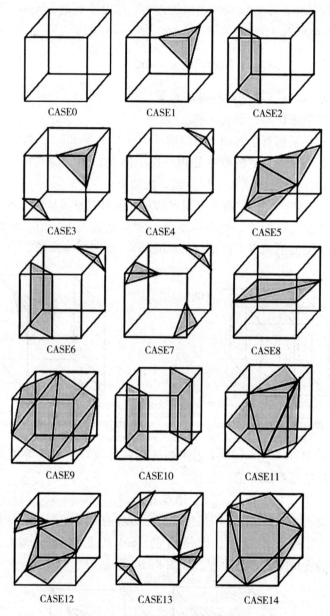

图 8-11　15 种基本立方体的拓扑

根据这 15 种基本立方体，可以造出一个查找表。表的长度为 256，记录了所有情况下的等值面连接方式。所以此时只需分别比较一个立方体的 8 个顶点与阈值之间的大小关系，即可得出 1 个 0~255 的索引值，然后直接查表就可得到此立方体在哪条边上有等值点，并且还能得到等值点的连接方式等信息，这时候就可以将等值点连接起来以形成等值面。

　　当立方体的一个面的一条对角线上的两个顶点是有标记的（marked），而另外一条对角线上的两个顶点是无标记的（unmarked），则会产生二义性面，即此时有两种连接方式，如图 8-12 所示。

　　在前面所提到的 15 种基本立方体中，在连接方式的选择上也不一致，即会出现二义性面。如果两个包含二义性面的立方体相邻，并且两个面的连接方式选择不一致时，在相邻的面之间可能会出现空洞，如图 8-13 所示。

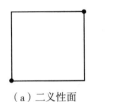　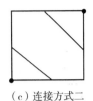

（a）二义性面　　　　　　（b）连接方式一　　　　　　（c）连接方式二

图 8-12　二义性面示意图

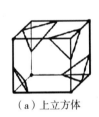　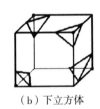　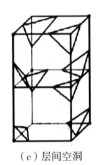

（a）上立方体　　　　　（b）下立方体　　　　　（c）层间空洞

图 8-13　由二义性面产生的空洞

　　为了解决二义性面问题，提出了很多解决办法，比如对立方体进行细分，即增大分辨率。还有渐近线法也是比较常用的一种方法，它通过计算得到等值面和体素边接口的交线（双曲线）的渐近线与体素的边接口的相互位置关系，再判断等值面的正确连接方式。虽然这种方法可以正确地修正二义性面，但是需要额外的计算，并且比较繁琐。

　　另外，从前面的介绍可以看出，Marching Cubes 算法是顺序检测每个立方体，是一种使用蛮力的方法。经有关人员研究表明，在抽取一个等值面的过程中有超过 90% 的时间花在了对空立方体的检测上。由此可见其计算效率较低。此外，由前面的 15 种基本立方体可以看到，一个立方体里最多可以有 4 个三角片。考虑在医学图像中最常使用的中等规模的一个数据集，其数据规模 512×512×58，那么立方体的个数总计是 511×511×57＝14883897，假设只有十分之一的立方体里包含有等值面，每个立方体平均按两个三角片来计算，那么此数据集将平均产生 300 万个三角片，这对于目前的计算机硬件来说是很难实时处理的。

　　由此看来，对移动立方体的改进方向有两个：①消除二义性面。②提高计算效率，包括降低时间复杂度和空间复杂度。

目前，已经有很多改进的移动立方体算法出现，如八叉树算法和表面跟踪算法等。

（二） 轮廓提取

下面以人脑图像为例加以说明。在剔除大脑皮层和颅骨和其他非脑成分之后，仅剩下大脑部分。由于只考虑人脑表面的形态，而不关心其内部的细节，因此，要把位于大脑表面上的像素与大脑内部分开，这个过程称为轮廓提取。

在三维体数据集中，所有的采样点都位于一个立体栅格系统中。其最小的单元是以 8 个相邻顶点构成的立方体。一个体素可以由一个或多个这样的单元组成。

构型表（case tables）对一个单元及给定的该单元点的标量值，组合计算所有可能拓扑状态。拓扑状态数取决于单元顶点个数及一个顶点可能对应轮廓值内/外关系数。如果标量值大于轮廓线的标量值，则认为该顶点在轮廓之内，否则认为在轮廓之外。例如，如果一个单元有四个顶点，每个顶点可以在轮廓内部或外部。因此，轮廓通过该单元共有 $2^4 = 16$ 种方式（即几何交点）。

物体的表面实际上是一个闭合的灰度的等值面，其灰度值称为闭值。在该等值面的内部，所有的像素灰度值都大于这个阈值，在等值面的外部，所有的像素灰度值都小于这个阈值（或相反），从而将物体与背景分开。显然，等值面上的体素内部灰度是不均匀的，即体素的一部分灰度大于这个阈值，另一部分灰度小于这个阈值。下面以一个最简单的例子说明如何寻找物体和背景的边界。假设图像的体素仅由一个单元构成。先从寻找二维图像轮廓线说起。一个单元有 4 个顶点。每两个顶点连接成一条边。每个顶点的灰度就是该数据点的数值。假设选取了一个灰度阈值 G，根据各顶点的灰度与阈值 G 的关系这些顶点被分作两类，分别用黑、白两色圆点表示（记作 1 和 0）。

对正方形的 4 个边逐个判断，如果某一个边的两个顶点颜色相同，该边上不存在边缘点；否则，在此边上必有一个边缘点。用直线将不同边上的边缘点连接起来。这些连接线将正方形分割为两或三部分。对于二维图像的像素，共有 16 种构型，如图 8-14 所示。

有几点必须说明如下。

1. 上述各构型只说明边缘线与哪几条边相交，并没有指明交点的具体位置。交点的位置应通过对该边的两个端点线性内插来实现。

2. 如果遍历图像中所有小正方形，并对公共边合并，就可以得到图像中物体的轮廓线。

3. 在某些构型中（如图 8-14 所示的构型 5 和构型 10），对边缘点的连接就有两种不同的方法。这种连接的不确定性称为构型的二义性。

对于图 8-14 中正方形单元的 16 种组合，构型表的索引值可对每个顶点的二进制数字编码计算。对在矩形网格表示的二维数据，用 4 位索引值表示 16 种状态。选定某一合适的状态后，可以用内插计算轮廓线与单元边缘交点。该算法处理完一个单元后，然后移动或前进到另一个单元。当所有单元都通过后，轮廓就完成了。

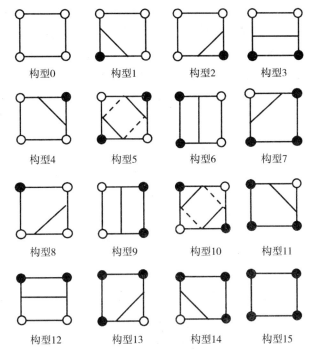

构型0　　　　构型1　　　　构型2　　　　构型3

构型4　　　　构型5　　　　构型6　　　　构型7

构型8　　　　构型9　　　　构型10　　　构型11

构型12　　　构型13　　　构型14　　　构型15

图 8-14　二维图像边缘点的 16 种构型

步进算法可总结如下。

1. 选择一个单元。

2. 计算该单元每个顶点的内/外状态。

3. 生成每个顶点二进制状态的编码索引值。

4. 用该索引值查构型表得到所需的拓扑状态。

5. 用内插计算构型表中每边的轮廓位置。

由于此过程是对每个单元单独处理，不同的单元边界处可能重复使用一些顶点或边缘，可以通过程序消除重复的运算。注意，沿每条边的内插应按相同方向进行。不然，数值舍入可能会使应当符合的点不精确符合，不能正确地合并。

上述方法可以直接推广至三维图像：如前所述，与步进正方形相似，三维时为步进立方体法。这时，每个像素有 8 个顶点。根据这 8 个顶点与灰度阈值的关系一共有 $2^8 = 256$ 种构型。二维图像的轮廓是由直线段连接而成，三维图像的轮廓则复杂得多。因为，二维图像的轮廓是由许许多多的小三角形面片镶嵌而成的。考虑到各构型的对称性和互补性，图 8-15 给出简化后的 15 种基本构型。对于三维图像遍历，根据各体素的构型情况产生三角形面片镶嵌的表面轮廓的方法称作移动立方体法。实际应用中要用到全部 256 种构型，因为仅靠 15 种基本构型的组合往往会在表面轮廓上产生空洞。

为了方便起见，实用的遍历法是对每个体素用查表法。将体素的 8 个顶点与灰度阈值比较所产生的逻辑值依序构成一个 8 位的二进制编码索引值，全部 256 种构型的信息组成一个"构型-三角剖分"查找表。它包含 256 个索引项，每个索引项包含索引号及指向该种三角剖分中的一个指针。通过查表可以直接得到轮廓段的拓扑信息，哪一个边与体素相交，应当使用哪些顶点内插产生交点等。对于每个体素，根据它的索引号在"构型-三角剖分"查找表中确定其三角剖分形式。还要对相邻正方形一致边合并。最终产生由小三角形面片镶嵌成的表面轮廓。一个重要的问题是轮廓的二义性。仔细观察图 8-14 中步进正方形的 5 号和 10 号状态和图 8-15 中步进立方体的 3、6、7、10、12及 13 号状态，都是一个单元可以用多于一种方式来提取轮廓。在二维或三维中，当对角顶点是同一状态（1 或 0），而邻边上点为不同状态时，就会发生二义性。

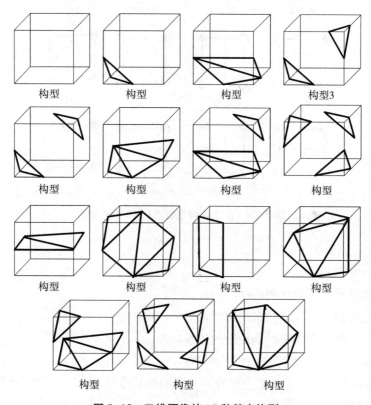

图 8-15　三维图像的 15 种基本构型

在二维情况下，轮廓的二义性较易解决：对每种二义情况，取两种可能状态之一。对某一特定状态的选择与所有其他选择无关，由于选择的不同，轮廓可能延伸或中断，两种选择都可接受，因为两种情况都能得到连续的轮廓线，并且是封闭的（或在数据集边界处截止），如图 8-16 所示。

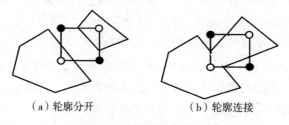

（a）轮廓分开　　　　（b）轮廓连接

图 8-16　不同的选择轮廓方法

在三维情况下，问题就复杂得多。不能简单地选择一种与所有其他二义状态无关的状态。图 8-17 所示，如果不认真选择，会使两种彼此无关的状态连接在一起出现孔洞的情况。

该图中，用 3 号状态的通常形式，而 6 号状态用其互补状态。互补状态是将"黑"顶点与"亮"顶点互换得到。这两个立方体单元的并接产生等值面中的孔洞。

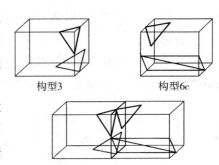

图 8-17　随意选择步进立方体会导致等值面中的孔洞

用以下方法可以用于解决这个问题。一种是用四面体连接这些立方体，即用步进四面体技术，因为步进四面体没有二义性问题。但是，不仅四面体算法产生的等值面包括更多的三角形，而且用四面体连接立方体需要对四面体的方向做选择，而这种选择会因沿表面对角线内插造成人为"鼓包"现象，如图 8-18 所示。

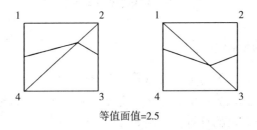

等值面值=2.5

图 8-18　用步进三角形或步进四面体解决矩形网格上的二义性问题

图 8-18 仅显示立方体的一个表面。对角线方向的选择产生轮廓面上的"鼓包"。在二维情况下，对角线方向可以任意选择，但三维对角线的选择要受邻居约束。一种简单有效的解法是通过添加附加的互补状态扩展原有的 15 种步进立方体状态。这些状态设计得与相邻的状态相容，并防止在等值面中产生孔洞。对应于步进立方体中 3、6、7、10、12 及 13 号状态，需增加 6 种互补状态。如图 8-19 所示。

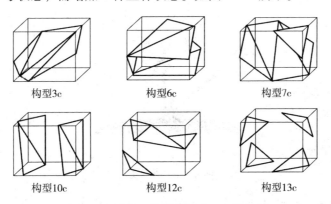

图 8-19　增加互补构型解决二义性问题

轮廓提取还可将步进正方形及步进立方体的通用方法扩展到其他拓扑类型，如步进线段、步进三角形和四面体等；还适用于任意与立方体拓扑等价的单元类型，如六面体或非立方体素。

图8-20所示为轮廓提取的应用，图8-20（a）是对应不同组织类型的CT密度值的二维轮廓线，这些线由步进正方形产生。图8-20（b）是用步进立方体产生的颅骨等值面。

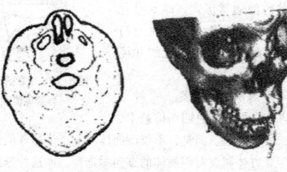

（a）X射线轮廓线　　　　　　（b）人颅骨等值面

图8-20　重建的轮廓与表面

（三）　等值面的明暗显示

为真实地显示物体表面的情况，可以采用等值面的明暗显示。三角片的生成仅仅完成了等值面的构造，要真正显示出物体在一定光照条件的形态，还必须解决物体在特定的光照模型下的表面法向量的计算，如图8-21所示。

其首先选择光照模型。这里采用的光照模型为

$$I = I_a + (I_s - I_a) \cos\theta$$

式中：I 为三角片的光强；I_a 为环境的光强；I_s 为光源的光强；θ 三角片指向物体外部的法向量与光线的夹角。

显然，三角片的光强与光源的方向和强度均有关。三角片的表面法向量的计算是真实、准确显示物体表面的关键问题。

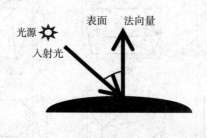

图8-21　光照模型

然后计算表面法向量。基于灰度梯度的法向量估计方法是一种很有效的方法，首先，用灰度差分计算体素顶点 (i, j, k) 的上的灰度梯度 $g = (gx, gy, gz)$。其中，s (i, j, k) 是灰度值。对 g 进行归一化，得到 $(gx/|g|, gy/|g|, gz/|g|)$ 作为 (i, j，k）上的单位法向量。然后，对体素 8 个顶点上法向量进行线性插值就可得到位于体素棱边上的三角片的各个顶点上的法向量。

设计算得到的某个三角片的 3 个顶点上的单位法向量分别为 (x_1, y_1, z_1)，(x_2, y_2, z_2)，和 (x_3, y_3, z_3)，这个三角片的几何重心为 (c_x, c_y, c_z)，则该三角片的法向量起始于 (c_x, c_y, c_z)，终止于 $[\,(x_1+x_2+x_3)/3+c_x,\ (y_1+y_2+y_3)/3+c_y,\ (z_1+z_2+z_3)/3+c_z]$。代入光照模型公式，就可计算出小三角片表面的光强（灰度）。将其投影在某个特定的二维平面上进行显示，从而显示出物体富有光感的整个表面形态。

投影是实现三维到二维转换的有效手段，消隐是其中一个不可忽略的问题。采取的策略为遍历体素集合，相对视点采用从后至前的次序，然后显示到屏幕上的三角片将覆盖先显示的三角片，这样就达到消除隐藏面的目的，这就是著名的画家算法的思想。图8-22 是用移动立方体法重建的脚骨图像。

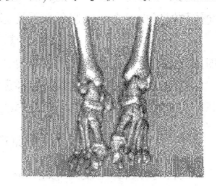

图 8-22　用移动立方体法
重建的脚骨图像

第三节　医学图像体绘制技术

体绘制技术的中心思想是为每一个体素指定一个不透明度，并考虑每一个体素对光线的透射、发射和反射作用。光线的透射取决于体素的不透明度；光线的发射则取决于体素的物质度，物质度愈大，发射光愈强；光线的反射则取决于体素所在的面与入射光的夹角关系。体绘制的步骤原则上可分为投射、消隐、渲染和合成 4 个步骤。体绘制算法按处理数据域的不同可分为空间域方法和变换域方法。前者是直接对原始的空间数据（体数据）进行处理显示；后者是将体数据变换到变换域，然后再进行处理显示。

体绘制方法不同于表面绘制，它无需构造中间图元，直接将三维数据通过模型投影到二维平面进行显示。传统的体绘制方法分为图像空间的、物体空间的及两者混合的绘制算法，其代表算法主要包括光线投射法、足迹表法及错切变换法。其中，光线投射法是图像空间的经典绘制算法，它从投影平面的每个点发出投射光线，穿过三维数据场，通过光线方程计算衰减后的光线强度并绘制成图像。其绘制效果较好，但速度较慢。

表面绘制方法的最大特点是采用曲面造型技术，生成数据场等值面的曲面表示，再采用面光照模型计算出绘制图像。与表面绘制相比较，体绘制的一个主要特点就在于放弃了传统图形学中体由面构造的这一概念，直接分析光线穿过三维体数据场时的变化，得到最终的绘制结果。所以体绘制有时也被直接称为直接体绘制。

一、按照图像顺序体绘制

以图像空间为序的体绘制算法，它是正确的将组织赋予不同的颜色值和不透明度值后重新采样，即从屏幕上的每一个像素点根据设定的观察方向发出一条射线，这条射线穿过三维数据场，沿射线选取若干等距离采样点。最后一步是图像合成，即将每条射线上的各采样点的颜色值及不透明度值由后向前或由前向后，把它所遇到的体素的颜色和不透明度进行累积和合成。当不透明度累积到 1 或射线已经穿过了体素空间时，就停止射线的传播，并把当前合成的颜色写入到颜色的帧缓存中。

体绘制中的光线投射法就是以图像空间为序的。其基本原理是：从屏幕中的每个像素向体数据场投射光线，这条射线穿过三维数据场，沿着这条射线选择 k 个等距采样点，并由距离某个采样点最近的 8 个数据点的颜色值做三线性插值（重采样），最后一步图像合成时，将每条射线上各采样点的颜色值及不透明度值由前向后或由后向前合成，即得到发出该射线的像素点的颜色值。重新采样和图像合成是按屏幕上每条扫描线的每个像素逐个进行的，因而这一算法是以图像空间为序的体绘制算法。

（一） 光线投射算法的基本原理

光线投射算法的流程图，如图 8-23 所示。

该算法假定三维空间数据 $f(x_1, y_1, z_k)$ 分布在均匀网格或规格网格的网格点上，为简化起见，在说明时采用 $f(i, j, k)$ 表示三维空间数据。流程图中的数据预处理包括原始数据的格式转换、剔除冗余数据及导出所需要的数据等功能。接着，进行数据值分类，其目的是根据数据值的不同，将其分为若干类，并给每类数据赋予不同的颜色值和阻光度值，以求较准确地表示多种物质的不同分布或单一物质的不同属性。

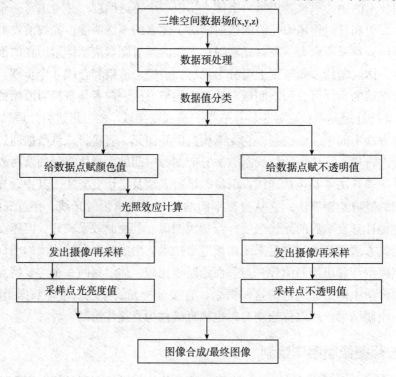

图 8-23　光线投射算法流程图

　　然后进行重新采样，即从屏幕上的每一个像素点根据设定的观察方向发出一条射线，这条射线穿过三维数据场，沿着这条射线选择 K 个等距的采样点，并由距离采样点最近的 8 个数据点（采样点所在的体素）的颜色值和阻光度值作三次线性插值，求出该采样点的颜色值和阻光度值。同时，在做重新采样前，需要将具有颜色值及阻光度值的三维数据场由物体空间坐标转换为相应的图像空间坐标。为了增加逼真度，需要增加明暗效应，使用中心差分方法得出各数据点的梯度值，即用梯度代替法向量，再用传统的模型计算出各数据点的光亮度值，然后进行重采样。

　　最后是图像的合成，即将每条射线上各采样点的颜色值及阻光度使用图像合成算法，得到发出该射线的像素点处的颜色值，生成最终的图像。

　　由于重新采样和图像合成是按屏幕上每条扫描线的每个像素逐个进行的，因而该算法又称为图像空间扫描的体绘制算法。

（二）光线投射法的主要步骤

　　光线投射法包含两个主要步骤：首先确定沿光线会遇到哪些数值，然后按一个光线函数来处理这些数值。虽然在实践中这两步是结合在一起的，但这里单独对待它们。由于需要按规定的光线函数来确定沿光线提取的数值，下面通过实例分析几种不同的光线函数对显示结果的影响。图 8-24 为一条光线通过 8 位灰度体积数据时的数据值剖面，灰度数据值范围为 0~255。剖面的 X 轴表示到视平面的距离，Y 轴代表数据值。图 8-25 所示为使用 4 种不同简单光线函数转化为灰级值的显示结果。

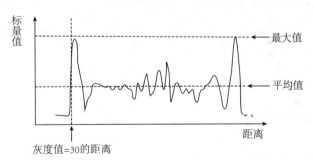

图 8-24　光线投射剖面

　　图 8-25 中，上面两个光线函数，是计算光线通路上像素灰度的最大值或平均值。第三个光线函数计算沿光线首次遇到灰度值为 30 处的距离。第四个函数使用 a 合成技术，将沿光线的值看作按单位距离累积的阻光度样本值。

　　上面介绍的都是比较简单的光线函数，本节后面部分，在讨论分类和照明时，将考虑更复杂的光线函数。虽然用新方法产生的彩色的、明暗的图像可能包含更多信息，但它们比前边例子中简单的图像更难解释，并很容易误解释。因此，最好是根据具体的问题选用合适的技术可视化体积数据。

　　由于体积用三维结构点数据集表示，标量值又是在规则栅格点上定义的，因此光线穿越体积就有不同的计算方法。例如，在光线通路上按均匀间隔采样，会遇到许多非格

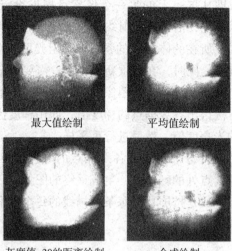

最大值绘制　　　　　　平均值绘制

灰度值=30的距离绘制　　　合成绘制

图 8-25　4 种不同光线函数绘制的结果

点（任意位置）的数据如何确定的问题，一般采用插值的方法，如图 8-26（a）所示。另一种方法是不必通过采样去计算沿光线通过的数据，而只需计算经过体积时所遇到的每个体素（或最近邻的体素），如图 8-26（b）所示。至于选择哪种方法取决于许多因素，如内插技术、光线方程及图像精度与速度间的折中等。

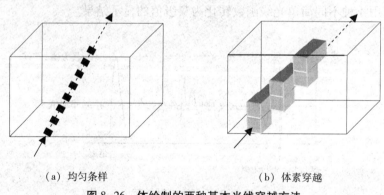

（a）均匀条样　　　　　　　（b）体素穿越

图 8-26　体绘制的两种基本光线穿越方法

光线的典型参数表达式为

$$(x, y, z) = (x_0, y_0, z_0) + (a, b, c)\, t$$

其中，(x_0, y_0, z_0) 是光线的原点（或做透视观察变换的相机位置，或平行观察变换的视平面）；(a, b, c) 是归一化的光线方向向量。如果 t_1 和 t_2 分别代表光线进入和退出体积的时间，δ-t 代表步长大小，可以使用下面的程序代码段实现均匀距离采样：

$t = t_1$

$v =$ 不确定

while（$t < t_2$）

$x = x_0 + at$

$$y = y_0 + bt$$

$$z = z_0 + ct$$

$$v = \text{evaluate ray function } (v, t)$$

$$t = t + \delta - t$$

均匀距离采样方法的一个困难是步长大小不好控制。如果步长太大，采样数据可能会失去数据中的特征；若步长太小，又会使绘制图像所需的时间显著变长。这个问题如图 8-27 所示，使用 x、y、z 轴都是一个单位距离的格点体积数据集。图像分别由步长 2.0、1.0 及 0.1 单位产生。0.1 步长的图像用了产生 1.0 步长图像近乎 10 倍长的时间，后者的绘制时间又是 2.0 图像的 2 倍。

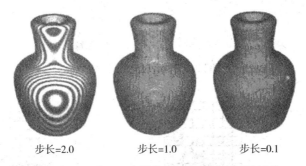

步长=2.0　　　　步长=1.0　　　　步长=0.1

图 8-27　三种不同步长的光线投射法得到的图像

这些图像是使用合成方法产生的。数据集内标量值从透明的黑色到不透明的白色有个突变。如果步长选的太大，沿观察光线距光线原点等距离的体积图像亮区边缘就会有明显的条带效应。为了演示目的经常会将步长选大些，这样可以节省时间。但产生的条带效应很讨厌。为减小这种效应，可以将每条光线的原点沿观察方向向前移动某一个小的随机距离，这样可以消除"走样"的规则图案，产生较为悦目的图像。

在某些情况下，沿光线计算每个体素贡献而非采样能更有好处。如果用最近邻插值方法对数据可视化，就可能实现离散光路及整型计算的有效算法。

计算体素的另一个好处是对某些光线函数计算精度较高。例如使用三线性内插，可以较容易地、精确地计算沿光线的每个体素内所遇到的最大值。类似地，若光线函数是首次遇到某个规定灰度值的距离。这种方法可以找到沿光线方向的精确位置，在体积内产生较好等值面图像。

三维扫描转换技术，如修正的 Bresenham 方法，可以用来将连续的光线变换成离散的表示。离散光线是排序的体素序列 v_1、v_2……v_n，并可分成 6 连接、18 连接或 26 连接，如图 8-28 所示。每个体素包含 6 个面、12 条边及 8 个顶点。沿光线方向每对体素 v_i 及 v_{1+i} 若共享一个表面，则光线是 6 连楼的；若共享一个面或一条边，则是 18 连接的；若共享一个面，一条边或一个顶点，则光线是 26 连接的。扫描转换和穿越 26 连接的光线比 6 连接光线需要较少的时间，但极可能要丢失体数据集中的小的特征。如果使用平行观察变换，可以用逐个体素穿越方法对光线函数计算，然后使用 26 连接光线的模板光线投射技术产生图像。由于所有的光线方向相同，因此只需对每条光线使用该"模板"扫描一次。当这些光线从图像平面像素投射时,如图 8-29(a)所示,数据集中某些体素就可能对图像没有贡献。换种方式,若在平行于图像平面的体积的基平面的体素投射线,则光线紧凑搭配使数据集中,每个体素只被看到一次,如图 8-29(b)所示。但是,在基平面上产生的图像看上去有些变形,所以最后还需要重新采样,将此图像投影回到图像平面。

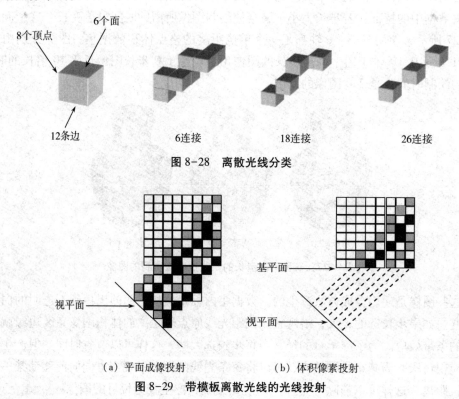

图 8-28　离散光线分类

（a）平面成像投射　　　　（b）体积像素投射

图 8-29　带模板离散光线的光线投射

二、按照对象顺序体绘制

以物体空间为序的体绘制算法是对物体空间的数据网格,逐层、逐行、逐个地加以处理,计算每一个数据点对屏幕像素的贡献,并加以合成,形成最后的图像。该类算法首先根据每个数据点的函数值计算该点的不透明度及颜色值,然后根据给定的视平面和观察方向,将每个数据点的坐标由物体空间变换到图像空间,然后根据选定的数据点的影响域计算出从三维数据点光照强度到二维图像空间的映射关系,得出每个数据点所影响的二维像素的范围及对其中每个像素点的光照强度的贡献。最后将不同的数据点对同一像素点的贡献加以合成。该方法的成像速度较快,但由于很难利用光照计算,所生成的可视图质量较差。

以物体空间为序的体绘制算法,有 Splatting 法等。它和以图像空间为序的体绘制算法一样,需要对数据进行分类,根据分类结果赋予颜色值和不透明度值,从而得到一个离散的三维数据场。计算每一个三维采样点对屏幕像素点有贡献的范围。某一个像素点的最终光强度值可以通过对该像素点有所贡献的全部采样点重构核的空间卷积域做积分求得。

按照对象顺序体绘制的主要步骤

以物体空间为序体绘制的主要步骤：对每一体素或单元在视平面投影区域内的每一像素，计算像素点获得的光照强度。按对象顺序体绘制方法是对体数据集逐层、逐行、逐个地计算每一个数据对图像平面中像素的贡献，并加以合成，形成最后的图像。使用 a 合成法时，体数据可以按照距图像平面由前到后的顺序投影，也可以按照由后向前的顺序投影。若用图形硬件进行合成，从后向前顺序为好，因为无须帧缓冲器中的 a 位平面就可以完成 a 混合。

如果使用软件合成法，从前向后顺序更普遍，因为部分图像结果更具视觉意义。在一个像素接近完全不透明时，可以免除附加的处理。

图 8-30 是一个简单地按对象顺序体绘制示例，从后向前将体积内体素做正透视投影。穿越体素是从离视平面最远处体素开始，并连续地逐渐移向较近体素，直到所有体素都被访问。整个过程由一个三重嵌套循环完成，即从外层到内层，先遍历体积中的平面，再处理一个平面中的一行，最后是一行中的体素。图 8-30 所示，表示的是体积投影中前 7 个体素的顺序标签。以这种方式处理体素不产生从最远到最近体素的严格顺序。然而，对正透视投影这已足够了。因为它能保证投影到单个像素的体素按正确的顺序处理。处理一个体素时，它在视平面上的投影位置由体素及图像信息确定，运算是在像素位置完成的。这种运算类似于按图像顺序绘制的光线投射技术所用的光线函数。虽然这种投影体素的方法快而有效，但用透视投影时，常产生伪像，如在图像中产生分散的"孔洞"。

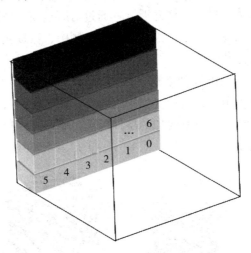

图 8-30　从后向前的对象级体绘制

一种称为溅射（Splatting）的体绘制技术，通过将一个体素的能量分配到许多像素的方式来说明这个问题。溅射是一种按对象体绘制技术，每次它都将一个体素的能量在图像平面投影成一个色斑，或痕迹。每个数据样本周围存在一个有限范围的核。痕迹是该样本到图像平面的投影贡献，通过沿视方向对核积分计算，并将结果存在一个二维痕迹表中。8-31 图是一个高斯核投影到视平面产生溅射足迹的情况。对平行视变换及球形对称核，除图像空间位移外，每个体素的痕迹都是相同的。因此，足迹表求值及一个

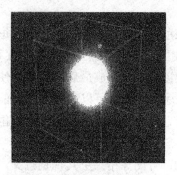

图 8-31　高斯核投影到视平面
产生溅射足迹

样本的图像空间范围作为体绘制的预处理步骤只需计算一次。溅射对透视性体绘制更困难些，因为对所有样本的图像空间范围是不一样的。

利用溅射法做体绘制时，还需考虑核的类型、核的半径及足迹表分辨。例如，核半径若小于相邻样本间距离时，可能导致图像中的空隙，而较大的半径会使图像模糊。再如，低分辨足迹表计算起来快些。而高分辨表可以使用最近邻采样，在不太损失图像精度的前提下可较快实现绘制。

纹理映射原是为绘制几何体表面时提供高表面复杂度样子开发的。随着纹理映射的成熟，并逐渐有标准图形硬件产生，研究者开始利用这些新手段实现体绘制。基于两种当前可用的纹理硬件主要类型，有两种主要的纹理映射体绘制技术。二维纹理映射体绘制使用二维纹理映射硬件，而三维纹理映射体绘制使用不太普遍的三维纹理映射硬件。

可以将纹理映射体绘制分解为两个基本步骤。第一步是采样。利用某种内插形式从体积中提取数据样本，根据可用的纹理硬件类型，可以用最近邻法、双线性或三线性内插，还可用专用硬件实现，或用软、硬件结合技术。第二步是混合，采样值与帧缓冲器中当前图像结合起来。这可以是简单的最大值运算或更复杂的 α 合成运算。

纹理映射绘制器对体积进行采样并混合。通过对跨过整个体积的一组纹理映射成多边形投影的方法来产生图像。在二维纹理映射体绘制中，数据集沿最平行于视方向的体积轴分解成一组正透视层片。基本的绘制算法包含从后向前对这些正透视层片的循环处理。其中对每个层片，将二维纹理下载到纹理存储器中。每个层片都是一个矩形多边形，进行投影，显示出整个二维纹理。如果相邻层片相对图像尺寸分开太远，可能需用软件双线性内插方法从体积中提取附加的层片以满足所需图像精度。图 8-32（a）表示用二维纹理映射方法绘制的正交层片。图 8-32（b）表示双线性内插方法的体绘制。

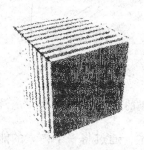 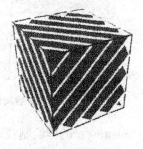
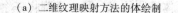

（a）二维纹理映射方法的体绘制　　　（b）双线性内插方法的体绘制
图 8-32　应用纹理映射技术的体绘制

图 8-33 是用二维纹理映射体积绘制产生的几个图像例子。该算法的性能包括软件采样速率、纹理下载速率、纹理映射多边形扫描转化速率等。需要软件采样步骤生成纹理图像，由于对线性数组中存储的体积数据读取，与高速暂存的位置视方向有关。某些

实现是通过预计算，并将图像存为三个主要体积方向，以消耗存储器的方法减小软件采样代价。纹理下载速率是图像从主存传送到纹理映射存储器的速率，多边形的扫描转换通常受图形硬件处理图像中像素速率或像素填充速率的限制。对于一个给定的硬件，一个体积的下载时间是固定的，不会随视线方向的变化而变化。然而，减小投影体积的相对大小可以减少图形硬件处理的样本数，从而提高体绘制速率。

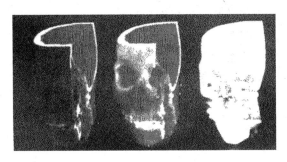

图 8-33　二维纹理映射体积绘制

与二维硬件不同，三维纹理硬件使用三维内插技术（如三线性内插）对体积内多层片间加载与内插。如果纹理存储器足够大，可以容纳整个体积，那么绘制算法就简单了。整个体积作为预处理步骤一次加载到纹理存储器中。要绘制一个图像，将沿视方向并与图像平面平行的等间隔的一组平面从体积中剪裁出来，如图 8-32 所示，得到的多边形按从后向前顺序，用适当的三维纹理坐标投影。实际上，一般不太可能将整个体积装入到三维纹理存储器中。问题的解法是将数据集分成足够小的子体积或块，使每块能装入到纹理存储器中。在计算块中适当剪辑的多边形顶角时，块的处理必须是从后向前：应小心确保块间的边界不产生图像伪迹。

与二维纹理映射方法相似，三维算法受机器的纹理下载与像素填充速率限制。然而，三维纹理映射在对体积采样能力方面优于一维和二维形式，通常产生较少伪迹的高质量图像。由于它能完成三线性插值，能在该体积内任何地点采样。例如，三维纹理映射算法可沿代表同心球的多边形而非常用的视对齐平面采样。

理论上，三维纹理映射体积绘制器与光线投射体积绘制器完成相同的计算，具有相同的复杂度，产生相同的图像。两者都是用最近邻法或三线性内插法来对整个体积采样，并将这些样本结合起来组成像素值，如使用最大值或合成函数。因此，可以将三维纹理映射与标准的光线投影方法看作功能上等价。使用纹理映射方法的主要好处是利用相对快速的图形硬件完成采集与混合运算的能力。然而，纹理映射体绘制由于在混合期间每个像素存储部分结果的帧缓冲器中有限精度，而比软件光线投射技术会有更多伪迹。此外，硬件仅支持几种光线函数，如明暗效果等高级技术很难实现。然而，随着时间的进展，纹理映射硬件不断地进行发展，这些限制大多会消失。

本章小结

1. 图像可视化概念与数据表示。

2. 医学图像表面绘制技术、移动立方体法。

3. 医学图像体绘制技术，光线投射法。

思考与练习

1. 简述在数据可视化设计中需要考虑哪些准则。

2. 简述可视化流程中的数据对象由哪些构成。

3. 简述基于切片表面重建的主要步骤。

4. 简述移动立方体法算法的过程。

5. 阐述光线投射算法的基本原理、光线投射体绘制方法的过程。

第九章 医学图像压缩、存储与传输 ▷▷▷▷

教学目标：

通过本章的学习，掌握医学图像的压缩、存储与传输的基本知识，图像压缩的几种方法，DICOM 标准的特点，图像存储和传输系统（picture archiving and communication system，PACS）的概念及组成部分；了解各种压缩方法的特点，DICOM 标准的图像文件组成，DICOM 3.0 的通信方式。

教学重点和难点：

- 图像压缩方法。
- 各种压缩方法的特点。
- DICOM 标准的特点。
- PACS 的概念。
- PACS 的组成。

鉴于医学影像数据量巨大，PACS 中又必须对医学影像进行存取，远程医学中也有对医学影像进行远距离传输的需求，然而当前的网络带宽又无法满足日益增长的需求，因而将庞大的医学影像数据进行压缩是势在必行的。压缩后的数据如何能保证在不同设备及系统间实现通信。DICOM 3.0 是保证 PACS 成为全开放系统的重要网络标准及协议。随着计算机、通信和信息技术的迅猛发展，数字化医院建设已成为未来医院建设的主要发展方向，PACS 作为医院数字化建设的一部分，特别是未来区域 PACS 的形成，组建本地区、跨地区广域网的 PACS 网络，实现全社会医学影像的网络化，将对全球数字化医院建设起重大的推进作用。

第一节 医学图像压缩

随着计算机技术的不断发展与更新，数字成像技术在医学中得到了非常广泛的应用，如它在 CT、MRI、计算机放射成像技术、血管数字剪影技术、超声图像及正电子发射断层技术中的应用等；基于计算机网络为基础的图像存储和传输系统（picture archiving and communication system，PACS）及其应用也在不断发展。这些技术的广泛应用，产生了大量的数据，给图像的存储、传输和读出技术都带来了很大的挑战，解决这个问题的关键技术之一就是图像压缩技术。

一、医学图像压缩概述

医学设备发展迅速，一次检查就能产生几百甚至上千张的医学图像，单张图像的数据量也越来越大,而且随着设备功能的细化,医学图像的类别也越来越多,不同的医学图像都有各自的特点。为了节省有限的存储空间,降低存储成本,同时也为了提高图像的传输速度,减少通信费用,必须将医学图像进行压缩存储。

(一) 图像压缩的必要性

医学图像数据量极大,CT 和 MRI 等成像技术一般是在 512×512 像素的分辨率、12 位灰度级下,对断层扫描图像信息进行数字化采集的。每次采集 40 或 80 帧层位片。每帧图像为 512×512 像素,40 帧总长约 16M,80 帧总长约 32M,各种医学图像容量见表9-1。

医学图像的容量很大而医院的带宽往往十分有限,造成传输速度非常慢,有些医院虽已建成了小型的 PACS,但并没有投入实际应用,究其原由就是图像传输太慢,还不如直接去科室拿片子。

表 9-1 各种医学图像容量表

名称	一幅图像容量	每次图像数	总容量
DSA	512×512×8	15~40	4~10MB
MRI	256×256×12 (16)	60	6MB (8MB)
CT	512×512×12 (16)	40	16MB (21MB)
CR	2048×2048×12	2	13MB
DR	2048×2048×12	2	13MB

解决这个问题的关键就在于如何在不影响诊断的前提下对医学图像进行压缩,从目前的临床应用中,可以看到这种办法能大大提高图像的传输效率,这在远程医疗等图像传输中都有重要意义。

(二) 图像压缩编码技术的发展

图像压缩编码技术的研究工作自 1948 年提出电视信号数字化后,至今已有 60 多年的历史。图像压缩技术的发展史见表 9-2。

表 9-2 图像压缩技术的发展史

年代	主要进行的研究
20 世纪 50 年代	限于客观条件,仅对帧内预测法和亚取样内插复原法进行研究
1966 年	J. B. ONeal 对比分析了 DPCM 与 PCM 并提出线性预测编码的实际试验
1969 年	举行图像编码会议
20 世纪 70 年代	开始进行预测编码的研究
20 世纪 80 年代	开始对运动补偿(MC)所用的运动估值(ME)算法研究

追溯图像编码技术的研究历史,在 20 世纪 80 年代之前,图像编码的应用并不普遍,最主要的原因就是缺少通用的图像编码标准。当需要对所传输或存储的图像信息进行高倍压缩时,有时必须采用多项图像压缩技术组成一个复杂的图像编码系统。由于没

有一个共同的标准作为基础，不同的系统间数据结构不兼容，除非各个系统所采用的每一编码技术的各个细节完全相同，否则系统间的互换将非常困难。因此，国际电信联盟（ITU）和国际标准化组织（ISO）在全世界范围内积极推动各国专家在相关领域进行共同的研究，先后制定了一系列静止和活动图像编码的国际标准，并致力于面向未来应用的多媒体编码标准的研究，进入 20 世纪 90 年代后，制定了一系列图像编码的国际标准，见表 9-3。

图像压缩编码标准的特点如下。

1. 标准的通用性

传统的标准是使标准中定义的技术、功能与某些特定应用领域紧密相关。动态图像编码标准则往往具有扩展性，如在 MPEG-2 标准中就采用了一种"类/等级"的参考模型，尽可能地将编码系统参数定义与不同应用系统相对应，这使得这类标准应用范围极为广泛。

2. 标准的开放性

ITU 和 ISO 所建立的各种音视频编码标准通常是有三部分组成：一是有一个压缩编码系统的体系结构；二是有一套完整的视频压缩码流数据结构语法规则；三是有一个通用解码器算法描述。但标准中并未对音视频节目系统中具体实现方法做硬件规定。一方面，标准可以利用统一的码流结构语法和通用解码器来规范系统的基本性能和应用接口模式，使得互联网技术设备生产商能够生产出各种标准化的消费类终端产品；另一方面，对部分具体算法细节技术的开发，使不同生产商引入更具自身特色的技术和优化手段，也有利于整个编解码技术体系的可持续发展。

这些标准极大地推动了图像编码技术的实用化和产业化，可视电话等各类使用图像编码技术的产品相继出现，迎来了数字图像通信的黄金时期。

表 9-3　图像编码的国际标准

年份	名称	应用
1990 年	H.261	用于视频通信，如可视电话、会议电视等
1990 年	JPEG	用于静止图像，如数码相片、因特网等
1992 年	MPEG-1	用于 VCD、数字摄像机等
1994 年	MPEG-2（MP@ML）	用途最广，如 DVD、数字卫星电视直播、数字有线电视等
1994 年	MPEG-2（High Profile）	高清晰度电视（HDTV）领域
1996 年	H.263	用于甚低码率视频编码，H.263 与 H.261 相比采用了半像素的运动补偿，并增加了 4 种有效的压缩编码模式
1998 年	H.263+	可以处理基于视窗的计算机图像、更高帧频的图像序列及宽屏图像
1999 年	MPEG-4（ASP）	用于低分辨率低码率领域，如监控、交互式网络电视（IPTV）、手机等
1999 年	MPEG-4（AVC）	已在多种领域应用，如 HDTV、IPTV、蓝光光盘等
2000 年	JPEG 2000	用于国际互联网、彩色传真、印刷、扫描、数字摄影、遥感、移动通信应用、医用影像、数字图书库和电子商务等领域
2001 年	MPEG-7	实际是"多媒体内容描述接口"，主要在数字图书馆、音乐字典等中应用

（三） 医学图像压缩的发展趋势

影像设备产生越来越多的信息量，如何有效地压缩这些信息以便于传输、存储和检索已经成为数字化医学影像技术进一步应用的阻碍。因此，研究医学图像压缩算法具有重要的意义。由于医学图像的特殊性，对医学图像的压缩必须采取特殊和适宜的方法以满足不同特性图像的要求。随着医学影像技术的进一步发展，医学影像压缩技术将成为医学影像应用和发展的关键技术。医学影像的有损压缩技术，尤其是具有医学图像特点的三维医学影像有损压缩技术将是今后医学影像压缩的研究热点和发展方向。

随着并行处理系统的普及，并行医学图像压缩技术会受到更多的重视。由于医学图像应用的关键是传输与显示归档的影像，因此，并行处理的焦点是解码部分，在远程医疗环境中，充分利用分布计算资源的网络并行计算与分布式编程环境，将在医学图像应用中发挥越来越多的作用。基于知识化的模型化方法在医学影像压缩中也尚待开发。

二、医学图像压缩方法

从图像压缩还原的角度出发，数字图像压缩方法可以分为无损压缩和有损压缩两大类。无损压缩是指压缩后的图像再进行图像重建时，重建后的图像与原始图像完全一样，没有丝毫误差。有损压缩是指使用压缩后的图像重建时，重建后的图像与原始图像虽有一定的误差，但不影响人们对图像意义的正确理解。

由于医学影像的特殊性，压缩不允许丢失有用的细节诊断信息，应采用无损压缩。无损压缩虽严格地保证图像质量，但压缩效率太低（2~3 倍）。为了提高压缩效率，可对图像进行一定的有损压缩。首先将医学图像进行分割，对具有诊断信息的重要区域进行无损压缩，对与诊断无关的背景进行有损压缩，既保证了重要区域的图像质量，又最大限度地压缩了无关信息。尽管对医学图像有损压缩还存在争议，但人们一直尝试采用各种有损压缩算法压缩医学图像。最近的研究表明，只要保证诊断信息不丢失，有损压缩在医学影像中是可行的。目前，医学图像压缩已经成为图像压缩中的一个研究分支，其研究越来越活跃，越来越广泛。下面就全面比较和论述医学图像的各种压缩方法，包括图像基本的压缩方法、区域压缩方法，与小波有关的嵌入式图像编码方法（EZW）、层次树分割（SPIHT）方法、嵌入式块编码（EBCOT）方法、两次分割方法（SQP）、自适应小波变换、整型小波变换、3-D 图像压缩方法和 JPEG 2000 方法。

（一） 图像压缩方法概述

随着计算机多媒体技术的发展，已经制定了许多图像压缩的标准算法，如静态图像的 JPEG 标准，以及动态图像的 MPEG1、MPEG2 和 MPEG4 算法等。这些方法在娱乐、游戏和 INTERNET 上得到了广泛的应用。但是，由于医学图像关系到医学诊断的可靠性，影响非常之大。因此，对于医学图像的有损压缩问题一般都讳莫如深。在初始的 DICOM 3.0 标准中也只采用无损压缩的标准算法，压缩比通常只能达到 2~3 倍。为了得到更高的压缩效率，人们开始尝试采用有损压缩算法。JPEG 是一种常见的有损压缩算法，它将 HUFFMAN 变换和离散余弦变换（DCT）相结合，可得到几十倍的压缩比，但图像呈现明显的块状失真。近年来，小波变换在医学图像压缩中的应用越来越多。与 DCT 不同，小波是对图像整体进行变换，既能去除图像的全局相关性，又能将量化误差分散到整个图像内，避免了 JPEG 算法的方块效应，小波的多分辨率特性便于在有损编码中综合考虑视觉特性，有利于图像的渐进传输。对 X 线片及荧光造影等采用小波变换不仅可以消除传统压缩方法产生的"块效应"现象，而且可提高压缩比，适当选取小波函数和编码方法可取得更好的效果。由于医学图像的特殊性，采用通用的 JPEG 或小波压缩算法不能满足要求，必须对其进行特殊的处理。

（二） 区域压缩编码

医学图像的特性之一在于诊断区域必须满足诊断的要求。以普通的乳腺 X 线片为例，其图像是 4096×4096×16bit，约为 33MB，但具有诊断价值的重要区域只是其中的一部分，相当一部分是背景信息。压缩的关键是通过手工或自动方式分割出重要区域和背景区域，重要区域采用无损压缩或高精度有损压缩，背景进行低精度的有损压缩。分区压缩是医学图像压缩最基本的手段。规则矩形区域压缩算法只能处理矩形区域，算法简单，但压缩效率不高。基于结构的压缩算法可以处理任意边界的区域，通过种子区域生长算法得到边界，将边界近似成直线和圆弧等规则的图形结构，

使用链条编码对边界进行无损编码，再对区域内进行无损编码，区域外进行有损压缩。非规则区域压缩算法可以处理任意边界，提高了压缩效率，但边界计算复杂性增加。区域压缩算法的效果取决于背景的 PSNR（峰值信噪比）、区域大小及形状等，应根据背景的 PSNR 确定变换、量化及编码方式，如区域较小而 PSNR 要求较高时可采用简单的熵编码算法。两者的对比图，如图 9-1 所示，图 9-1（a）为矩形区域压缩，图 9-1（b）为全部区域压缩。

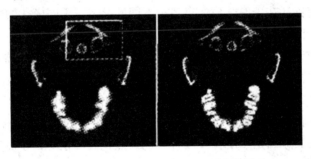

(a) 矩形区域　　　(b) 全部区域

图 9-1　矩形区域与全部区域的压缩对比

（三） 小波编码算法

1. 基于小波结构的编码算法

由于小波提供了信号的多分辨率表示，因此小波在医学影像压缩中具有重要地位。首先利用小波变换对图像进行多分辨率分解，然后对系数进行结构化处理和不同的量化

编码策略，最大限度地去除图像的全局相关性，并将量化误差分散到整个图像内，多分辨率便于综合考虑视觉特性，实现图像的渐进表示和传输。对小波系数不同的结构化处理和量化编码策略产生了许多与之相关的算法。

嵌入式小波零树（EZW）算法于1992年被提出，此基础上又提出了零树结构并对其进行熵编码。从最低分辨率的零树根开始，将其与小波系数门限比较，若小波系数相对于门限不重要，在更细尺度上相同空间位置的系数也不重要，可将其舍弃。随着分辨率不断增加而形成零树结构，最后对零树进行编码形成嵌入式码流。

多级树集合分裂（SPIHT）算法是EZW算法的改进和提高。SPIHT将相似空间方向的小波系数从最低分辨率的树根到最高分辨率的树叶排列成空间树结构。与EZW不同，SPIHT将树结构按不同分辨率，分成不同层次的位平面，从最高位平面渐进输出，量化则利用均匀量化以简化编码算法。PIHT通过中间数组保存像素点坐标，来简化对小波系数的扫描过程，在压缩效率和实现简便性等方面都有了很大的提高。SPIHT算法的不足是算法的中间数组占用了大量的存储空间，不利于算法在硬件上的实现。SPIHT在医学图像有损压缩中取得了很好的效果。与EZW算法和SPIHT算法相似，新一代小波变换图像压缩（EBCOT）算法也是用小波变换进行分解，然后对小波系数进行量化和编码。与EZW和SPIHT算法不同的是，EBCOT算法不采用零树结构而是利用编码块，将同一子带内的小波系数分解成不同大小的矩形块，采用不同的尺度编码，分别对应不同的位平面，从最重要的位平面开始到最不重要的位平面为止，从而产生多尺度的码流，该算法计算复杂性适中，适合对远程医学图像进行浏览。

序列二次规划（SQP）算法通过小波系数门限分割出大于门限系数的感兴趣区，再对重要系数进行二次分割量化，采用简单的算法来对重要值进行编码，适合远程医学图像的快速传输。

2. 自适应小波变换

医学图像的特性还在于医学成像有各种不同的模式，不同模式的影像有不同的特性和诊断要求。医学图像的压缩与成像模式、解剖结构和病理特点有关，应根据成像类型和统计特性自适应地选择小波变换。一般而言，核医学和超声影像空间分辨率较低，X线片空间分辨率很高，CT和MRI图像空间分辨率居中，但灰度分辨率较高。实验表明，在肺部X线图像中，低频率能量占99.69%，而高频能量很小，利用小波压缩骨骼X线片，在7∶1压缩时，图像出现过度平滑的现象，骨头中的小梁或小带细节丢失，小波压缩效率并不高。其原因是小梁在X线片中的斑点是高频信号，小波压缩容易将其当成噪声被压缩，而利用JPEG压缩骨骼X线片则好于小波。

3. 整型小波变换

在标准的小波压缩技术中，由于小波系数的舍入运算，无法重建原始无损的图像。第二代小波变换采用提升方法通过整数变换实现图像的无损压缩，适于医学图像的压缩。整型小波变换摆脱了传统的滤波器和傅立叶的频域概念，更直接地利用信号在时域上的特点，从预测和更新的角度来设计算法，提高了压缩效率。

（四） 三维医学图像压缩

由于三维图像是人体某一部位不同层面的多帧断层图像。相邻帧之间有较强的相关性，采用单帧二维压缩技术无法很好地压缩三维图像，直接利用三维小波压缩则能较好地去除帧间相关性，将压缩比提高 20%~47%。

1. 三维整数小波变换

三维整数小波变换直接对体数据进行三维小波变换，产生嵌入式数据流，具有有损到无损的渐进压缩功能，特别适合远程医疗图像的传输。由于整型小波变换不是整体变换，在小波域内的量化错误与时空域内均方误差（MSE）不等价，难以记录在量化过程中的最终误差，因此应对整型小波系数进行处理使之接近整体变换，以提高编码效率。

2. 三维 SPIHT 和三维 EBCOT

三维 SPIHT 和三维 EBCOT 是当前三维小波视频编码的理想算法。由于三维医学数据与普通视频存在差异，应充分考虑医学图像的特点，对体数据进行数据统计分析，建立其三维模型，再进行小波变换和编码。三维 SPIHT 对小波系数多层次位平面结构进行算术编码，三维 EBCOT 则完全依靠算术编码来挖掘重要值间的冗余。

3. 面向对象的区域运动补偿算法

由于 CT 和 MRI 等三维医学图像序列之间相关性较高，采用类似 MPEG 的帧间运动补偿的压缩算法可提高三维图像的压缩效率。根据图像病理特性，将图像分割成均匀运动区域。采用面向对象区域运动补偿法估计区域运动得到补偿图像，对原图像与补偿图像的差进行无损编码。与 MPEG 直接分块运动补偿方法相比，面向对象运动补偿在边界分割和码位分配计算上较复杂，但编码效率得到提高。一种折中的方法是先进行简单的块运动补偿，然后采用面向对象的方式分割差图像，将其分成高低活动区域，只对高活动区域进行编码。实验表明：对三维 CT 和 MRI 采用上述方法具有较高的压缩效率，比直接进行二维压缩提高 2~4 倍。

（五） JPEG 2000 压缩方法

1. JPEG 2000 的原理

在介绍 JPEG 2000 之前，先对 JPEG 进行了解。JPEG 由联合图像专家组于 1990 年提出，1993 年成为 ISO 和 ITU 的正式标准，是一种有损压缩格式，能够将图像压缩在很小的存储空间，图像中重复或不重要的资料会被丢失，因此容易造成图像数据的损伤。尤其是使用过高的压缩比例，将使最终解压缩后恢复的图像质量明显降低，如果追求高品质图像，不宜采用过高压缩比例。但是 JPEG 压缩技术十分先进，应用有损压缩方式去除冗余的图像数据，在获得极高的压缩率的同时展现丰富生动的图像。换句话说，就是可以用最少的磁盘空间得到较好的图像品质。JPEG 是一种很灵活的格式，具有调节图像质量的功能，允许用不同的压缩比例对文件进行压缩，支持多种压缩级别，压缩比率通常为 10：1~40：1，压缩比越大，品质就越低；相反，压缩比越小，品质就越好。

JPEG 其实是多种编码方法原理的综合。它先将原始图像按像素顺序分成一系列的

8×8 的子块，对每一个子块做离散余弦变换（DCT），将包含了的图像主要信息（亮度）的低频分量集中到子块的左上角，高频分量分布到右下角，并通过量化器的量化，去掉大部分的高频分量信息，产生 64 个"正交基信号"，它包括一个代表直流分量的"DC 系数"和 63 个代表交流分量的"AC 系数"。再对这些系数进行差分编码（DC 系数）或行程编码（AC 系数），得到对应的码字。为进一步提高压缩比，对这些码字再进行熵编码方式中的哈夫曼编码，最后得到压缩的数据。JPEG 算法主要缺点是大压缩比情况下失真明显、缺乏 bit 流控制及较弱的误差修复能力。

JPEG 2000 是由 ISO 和国际电工委员会（IEC）联合开发的新兴图像压缩标准。JPEG 2000 被设计成用于补充现有的 JPEG 标准，它的 PARTI 是核心编码算法，已于 2000 年 12 月成为国际标准。JPEG 2000 因为采用了离散小波变换和最新的嵌入式编码技术，所以具备了传统的 JPEG 所无法比拟的优势。基于其出色的图像压缩表现，目前 JPEG 2000 在医学中正被广泛应用。下面是 JPEG 2000 与 JPEG 在对胸片图像压缩后的效果对比，如图 9-2 所示，图 9-2（a）为采用 JPEG 2000 压缩的图像，图 9-2（b）为采用 JPEG 压缩的图像。

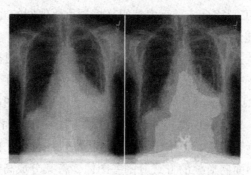

（a）用 JPEG 2000 压缩的图像 （b）用 JPEG 压缩的图像

图 9-2　采用 JPEG 2000 和 JPEG 压缩的图像

2. JPEG 2000 的特点

JPEG 2000 与传统 JPEG 最大的不同，在于它放弃了 JPEG 所采用的以 DCT 为主的区块编码方式，而采用以小波转换为主的多解析编码方式。此外，JPEG 2000 还将彩色静态画面采用的 JPEG 编码方式与二值图像采用的 JBIG 编码方式统一起来，成为对应各种图像的通用编码方式。JPEG 2000 的简单原理如图 9-3 所示。

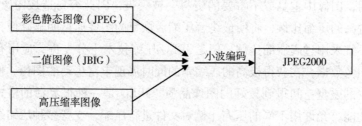

图 9-3　JPEG 2000 的简单原理图

JPEG 2000 标准有以下适合医学图像压缩的特征。

（1）高压缩率　JPEG 2000 格式的图片压缩比能在现有的 JPEG 基础上再提高 10%~30%。

（2）无损压缩和有损压缩　JPEG 2000 提供无损和有损两种压缩方式。无损压缩在医学图像中是必须的。

（3）感兴趣区域压缩　可以指定图片上感兴趣区域，然后在压缩时对这些区域指定压缩质量。

（4）容错性　在码流中提供容错性有时是必要的，如在无线等传输误码很高的通信信道中传输图像时，是不能没有容错性的。

在 2001 年 11 月 DICOM 3.0 标准补充规定中已将 JPEG 2000 成为医学图像传输的国际标准。随着 DICOM 3.0 标准对 JPEG 2000 的全面支持，JPEG 2000 凭借其无与伦比的压缩性能和其他实用的新特性，必将在医学图像存储与传输系统中发挥越来越重要的作用。随着国际化交流的日益增多和标准化的不断深入，作为国际标准的 JPEG 2000 标准和 DICOM 3.0 标准必将广泛地应用于医疗服务系统，而不符合规范和标准的设备和算法会被逐渐替代和淘汰。

第二节　医学图像存储与传输

根据医学图像实际应用的目的不同，医学图像可分为三个精度等级：①作为医疗诊断的主要依据时，数字化后的图像必须反映原始图像的精度。②作为医疗中的一般参考时，图像可进行一定的压缩，以减少对信息资源的占用。③作为教学参考时，图像只要能够保留图像中教学所需的部分内容，允许对医学图像有比较大幅度的有损压缩。

图像存储与传输系统是应用于现代化医院的各种数字医疗设备，所产生的数字化医学图像信息的采集、存储、诊断、输出、管理、查询、信息处理的综合应用系统。

随着电子计算机技术，特别是多媒体技术的飞速发展，使医学图像的存储和传送成为可能，大容量的硬盘、图像信息的压缩技术、可读写光盘的应用，使医学图像可以大量存储。

DVD-R 和 DVD-RAM 自 1998 年问世后发展很快，DVD-R 容量单面为 4.7GB、双面为 9.4GB。DVD-R 记录数据速度达 11.08Mbit/sec，而 CD-R 只有 1.23Mbit/sec。DVD-R 的优点是只写一次，满足数据安全要求，而 DVD-RW 和 DVD+RW 则可多次复写。DVD-RAM 的缺点是不能在任何机器上都能读取信息，须安装专门的硬件；而 DVD-R、DVD-RW、DVD+R、DVD+RW 和 DVD-ROM 在常规的 DVD-ROM 驱动器上可读取信息。

过去，网络无法快速和安全地传输高清晰医学图像，专家只能亲自前往患者就医的医院进行会诊，或者将患者接到专家处接受诊断。此外，患者在出院时，有的将病理图像存放在医院，有的则存入光盘带回家。

如今，很多医院利用计算机局域网（LAN）来实现医学图像和病案等软拷贝的传输，而远程医疗中则通过广域网（WAN）或互联网来进行通信。网络环境的好坏，将影响医学图像的传输速度。传输速度快，图像显示得也快。通常临床医生期望在几秒钟内看到图像，对于一些历史的图像则允许较长时间（2~3分钟）。医院局域网络将重症监护室（ICU）、冠心病重症监护室（CCU）及各科室图像终端或图像工作站联在一起，即可实现图像、病案等软拷贝，在较短的时间内得到患者的各种资料。目前，医院局域网的主干网大部分采用100M以太网，而工作站上采用10M以太网接口，工作站上的数据有效传输速率为1~3MB/s。

新建成的计算机网络系统名为Globus Medicus，该系统借助媒体数字成像和通信技术，能将X线、MRI和CT等不同的图像生成统一的电子医学图像格式，并加以管理和显示。

在医学图像信息的存储与传输过程中，由于医疗设备生产厂商的不同，造成各种医学图像的存储格式、传输方式千差万别，使得医学图像及其相关信息在不同系统、不同应用之间的交换受到严重阻碍。为此，为规范医学图像及其相关信息的交换，产生DICOM。

一、DICOM 的发展

1982年，ACR-NEMA联合成立数字图像和通信标准委员会，在参考了其他相关国际标准（CNET251、JIRA、IEEE、HL7、ANSI等）的基础上，并在众多影像设备制造商及用户的积极参与下，分别于1985年、1988年发布了ACR-NEMA 1.0及ACR-NEMA 2.0的两个版本。该标准是医学图像领域的第一个综合性标准。1993年，数字图像和通信标准委员会推出上述标准的第三个版本，该版本后来被正式命名为DICOM，也就是常说的DICOM 3.0。DICOM 3.0的制定是医学图像处理领域标准化的一个重大里程碑，总结现有的医学图像领域的其他标准，兼顾并吸收它们的长处，同时改正了前两个版本的不足之处，成为第一个被广泛接受的全球性医学数字成像与通信标准。在我国，DICOM是唯一被接受的医疗影像国际规范。

二、DICOM 的应用

从医院的管理角度来说，如能由上而下在整个医院建立DICOM化的环境，再依据部门需要建立不同特色的子系统以适应科室需要，就能在医院形成统一的影像规范，做到医院添加新设备时"即插即用"。由于DICOM已经成为国际医疗影像设备图像通信/交流的唯一规范，采用DICOM标准是医院间及国际间医学图像交流的基础。同时，由于医院形成了统一的影像规范，可以对医学影像进行统一归档、存储查询，实现无胶片化医院，节省大量的人力和资金，有效提升医院形象和等级。

从患者角度而言，有DICOM构架的医院可以大幅度缩减候诊时间，以往可能需要数次往返医院，现在只要一次就可完成就诊、照相、报告这几个过程。

从医生角度而言，可以方便地获取DICOM资料库上的各种影像资料进行研究参考，同时可以快捷地获取急诊患者的影像，为抢救患者获得宝贵的时间。

三、DICOM 3.0 的特点

1. 基于标准的网络协议（如 TCP/IP 协议），具有广泛的网络适用性，特别为远程医疗创造了条件。

2. 采用面向对象的设计方式。

3. 引入了广义的信息对象概念，不仅包括图形和图像，还包括检查、报告等广义上的各种信息对象。

4. 定义了信息对象的唯一性标志，这对于网络上识别信息对象及其关系具有关键性意义。

5. 采用模块式结构，具有可扩展性，这对于二次开发具有重要意义。

6. 规定自身的兼容程度。

事实上，DICOM 通信接口是 PACS 非常重要的功能之一，其作用是解决不同厂商的各种符合 DICOM 标准的医疗设备的通信问题。随着越来越多的医院对 PACS 的认识和应用，大中型医院在购置新的 CT、MR 等医疗设备时，把能否提供符合 DICOM 标准的网关看作是一个重要的选型指标。

较早的 DICOM 3.0 标准仅支持 JPEG 压缩、RLE 压缩和未进行压缩的图像数据。最新的 DICOM 3.0 标准已支持 JPEG 2000 压缩标准，包括有损和无损两方面。

四、DICOM 3.0 的组成

DICOM 涵盖了医学数字图像的采集、归档、通信、显示及查询等几乎所有信息交换的协议，以开放互联的架构和面向对象的方法定义了一套包含各种类型的医学诊断图像及其相关的分析、报告等信息的对象集，定义了用于信息传递、交换的服务类与命令集，以及消息的标准响应，详述了标识各类信息对象的技术，提供了应用于网络环境（OSI 或 TCP/IP）的服务支持，结构化地定义了制造厂商的兼容性声明。

DICOM 3.0 由十五个部分组成，见表 9-4 。DICOM 3.0 标准中各组成部分的关系，如图 9-4 所示。

表 9-4 DICOM 3.0 标准组成表

序号	内容
第一部分	引言与概述：简要介绍了 DICOM 标准的概念及其组成
第二部分	兼容性：要求制造商对于其产品的 DICOM 的兼容性进行精确性描述，包括信息对象、服务类、数据编码等，以便于用户选择
第三部分	信息对象定义：对医学数字图像和通信方面的信息对象提供了抽象的定义，并将属性类似的若干组信息对象定义集中成公共模块，以便于日后扩展
第四部分	服务类：详细论述了作用在信息上的命令及其产生的结果，一个服务类可对应于一个或多个命令作用于一个或多个信息对象；服务类还给出了角色服务类提供者（service class user, SCU）和服务类用户（service class provider, SCP）

续表

序号	内容
第五部分	数据结构和编码：描述了怎样对对象类和服务类进行构造和编码
第六部分	数据字典：DICOM 中所有表示的数据元素定义的集合
第七部分	消息交换：定义医学图像应用实行消息交换通信时用到的服务和协议
第八部分	消息交换的网络通信支持：说明了在网络环境下的通信服务和支持 DICOM 应用进行消息交换的必要的上层协议。目前，DICOM 可支持 TCP/IP 协议和 SO-OSI 协议
第九部分	消息交换的点对点通信支持：DICOM 3.0 向下兼容 ACR-NEMA 2.0 点对点通信的服务和协议，但点对点通信若要应用于网络环境需要一个网络接口单元（network nterface unit，NIU）
第十部分	用于介质交换的存储介质和格式
第十一部分	介质存储应用规范
第十二部分	物理介质和介质格式
第十三部分	点对点通信支持的打印管理
第十四部分	图像灰度标准显示函数
第十五部分	安全模型

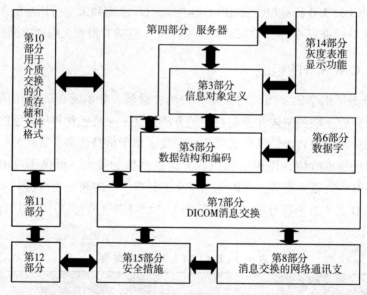

图 9-4　DICOM 各组成部分关系图

五、DICOM 的图像文件

DICOM 存储的医学图像文件结构由文件头信息和数据集组成。文件头包含标识数据集的相关信息。每个 DICOM 文件必须包括该文件头。文件头最前面是由 128 字节组成的文件前言，接下来是有 4 字节的"DICM"前缀，可用该值来判断一个文件是否是 DICOM 文件。文件头中还包括其他一些非常有用的信息，如文件头信息的版本、文件传输的语法、生成该文件的应用程序等。其中，DICOM 文件头中最主要的组成部分是数据集，数据集部分是由若干个数据元素组成，按数据元素标记中的组号及元素号数值增加的方式进行排序，依次排列。每个数据元素代表患者相关信息（IOD）或像素点数据，其基本组成如图9-5所示。

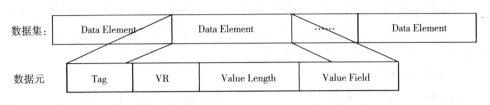

图 9-5　数据集结构

DICOM 数据元素主要由标签、数据描述、数据长度和数据域组成。

1. 标签

标签是个 32 位的无符号整数。DICOM 中所有的数据元素都可以用标签来唯一表示，各个标签对应什么数据元素可以查阅 DICOM 标准中的数据字典。在 DICOM 中人为地将标签分为组号和元素号两部分，用一对有序 16 位无符号整数表示，前 16 位表示组号，后 16 位表示元素号。

2. 数据描述 VR

数据描述指明了该数据元素中数据的类型。在 DICOM 文件中由 2 个字符的字符串组成，如 CS、UI、UL 等。这是一个可选择的域，是否含有 VR 依赖于通信时的传输语法。

3. 数据长度

16 位或 32 位无符号整数。记录数据元素值的长度，始终为偶数。

4. 数据域

存储数据元素的值，始终为偶数个字节。

DICOM 中所有数据都是以数据元素的形式出现的，除前边 128 字节的文件前言和 4 字节的"DICM"前缀。

六、DICOM 3.0 的通信模型

DICOM 3.0 的通信是在 TCP/IP 协议的基础上发展起来的。因此，与传统的 TCP/IP 协议一样，DICOM 3.0 自上而下由网络接口层、网络层、传输层及应用层构成，通过应用层的服务完成消息交换和数据传输，其应用层通信模型包括四层，如图9-6所示。

1. TCP SOCKET 层

TCP SOCKET 层是 DICOM 上层协

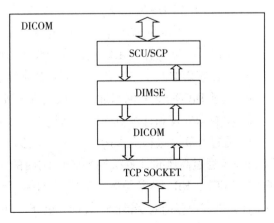

图 9-6　DICOM 应用层通信模型

议与底层协议的通信接口，为 DICOM 上层协议提供 TCP 服务，是整个 DICOM 通信的根本保证。

2. DICOM 上层协议层

DICOM 上层协议层是针对 DICOM 所要实现功能而对 TCP/IP 协议应用层重新定义后的上层协议，提供所有与网络通信有关的功能，为其上层的 DICOM 消息服务元素层（DIMSE）提供透明的数据传输服务。

3. DICOM 消息服务元素层

DICOM 消息服务元素层根据客户/服务器指令调用相关的服务类，并与相应的信息对象结合形成服务对象对（SOP）。

4. SCU/SCP 层

DICOM 3.0 采用面向对象的客户/服务器设计方式，在这里客户机被定义为服务类用户（SCU），服务器被定义为服务类提供者（SCP）。

第三节 医学影像归档和通信系统

随着网络化、信息化在医疗领域的普及，以及数字化医学影像设备在临床诊疗中的广泛应用，传统的模拟影像系统已经不适于数字化时代医院临床的使用需求，在这种形势下 PACS 应运而生。

一、医学影像归档和通信系统概述

（一）定义

PACS 是一种用于解决医学图像获取、显示、传输、存储和管理的综合系统，它主要由医学图像获取、图像显示和处理、高速数据传输与通信网络、大容量数据存储、影像数据库管理五部分组成。

PACS 的主要用途包括以下六部分内容。

1. 用数字影像数据库来取代传统的胶片库将图像归档。

2. 用医生诊断工作站来取代传统的胶片与胶片灯。

3. 用数字影像共享来取代传统的胶片邮寄。

4. 通过 DICOM 3.0 网络通信协议实现各种医疗影像设备之间的数据交换。

5. 将影像处理和计算机辅助诊断技术融入到临床诊疗当中。

6. 通过互联网进行远程诊断与专家会诊。

PACS 通过高速的计算机网络将医院内的所有影像设备（如 CT、X 线、MRI、CR、DSA、SPECT、MR、内窥镜等）互联，并将影像信息以数字图像形式存储于数据库中，并利用计算机实现存档数字影像的查询、更新，以及远程诊断等功能，它可以将各类影像检查手段有机结合，实现全院影像资源的无胶片化管理，并可以实现影像资源共享，提高了医院的人员与设备的工作效率，省去了与胶片相关的各种费用，降低了医疗资源投资成本，实现了医疗影像资源的自动化管理，为医院的数字化建设打下了坚实的基础。

（二）与传统比较

1. 传统医学图像保存处理方式的不足

（1）传统的医学影像图片多为胶片，保存胶片需要巨大的存储空间。为了提高胶片的利用价值，影像科必须建立片库来存储数量庞大的胶片，这便是影像资料的"归档"或"存档"。通过这种方式对胶片进行的管理，管理难度系数与胶片数量正比例同步增长，因而耗费了大量人力、物力、空间。

（2）常规 X 线检查应用的胶片增感屏系统，成像后需通过胶片进行这记录，需要在暗室冲洗，在显影、定影、冲洗、烘干、归档等环节上要耗费了大量的人力、物力。

（3）传统的影像胶片库通过手工方式管理，资料的查询速度慢、图像传递时间长、效率低下，不能满足临床的需求，如遇急诊，这种情况就更加棘手。

（4）传统胶片因为不便于储存和传输，所以无法实现实时、快速的远程会诊，不便于实现影像资料的多人共享。

（5）胶片长时间暴露在空气中易变质，影像资料的二次利用。

（6）不是所有影像信息均能够完整保存、做后期处理，影像信息保存时固定的窗宽、窗位很容易造成原始信息的丢失。

2. PACS 有着无法替代的优势

（1）无论在门诊、急诊或住院处都可随时快速方便地调阅胶片进行读片与诊断，提高了医生的工作效率，避免了胶片在传递过程中的丢失。

（2）很容易的克服时间和地域上的限制，方便开展复合影像诊断、多学科会诊等，为患者节省转院等耗费的时间和财力，使医生能为患者提供及时的诊断、治疗和护理。

（3）便于影像资料的传递和交流，容易实现影像资源共享，从而在整体上提高医院的诊断质量、效率及科研水平。

（4）极大地改变了传统医学影像科与其他科室的关系，促进了放射学向更加专业化的道路上发展，它的大范围应用，也将对放射学实践产生深远的影响，从而迫使行业内出现更为激烈的学术或技术竞争。

（5）节约了医院的胶片开支及其管理费用，从而使医院的影像资料管理进入无胶片时代。

（6）有利于提高医院的整体医疗质量。

（三）分类

PACS 应用于医院的影像科室，最初主要用于放射科，经过多年的发展，PACS 已经从简单的几台放射影像设备之间的图像存储与通信，扩展至医院所有的影像设备，乃至不同医院的影像设备之间的相互操作。

1. 小型 PACS（mini-PACS）

一般是指单一影像科室或单一影像模式用的，在医学影像学科内部分的实现影像资源的数字化传输、存储、显示等功能，比如说超声波小型 PACS、心脏小型 PACS。

2. 放射科 PACS（radiology PACS）

一般是指放射科所用的 PACS，通常指包括 CT、MRI、DSA 等常规 X 射线影像及其所包含的数字影像设备，有时也包括普通的超声波，具有独立的影像存储及管理子系统和必要的输入输出设备。用于高分辨率组织性灰阶图像看像、简单的线性、角度、面积等测量，以及区域最大、最小、平均值、均方差等分析。

3. 医院 PACS（hospital PACS）或企业 PACS（enterprise PACS）

覆盖整个医院（包括所有分院和分支机构）或全企业的 PACS。支持所有的医学成像设备（CT、X 线、MRI、超声波、内窥镜、显微镜、心电图等），有独立的影像存储、管理子系统和数量足够的输入输出设备，以及影像浏览、会诊系统，支持远程放射学服务。采用模块化结构设计，并能够与医院信息系统（HIS）及放射信息系统（RIS）紧密集成。

（四）PACS 的组成

PACS 的主要组成部分包括成像设备、数据通信网络和网络基础设备、PACS 服务器、PACS 工作站、硬拷贝输出设备，其组成结构如图 9-7 所示。

成像设备包括 CT、MRI、CR、DR、DSA、超声、X 线、内窥镜等，这些设备输出的图像文件有符合 DICOM 标准的数据，也有非标准的数据；有数字图像数据，也有模拟图像数据。符合 DICOM 标准的数字图像数据将直接存储到图像数据库当中，不符合 DICOM 标准的数字图像数据则需要编码为标准的数据后，再存储到图像数据库当中。如果是记录在胶片上的模拟信息，如 X 线片，需要先将胶片上的光学影像信息转换成模拟或数字信号才能在 PACS 上传输，存储这类数据时，一般采用胶片数字化设备，通过帧捕捉的方式先将其转换成数字图像数据，然后再将转换完毕后的数字图像数据标准化，得到符合 DICOM 标准的数字图像数据，最后存储到图像数据库当中。胶片数字化设备的种类有很多，目前通常采用的是激光胶片数字化仪、CCD 胶片数字化仪来获取数字图像数据。这些设备的转换速度、分辨率等参数直接影响着整个 PACS 的性能。

数据通信网络和网络基础设备：数据通信网络一般可对网络中的各种资源提供信息交换路径，一般医院东西、南北直线距离较短，占地面积在数平方公里以内，没有距离遥远的分支机构，一般采用星形总线结构的高速局域网，网络架构采用以太网，网络协议采用 TCP/IP，主干网采用千兆交换式或万兆交换式快速以太网体系，这样的高速以太网体系具有传输速率高、数据吞吐量大、带宽高、误码率低等优点，通过这种网络体系可以方便实现图像或视频数据实时传输。以一个主干为千兆的局域网为例，由于成像设备成像速度较慢，在成像设备与图像采集工作站之间采用十兆以太网相连接，PACS 控制器到图像采集工作站和图像显示工作站之间采用百兆以太网相连接。

网络基础设备一般包括数据交换设备和网络安全保障设备两大类。数据交换设备一般包括核心交换机，用来完成主干网的数据交换；汇聚交换机，用来完成医院各大节点内的数据交换，以及主干网和节点的数据交换；接入交换机，用来完成接入设备之间的

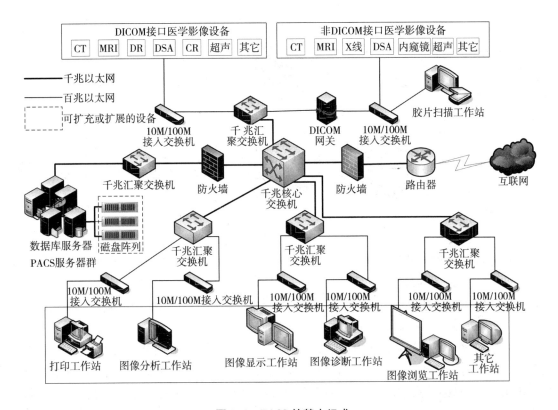

图 9-7 PACS 的基本组成

数据交换，如成像设备与图像采集工作站之间的数据交换，以及汇聚交换机和其自身之间的数据交换。网络安全保障设备一般包括防火墙，通过定义访问规则来保护内网防止非法访问与恶意攻击；入侵检测系统，通过网络嗅探等功能来捕获网络中的攻击事件，并给予报警。

1. PACS 服务器

PACS 服务器是核心，包括图像数据库服务器、图像存储管理系统服务器、图像存档系统服务器，主要功能有图像接收、图像存档、图像路由、数据库更新、与 HIS/RIS 连接、数据压缩等。

PACS 图像数据库服务器在整个服务器投资当中属于所占比例较大的一部分，因为医学图像数据量是巨大的，可称为"海量"数据。通常图像数据库服务器外挂一个或多个大容量高速磁盘阵列来进行在线存储，一般单个阵列的容量为几 TB 到十几 TB，通常阵列内的硬盘通过 RAID5 的方式在逻辑上组成一个具有一定冗余的硬盘系统，它具有速度高、存取方便、可靠性好、数据丢失可恢复等特点。组建 RAID5 的磁盘阵列至少需要三块硬盘，如图 9-8 所示。

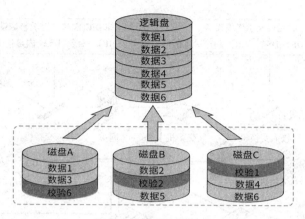

图 9-8   RAID5 的组成

组建后的硬盘容量为（$N-1$）×最低容量硬盘的容量，其中 N 为阵列中硬盘的数量，$N \geqslant 3$，其余的容量用于存储校验信息。从容量效率来讲，RAID5 消耗掉了一个硬盘的容量。RAID5 的存储过程为当有数据写入硬盘的时候，RAID5 会根据算法将这次数据写入分成三部分，然后写入这三块硬盘，写入的同时还会在这三块硬盘上写入校验信息，当读取写入数据的时候会分别从三块硬盘上读取数据内容，再通过检验信息进行校验。当其中有一块硬盘出现损坏的时候，就可以通过另外两块硬盘上存储的校验数据计算出第三块硬盘上的数据内容。RAID5 的这种存储方式从原理上来讲只允许同时有一块硬盘出现故障，出现故障时需要尽快更换故障硬盘。当更换故障硬盘后，在故障期间写入的数据会进行重新校验。如果有同时有两块或两块以上硬盘出现故障，那么丢失的数据将无法恢复。

2. PACS 工作站

PACS 工作站包括图像采集、显示、浏览、诊断、分析、打印等。

图像采集工作站将图像数据转换为 PACS 的标准格式，以及将图像数据压缩和传送到 PACS 控制器。图像采集工作站可以通过 DICOM 网关，把符合 DICOM 标准的图像文件传送给 PACS 服务器；图像显示工作站可以对二维或三维图像进行处理或显示。

图像的处理一般包括图像的放大、拉伸、对比度调节、锐化、黑白反转等功能。其中，以频率处理和灰阶处理最为重要。图像的显示是 PACS 的重要环节，不同的医学影像，对再现设备的要求也不同。黑白显示器只能显示 CT、MRI、超声、内窥镜等设备的影像，而 X 线等检查，则需要更高清晰度的显示器。

诊断工作站供放射科的医生临床诊断使用；分析工作站用于计算机辅助图像处理和分析，它可以从图像中测量和抽取有用的参数，可以用于图像融合、设计手术进行的路径等；打印工作站用于连接打印机、激光相机、激光胶片数字化仪等设备。

3. 硬拷贝输出设备

硬拷贝输出设备包括多幅相机、激光相机、激光胶片打印机、常规激光打印机等。其中激光相机又分为干式胶片激光相机和湿式胶片激光相机。这些设备往往要求具有高分辨率，使组织在密度上的细小差别能够被发现，不同组织的分界线清晰、直观。

在 PACS 的组成形式中，一般分为集中式和分散式两种模式。集中式是指多个影像设备均与同一台工作站相连接，只有这一台工作站获取这些影像设备的图像数据。分散式结构与集中式正好相反，每台影像设备都和一台工作站相连接，每台工作站都负责相应的影像设备的图像采集。集中式的优点是需要较少的软硬件支持、资金投入少，便于进行控制。因此，如果输入输出设备较多时集中式比分散式要好。但是，从传输速度上来讲，集中式不如分散式，而且分散式相对于集中式安全性高、系统扩展性强、系统技术升级方便等优点，分散式也不是一无是处。今后，随着更多 PACS 软硬件标准的规范和成熟，传输速度更快的分散式一定会成为主流。

（五） PACS 的发展趋势

随着计算机网络技术，以及软硬件技术的不断发展，PACS 应用的发展也呈现出多方面的快速发展趋势，以后的 PACS 会将扩展标记语言（XML）引入到 DICOM 标准当中，提出一种基于 XML 的智能字符串标识 DICOM 标准，使得医学影像资源的共享变得更加方便、容易。对现有的电子病历（EMR）进行改良，将 PACS 与 EMR 进行组合，尝试研究一种新系统，以实现远程计算机辅助技术（CAS）在医学领域的应用及远程医疗诊断中心的建设等。新一代大容量存储设备的出现及医院数据中心的建立，都会促进 PACS 的良性发展，使其最终成为临床诊断中常见的应用之一。

二、PACS 实施的相关技术

（一） DICOM 3.0标准

因为 PACS 需要与医院内所有的影像设备相连接，所以必须采用统一的标准来保证不同厂商的影像设备能够互相连接。因此，采用 DICOM 标准并完全拥有 DICOM 的开发能力，对于 PACS 来说至关重要。符合 DICOM 3.0 标准的影像设备之间可以互相通信，并可以与其他网络通信设备互联。

（二） 数字图像采集技术

PACS 中数字图像的采集主要通过以下几种技术或方法来获得。

1. 兼容 DICOM 标准设备的采集

兼容 DICOM 标准的设备，如 CT、MR、DR、DSA 等，可以直接通过 DICOM 接口获取数字图像，这种方法效率高、实时性好、误差小，是当前 PACS 中主流的图像采集方式。

2. 非 DICOM 标准设备的采集

对于不兼容 DICOM 标准的普通数字接口的影像设备，必须通过相应的软件将其采集的数据无损地转换成符合 DICOM 3.0 标准的数据流，然后发送到 PACS 服务器。

3. 模拟视频影像采集

对于模拟视频输出设备，如模拟 CT 等，可以通过视频采集卡技术，将模拟视频信号转换成 DICOM 3.0标准的数字影像，但是转换后图像的质量不是很好，也不能实现自动存档，这种模拟视频输出设备因此正逐渐被淘汰。

4. 胶片扫描

胶片影像采集一般可以通过高分辨率、多页、快速的数字化扫描仪将胶片图像转换成数字图像，然后再转换成 DICOM 3.0 标准的数字图像。通过这种方法获得的数字图像一般夹杂了一些非图像信息，并且很难分离，需要人为输入。

（三） 数字图像预取技术

采用数字图像预取技术的主要目的是为了解决网络使用高峰时期 PACS 服务器的负载问题。因为医疗过程对于处理突发性的图像数据要求高，整个网络对于高峰时期和平稳时期的平均带宽需求差距非常大，所以应该在图像传输网络结构的设计上采用预取技术和分中心预取技术相结合的方法，来解决 PACS 影像服务器在高峰时的负载问题。

数字图像预取技术的应用能够充分的利用网络资源，在网络使用平稳时期将图像传输到指定的地点，同时又能够实现医学影像数据的后台自动传送。分中心预取技术是在分布式 PACS 架构中，将一个科室内的一台工作站设为分中心服务器，PACS 影像服务器只把影像资料传输到各个科室的分中心服务器，这些科室内其余工作站所要获取的影像信息，均由科室内的分中心服务器分发。这样既可以保证各个科室的医生能够在任意一台工作站上查阅患者的影像资料，又减轻了 PACS 影像服务器的负担，从而有效地减少了网络使用高峰时期 PACS 主干网的数据交换压力，又提高了局部工作站系统的响应速率。

（四） 数字图像压缩技术

有效压缩 PACS 网络中传输的图像数据，可以提高效率、降低成本，使系统更快、更有效地进行通信和图像信息交换。从医学影像的角度来讲，就是在图像质量下降的压缩算法和图像无损压缩算法之间做出权衡，选出适合临床诊疗的压缩算法。

（五） 医学影像显示处理技术

一般来说，从 DICOM 3.0 标准输出端口输出的影像数据流，或者经扫描仪等设备采集的医学影像，通常会带有一些影响图像质量的各种噪声和失真，如图像中出现网纹、斑点、细粒等。因此，必须通过数字处理技术去除图像中的噪声，减少图像失真，保障图像质量。利用小波变换方法去除医学图片中的噪声，可以得到非常好的效果。在显示图像时，还可以通过对图像进行灰度校正、边缘增强、无损缩放和亮度、对比度调节等图像处理技术来获得更好的显示效果，以尽快协助医生确定病灶，减少误漏诊的发生。

（六） 医学影像数据存储技术

PACS 中常见的医学影像存储方式包括直接连接存储（DAS）、网络连接存储（NAS）及存储区域网络（SAN）。

DAS 已广泛应用，是一种比较成熟的存储技术，它以 PACS 数据库服务器为中心，将磁盘阵列、硬盘等存储设备直接连接到网络系统服务器上，采用分布式或集中与分布式并用的归档方法，有效地解决了图像调用慢的问题，但它还不能完全解决影像数据量剧增的问题。

NAS 提供了一套安全、稳固的文件和数据保存方案，并且容易使用和管理。它定义了一台独立的专用数据存储服务器，内嵌系统软件，可以提供 NFS、SMB/CIFS 文件共享。NAS 是基于 IP 协议的文件级数据存储，支持以太网等网络技术。NAS 设备完全以数据为中心，将存储设备与服务器彻底分离，采用集中式管理数据的方式，从而有效地释放了带宽，大大提高了网络的整体性能，也有效的降低了用户的投资成本。

SAN 拥有一个共用的高速专用存储网络，存储设备集中在服务器后端，因此 SAN 一般采用高速光纤网络。这个网络以光纤交换机为中心，SAN 则连接在服务器的后方，以块的方式与外界通信，但是文件系统依然存在服务器中。以光纤为接口的存储网络为 SAN 提供了一个高扩展性、高性能的网络存储机构，光纤交换机和光纤存储阵列同时为 SAN 提供更高的性能和更大的扩展空间。SAN 中的存储设备与服务器完全分离，用户获得了一个与服务器分开的存储管理概念。数据的复制、备份、恢复可以通过中央控制和管理手段进行。

（七） 系统集成技术

PACS 只是医院多个信息系统的一员，其他信息系统如 HIS、RIS 等都是医院常见的应用系统。系统集成技术就是通过一定的方法与技术将医院当中各个独立的信息系统整合到一起，使其能够形成一个统一的系统应用平台，这样原来各个独立的信息系统之间就可以很方便地实现数据交换与数据共享，避免医院内部各个信息系统之间形成"信息孤岛"。

健康信息交换第七层协议（HL7）是医疗领域系统集成当中常见的标准，它定义了不同应用之间电子数据传输协议，由 ANSI 批准实施。采用 HL7 标准可以规范管理信息的格式，降低医院各个信息系统之间的集成成本，提高医院各个信息系统之间数据共享的程度。

（八） 人机交互技术

对于 PACS，在设计初期就必须考虑系统的易用性，使系统界面简洁、直观、易于上手，可使医疗工作者经过短期的培训就能熟练应用。

本章小结

1. 医学图像的压缩、存储与传输的基本知识。
2. DICOM 标准的特点、DICOM 标准的图像文件组成和 DICOM 3.0 的通信方式。
3. PACS 的概念及组成。

思考与练习

1. 某医院的 CT 是在 512×512 像素的分辨率、16 位灰度级下对断层扫描图像信息进行数字化采集的。每次采集 40 帧层位片，则每次采集的图像总容量是多少兆？

    2. 简述 DICOM 3.0 的特点。

    3. DICOM 数据元素主要由哪些部分组成？

    4. 简述 PACS 的定义，主要由哪几部分构成？

    5. PACS 的相关技术有哪些？

第十章　医学图像处理软件与医学图像应用 ▷▷▷▷

教学目标：

通过本章的学习，了解国内外医学图像处理软件的种类和特点、常用的医学图像处理软件，医学图像的应用在外科手术的仿真与规划、手术计划与导航的发展最新成果，医学图像处理在中医舌诊和中医肤色诊断上的应用。

教学重点和难点：

●医学图像处理与分析软件。

●医学图像的医学临床应用。

●医学图像的中医临床应用。

随着计算机技术和医学图像处理技术的发展，医学图像处理在医学上的应用取得了很大的成功。本章从以下几个方面阐述：医学图像处理与分析软件，包括医学图像处理与分析软件的分类；医学图像的医学临床应用，包括外科仿真与规划，手术计划与导航；医学图像的中医临床应用，包括中医舌诊图像分析、中医肤色图像分析；医学图像的临床应用展望。

第一节　医学图像处理与分析软件

医学图像处理与分析软件，算法是其发展的源动力。医学图像处理与分析算法方面的研究主要包括医学图像分割处理、医学图像配准及三维可视化处理，目前已经有了非常多的成熟的算法，并且新的算法还在源源不断地涌现。除了在算法理论上的研究以外，在算法支撑基础上的软件平台研发也是必不可少的，因为软件平台是医学图像处理与分析前进的源动力。近年来国内外的一些医学图像研究组和公司为了更好地利用现有的医学图像处理与分析算法，避免重复劳动，设计开发了许多医学图像处理与分析的软件平台。利用这些平台来开发自己的应用系统，或直接应用这些平台完成自己的研究工作，大大缩短了研究成果和实际应用之间的周期。

一、医学图像处理与分析软件的分类

目前国内外医学图像处理与分析软件平台总体可以分为两种类型：一种是集各种医学图像处理与分析算法的算法平台，为医学图像软件的开发提供丰富的算法库；而另一种是封装了各种医学图像处理与分析功能，并且具有友好用户界面的应用平台（能为科学研究和临床诊断等提供了功能强大的计算机辅助研究和诊断。

二、医学图像处理与分析算法平台

（一） 可视化算法平台

可视化算法平台（visualization toolkit，VTK）是一个主要进行数据可视化的开放源码（open Source）的算法平台，目前由美国 Kitware 公司负责维护。VTK 完全采用面向对象的设计思想来设计与开发，功能非常强大，可支持跨平台开发，支持 Windows、Unix、Linux 等。VTK 并不是专门针对医学图像领域开发的算法平台，它的主要目标是通用可视化领域，它在医学图像处理领域得到了广泛的应用。VTK 在三维函数库 OpenGL 的基础上采用面向对象的设计方法，将可视化实现细节屏蔽起来，并包含一些常用的算法，以类的形式给予支持。VTK 是从事可视化应用程序开发的研究人员的强大的技术工具，以方便性和灵活性为主要原则，它的主要特点如下。

1. 强大的三维图形功能。既支持基于体素的体绘制，又保留了传统的面绘制，从而在改善可视化效果的同时又可充分利用原有的图形库和图形硬件。

2. VTK 的体系结构使得其具有非常好的界面和高速缓存的能力。

3. 能够很好地支持基于网络的工具，如 Java 和 VRML。

4. 具有丰富的数据类型，支持对多种数据类型进行处理。

5. VTK 的代码具有良好的可移植性。

目前为止，VTK 的稳定版本已经发行到了 VTK 5.0，并在不断地完善

（二） 分割与配准算法平台

分割与配准算法平台（insight segmentation and registration toolkit，ITK）的主要目的是提供一个医学图像分割与配准的算法平台。完成可视人体的数据采集完成后，需要对这些数据进行配准并分割，在 1999 年由美国国立卫生研究院（NIH）下属的美国国立医学图书馆（NLM）发起开发一个分割与配准的算法平台，对可视人体项目得到的数据进行处理与分析，于 2002 年 10 月成功地发行了 ITK 1.0。ITK 用户与开发者同样也可以通过邮件列表来进行相互讨论与交流。ITK 也支持跨平台开发，支持 Windows、Unix、Linux 等台。经过多年的研发，ITK 可以提供多种主流的医学图像分割与配准算法，并且现在还一直在持续地发展，它将继续为医学图像处理领域内的研究人员提供一个分割与配准的算法平台。

（三） 医学影像交互平台

医学影像交互平台（medical imaging interaction toolkit）由德国癌症研究中心（GCRC）开发，包含 VTK 中的可视化算法和 ITK 中的分割与配准算法，并加入了很多交互的算法，使交互、数据处理和显示有机地结合在一起，从而构成了一个使用方便的交互式医学图像处理与分析的算法平台。平台的设计延续了 VTK 和 ITK 的风格，并使用了 CMake、doxygen 和 cvs 等作为处理软件；同样采用了 Open Source 的形式发行，极

大地方便了医学图像处理与分析算法平台在临床中的应用与推广。

三、医学图像处理与分析应用平台

（一）　3DVIEWNIX 系统

3DVIEWNIX 系统是由美国宾州大学放射系医学图像处理小组开发的，提供了医学图像的预处理、二维和三维的可视化、图像分析等功能，它是在 Unix 下使用 C 语言开发的，利用 X-Window 系统提供用户界面。3DVIEWNIX 系统的特色之处就是提供了很多图像分割工具，包括域值分割、基于模糊连接度的分割、Livewire 分割等，简化了图像分割的工作量，非常有价值。3DVIEWNIX 开发得比较早，在 20 世纪 80 年代就已经推出，是国际上相当知名的一个系统。但是该应用平台并不是一个免费软件，且其只能在 Unix 环境下运行，用户界面比较复杂，所以应用范围和用户受到限制。

（二）　Analyze 系统

Analyze 系统是由美国著名的 Mayo 医学中心的生物医学影像实验室先后经历了 25 年时间研发的可视化图像处理与分析系统，提供对 CT、MR 和 PET 等多种模态的生物医学图像进行多维显示、数据处理、分割、配准及测量等功能。Analyze 系统最初是基于 Unix 开发的，不过为了满足用户的需求，1996 年 Analyze 系统得到重新设计以支持其他操作系统。目前 Analyze 系统完全基于软件开发包 AVW 来实现各种功能的，并采用 Tcl/Tk 来设计用户界面。Analyze 系统现在可以支持 4 种 UNIX 系统、4 种 Windows 系统、3 种 Linux 系统和 2 种 Mac 系统，同时各种功能的计算性能也比原来强大得多。

（三）　VolView 系统

VolView 系统主要功能是提供一个易于使用的、交互式的可视化图像处理工具。VolView 系统虽然也是一个商业软件，但研发公司负责开发并维护着两个非常著名的开放源码的医学影像处理开发包（VTK 和 ITK），有非常浓厚的科研背景。

VolView 提供免费的试用下载。VolView 早期的优势在于体绘制，它提供了非常友好的界面来辅助用户完成复杂的调节参数的过程。在其 VolView 2.0 版本推出之前，VolView 并不提供分割功能，其面绘制功能也是通过脚本语言来支持的，并不是非常完善。但是在 VolView 2.0 版本之后，使用基于 ITK 这一强大的分割与配准算法平台，提供了比较多的分割功能，且提供了一些等值面生成的算法来支持面绘制。VolView 系统现在主要提供 Windows 系统下使用，在 Linux 系统下也有提供，不过版本比较低。

（四）　VGStudio MAX 系统

VGStudio MAX 系统是由德国某公司开发的 CT 三维可视化图像处理与测量的商业化软件，也是业内具有领导地位的 voxel 数据可视化与分析系统，带来了处理大量 voxel 数据的概念。它主要应用于样品内部瑕疵分析、样品内部厚度分析、样品分解、样品内部几何形状测量、样品内外部逆向工程设计等等。VGStudio MAX 将 CT 拍摄得到的计算机断层图片进行三维重建可视化处理，并为工程师提供各种强有力的工具。系统支持的文件格式较多，包括 TIFF、JPEG、BMP、PPM、HDF data、Analyze data、DICOM and RAW data 等。在三维重建模型内的一般应用有对原有实物的立体可视化处理与精确的建立样品三维模型，对三维模型任意方向的裁剪、旋转及缩放，可对任意平面及体积进行属性分析等。它具有以下一些优势：高精度、海量数据处理的功能；MRI 与 CT 图像融合功能；多种图像过滤能力；多物体一场景功能；优化的 STL 抽取能力；特有的三维影片制作能力与任意视角观察能力。

（五） 3D Doctor 系统

3D Doctor 是美国某公司开发完成的一个商业化医用三维图形建模系统，适用于 X 线透视成像、显微镜成像、MRI、CT、科学计算和工业用 3D 图像处理程序，自推出后得到了广泛使用。功能包括三维图像分割、三维表面渲染、体积渲染、三维图像处理、反卷积、图像配准、自动队列、测量等。系统支持的常用的二维和三维图像格式文件，如 DICOM、TIFF、BMP、JPEG、Interfile、PNG、Raw Image Data 等，能够根据 2D 的横截面图像实时渲染成 3D 模型，并可将模型输出为 STL、DXF、IGES、3DS、OBJ、XYZ 等文件格式，供其他程序进行定量分析。

（六） MIMICS 系统

MIMICS 系统是比利时某公司研发的交互式医学影像控制系统，它是模块化结构的软件，可以根据用户的不用需求有不同的搭配。基础模块有图像导入、图像分割、图像可视化、图像配准和图像测量，可选模块有快速成型（RP）切片模块、MedCAD 模块、仿真模块、STL+模块等。MIMICS 系统是一套高度整合而且易用的 3D 图像生成及编辑处理软件，它输入多种格式的扫描数据（CT、MRI 等），转化为 3D 模型进行编辑，且能输出通用的计算机辅助设计（CAD）、有限元分析（FEA）、快速成型（RP）格式，可以在主机上进行大规模数据的转换处理。除了在医学上的应用外，MIMICS 系统还可应用到考古学、生物学等。与工业 CT 结合，还可以做到逆向工程、无损探伤等方面的应用。

（七） 3D Slicer 系统

3D Slicer 项目是由波士顿布里格姆妇女医院手术计划实验室和麻省理工学院的人工智能实验室在 1998 年联合发起的，其目的是开发一个易于使用的可视化图形图像处理和分析的软件，最新版本是 2010 年发布的 3D Slicer 3.6。3D Slicer 是一个开放源码免费的可视化和图像分析的软件，其基于 VTK、ITK、KWWidgets、Teem 等开源软件，并且支持多操作系统，如 Windows、Linux 等。其结构采用 Plug-in 机制，包含医学图像的分割、配准、可视化，方便进行扩展。目前主要针对于神经科学、图像引导治疗等医学领域，其中还有许多部分需要完善。

（八） AVS/Express

AVS/Express 是一个可在各种操作系统下开发可视化应用程序的平台，使用它可以快速建立具有交互式可视化和图形功能的科学和商业应用程序。利用面向对象的可视化编程环境，开发者可以快速地进行交互式图形应用，以便在开放和可扩充的环境中处理大量数据问题。AVS/Express 开发版提供了有关先进图形、图像、数据可视化、数据库接口、注释和硬拷贝等现代先进技术。开发版具有大量预制的可视化编程对象，以提供一个功能强大的可视化开发环境。开发者除了可以使用 2D 和 3D 图形观察器之类的高级对象外，还可对这些高级对象进行重新定制（重新设置一个观察器中光线的数目）。其优点是：大大缩短了编程的时间，提高了工作效率；对海量数据的处理功能强大，使得海量数据变得形象、直观；是目前市场上功能最强的可视化开发工具。除应用与医学领域外，AVS/Express 还广泛应用于工程分析、航空航天、石油工业、地理信息系统、气象、遥感、环境、有限元分析、流体力学计算、电信、金融、国防等领域。

除了上述几种系统外，还有一些其他的相关应用系统，也可以用于医学图像处理与分析，在此就不再一一列举。

四、国内医学图像处理与分析软件

针对国际上现有平台的缺陷，国内一些研究机构提出了自己的解决方案。如复旦大学、大连理工大学及山东大学等均在该领域进行了相应的研究。由复旦大学医学影像组与上海第九人民医院开发的三维医学影像软件（MedVol），可以用于调整二维 CT 或 MRI 图像的对比度、显示任意角度的二维图像；使用连续的二维切片重建三维图像，并且使用了三种重建算法：体绘制法、等值面法、立体切片法，可同时提供了从横断面、冠状面和矢状面方向显示 CT 切片。由大连理工大学 CAD&CG 研究所研发的"基于 CT&MRI 的医学图像三维重构可视化系统"是一种集三维重建及可视化处理等功能于一体的软件系统，采用并行处理模式的数据管线技术，经过医学图像序列的预处理，实现超大数据医学图像的三维可视化。它主要包括以下模块：①二维系统功能模块：图像显示、图像处理、测量和标注，图像的几何变换、滤波处理等。②三维数据处理模块：通过分割处理可将原始数据分成物体、背景、骨骼、软组织等多种类型，并将感兴趣的区域（如病灶）提取出来。③切片重组模块：只要取得一个方向的一组切片，就可以由这一组切片数据重新获得其他方向的切片数据，并且可从新的角度对被检测部位进行观察。④三维重建及可视化模块：从原始数据重建得到三维图像，可以对三维图像进行任意角度旋转、任意方向的平移以及剖切、手术开窗等操作，并且可以得到更加丰富的诊断信息。国内医学图像处理软件系统，主要功能如下。

1. 常用的文件操作：包括打开图像，硬件获取图像，打印图像，关闭图像，保存图像，退出系统。

2. 基本处理功能：包括水平镜像、垂直镜像、90°旋转、窗口状态定义及运算、直方图信息和基本属性信息。

3. 灰度工具：包括线性变换、阈值变换、窗口变换、灰度拉伸、灰度均衡、灰度反转、灰度转换、伪彩色转换等。

4. 形态学变换：包括多种形式的添加噪声，以及多种邻域平均法去除噪声等。

5. 图像分析：包括傅立叶变换、空间滤波、边缘提取等。

6. 扩展插件系统：系统提供了外部接口，可以较好地支持高级用户进行二次开发，经实验效果良好。

7. 自带一个小型的插件管理系统，将所有注册的插件集成到系统菜单中。

8. 集成化的特殊应用程序包：包括共聚焦显微镜的图像处理等。

9. 版权说明，必要的帮助信息等。

下面主要以中国科学院自动化研究所的医学影像研究室所提出的有关医学图像处理与分析软件平台的解决方案为例，阐述国内在该领域的研究状况。图 10-1 为该医学图像处理与分析软件平台的框架结构。

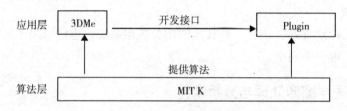

图 10-1　平台的整体框架

该医学图像处理与分析软件平台包括算法层和应用层。算法层是一个集成化的医学影像处理与分析算法研发平台——MITK（Medical Imaging ToolKit），该 MITK 在一个统一的框架里面实现了医学影像分割、配准、三维可视化等算法。对于软件设计，尤其是特定领域内的复杂软件设计，必须事先有一个非常明确的设计目标。而 MITK 从一开始设计，就始终追求风格统一、目标集中、方便移植和代码优化等几个高层的设计目标。然而 VTK 和 ITK 由于历史性的原因，使用了不同的编程风格。这种编程风格上的不一致，给 VTK+ITK 的使用者带来了很大的不方便。MITK 使用统一的面向对象的程序设计方法，再加上一些设计模式的使用，提供了一个统一的编程风格和整体框架。MITK 是专门面向医学影像领域的，只关注于这一领域内的算法，不追求大而全，只追求少而实用。如 MITK 中可视化算法只包括规则数据场（医学影像设备得到的数据场就是此类）的支持，分割算法的输出也只限于是一个二值数据场。这样的设计准则简化了整个 MITK，而且具有同等的功能，包括主流的可视化、分割和配准算法的实现。为了使 MITK 能够得到最广泛的应用，保证可移植性是非常重要的一个环节。

MITK 的代码全部使用 ANSI C++编写，没有使用任何编译器提供的特殊关键字或者特殊函数，并且尽量降低平台相关的代码量。在 MITK 中，与平台相关的部分就是与窗口系统打交道的部分，此处针对不同的操作系统写了不同的代码，目前可支持 Windows

和 Linux 操作系统。而 MITK 目前可以在多数主流的 C++编译器下编译通过，包括对模板支持不完善的编译器。由于医学影像处理与分析算法中很多算法计算量大，尤其是可视化算法，对实时性要求很高，这些就需要对代码进行优化。而 MITK 的规模保持在中等，这就使得对一些关键算法进行优化成为可能。

MITK 还支持对 CPU 的扩展指令集的使用，如 Intel 的 MMX、SSE 指令集，为了不至于违背可移植性目标，MITK 中在使用 SSE 等指令集时，并没有直接使用汇编语言，而是使用了编译器提供的 Intrinsics 指令，目前 MITK 中可以实现了 SSE 加速的矩阵和矢量运算、双线性和三线性插值计算等；MITK 还支持对当前主流显卡中 GPU 的编程，实现了使用纹理映射进行 Volume Rendering（体绘制）的加速算法。

另外，MITK 的计算框架采用基于数据流的模型，并且在底层算法框架和数据结构上提供对 Out-of-Core 数据的支持，如图 10-2 所示。上述设计目标和结构特性使 MITK 弥补了 VTK+ITK 的缺憾，成为医学影像领域的一个颇具特色的算法平台。

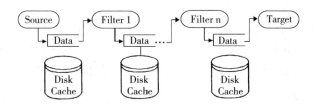

图 10-2　支持 Out-of-Core 的数据数据流模型

在应用层，则是由一个三维医学影像处理与分析平台 3DMed（Three-Dimensional Medical Image Processing and Analyzing System）和一个 Plugin SDK 组成，是一个专门面向用户的应用系统。3DMed 的核心功能来自 MITK 中的算法，目的是将应用层和算法层分离，提高了整个平台的研发效率。另外 3DMed 的内核提供了对 Plugin 的支持，开发者可以通过 Plugin SDK 来设计新功能，从而能方便地扩展 3DMed 平台。也就是说 3DMed 以及 Plugin SDK 为整个平台提供了一个灵活和可扩展的应用框架。

对于 MITK 和 3DMed 均为免费软件。目前 MITK 和 3DMed 的最新版本分别达到了 MITK 2.3 和 3DMed 3.0，总下载量早已超过了一万人次，除了用于教学和科研，MITK 和 3DMed 在实际工程中也得到了很好的应用，不过 MITK&3DMed 封装的算法和功能还需要不断增加。MITK&3DMed 现在仍然在继续完善和发展，并且在上述网站上发布，它极大地丰富了国际上的医学图像处理与分析平台，给医学影像领域内的研究人员和开发人员提供另外一个优秀的选择，并且为我国医学影像事业作出重大的贡献。

值得说明的是，中医舌诊和中医肤色诊断利用计算机进行图像的处理的研究在我国也取得了一定的进展，这一内容将在本章第三节具体介绍。

第二节　医学图像的医学临床应用

随着计算机科学的进步和医学成像技术的发展，医学图像的质量也越来越高，医学图像在中西医临床诊断与治疗中得到了广泛的应用，如外科仿真与规划、手术计划与导航等。

一、外科仿真与规划

计算机仿真技术是以相似原理、信息技术、系统技术及其应用领域有关的专业技术为基础，以计算机和各种物理效应设备为工具，利用系统模型对实际的或设想的系统进行试验研究的一门综合性技术。计算机仿真技术具有经济、安全、可重复，以及不受气候、场地、时间限制等优势，被称为除理论推导和科学试验之外的人类认识自然和改造自然的第三种手段。

仿真技术得以发展的主要原因，是它所带来的巨大社会经济效益。20 世纪 50 年代至 20 世纪 60 年代，仿真技术主要用于航空、航天、电力、化工及其他工业过程控制等领域。现代仿真技术不仅应用于传统的工程领域，而且日益广泛地应用于社会、经济、生物等领域，如交通控制、城市规划、资源利用、环境污染防治、生产管理、市场预测、世界经济的分析和预测、人口控制等。对于社会经济等系统，很难在真实的系统上进行实验。因此，利用仿真技术来研究这些系统就具有更为重要的意义。仿真技术应用在医学中只有短短几十年的历史，是从 20 世纪 90 年代人们对医学三维成像系统的研究开始的。但不同于其他领域的仿真技术，医学仿真技术是建立在三维图像的基础上，而三维图像又是来源于真实人的基础上，利用三维图像进行外科仿真手术与规划近年来取得了突飞猛进的发展，广泛地应用于骨外科、神经外科、胸腹外科、整形外科等。

我国在此方面的研究也有了长足的发展，如有"中国数字人之父"之称的中国工程院院士钟世镇为顾问、南方医科大学附属珠江医院方驰华领衔的一项国家高科技研究发展（863）计划项目——医学图像三维重建可视化仿真手术系统（MIPS），于 2008 年已面世。

该项目研究组历时两年多时间，对 240 余位正常人和 300 余例腹部实质脏器肿瘤患者，通过 64 排螺旋 CT 对其腹部进行薄层扫描并采集数据，并输入自主研发的医学图像处理系统。系统再对数据进行快速自动分割和三维重建，重建后的三维模型与被采集数据者的个体化腹部脏器完全吻合。此时，可通过旋转模型从前后、左右、上下等任意角度对脏器进行观察。而对腹部肿瘤患者可通过设置脏器的透明化来观察肿瘤与内部静脉、动脉、胆管等管道系统的详细位置关系及与周围脏器的粘连程度，从而正确判断该患者疾病的手术可切除性。对可手术切除的肿瘤，术者通过三维重建模型进行仿真手术，在可视化虚拟环境下，进行术前手术预设规划、手术可切性及术中指导等评估和论证。

目前该系统实现了肝胆胰外科部分手术的仿真手术，如肝癌肝切除术、肝移植术、肝血管瘤剥除术、胰头十二指肠切除术、胰尾肿瘤切除术、脾切除术、肝内外胆管结石外科治疗等。

该系统最值得称赞的是，可以对手术前的方案设计、规划进行反复操作和修正，直到既能完全切除病灶，又能尽可能减少对患者的创伤的满意效果为止。该系统对提高手术教学和训练质量、减少术中决策时间、降低手术风险性等有较大帮助，具有非常重要的临床意义。

该系统还可清晰地显示原发性肝癌的解剖位置及其与周围重要血管的关系，为分析肿瘤的可切除性、制定手术方案提供重要参考信息。

又如通过三维重建进行骨科手术的技术目前主要应用于高难度、复杂性的骨科手术。手术前，专家先利用先进的 CT 等技术对病患或创伤部位进行全面数据扫描，然后在计算机上建立精确到毫米级虚拟骨骼三维立体图像，通过三维成像，专家可以清晰地观察患处每一细节部位的状况，大大提高了对患者病情的认知，同时专家就可以在计算机软件上进行模拟仿真手术操作。

建立三维图像之后，还可以利用仪器塑造出，比例为 1∶1 的三维立体实体模型。这种实体模型的原材料可采用聚酯乙烯粉，通过激光烧结，凝固成三维物体。

专家将在手术前对如何卡位、敲定螺钉位置、如何稳固等进行反复模拟仿真演练，最大限度确保手术安全和一次性成功。这种实体模型可以经过高温消毒带进手术室。

在通过三维重建进行骨科手术的技术应用于骨科临床治疗前，骨科手术普遍依赖于主刀医生的经验，由于个人估计和患者现实状况不可能达到完全的统一，所以经常会出现钢钉植入角度偏离、矫形位置不准确等状况。引入三维重建进行骨科手术之后，许多不可测量的数据都可以通过计算机精确测量，术前借鉴计算机辅助可对患者进行个体化手术设计，模拟仿真手术，使复杂骨折能够外科复位，肿瘤能够准确切除，畸形能够理想校正，假体能够精确制作移植。使之前临床手术强调经验和手感的传统观念发生了根本性的变化。手术过程当中，计算机辅助个体化技术还能精确定位钉、矫形，把并发症的可能降到了最低。

通过三维重建进行骨科手术是计算机数字技术与骨科临床紧密结合的一项新技术，通过这一技术，目前可以把以前单纯依靠主刀医生经验的复杂性骨科手术精确到 1~2mm。

颅面外科也是医学仿真与手术规划应用最多的临床医学领域之一，三维重建 CT 影像能够再现人体组织、器官的形态特征及其与毗邻结构的空间关系，可在计算机屏幕上对头颅进行"无损伤的活体电子解剖"。

对正常头颅标本人类学测量和系统三维测量的比较研究结果显示：两种测量方法的结果具有良好的趋同一致性。该系统方法误差很小，线距测量平均误差 0.18~0.48 mm（0.16%~1.55%）；角度测量平均误差 1.25°（2.67%）；面积和体积测量数据平均误差分别为 0.45cm^2（3.48%）和 1.05 cm^3（3.92%）。反映系统方法和结果精密度的变异系数均在 1.5%之内。

3D CMFCAS 为颅颌面整复外科治疗提供了全新的技术手段。三维测量法亦可用于医学美容和人类学研究。

二、手术计划与导航

手术导航系统的设计来自太空定位概念。太空定位的原理是地面上的交通工具如汽车、飞机等发出指定的无线电波，然后太空人造卫星接收了讯号后，将发出指示告知哪些交通工具应该往哪个方向走才可以到达目的地。手术导航系统是由工具侦察仪、导航工具和电脑工作站三个主要部分结合的高科技产物，

计算机辅助手术计划与导航系统是先在计算机屏幕上，将手术患者的病灶部位进行三维可视化，医生先规划好仿真软件，进行手术方案的设计和模拟、仿真操作；在此基础上进行手术，医生操作就更加熟练，手术也更加安全；手术中，一些非常精确、费力的手术动作也可以通过计算机规划好的手术指令，由机器人来进行。可以说，这项新技术将图像处理、立体定位、精密机械和外科手术相结合，是多个尖端学科的结晶，需要外骨科医生、计算机工程师、机械工程师、生物医学工程师等多方面人才的协作，才能成功。

计算机辅助导航手术节省手术时间，减轻了患者痛苦；计算机导航技术还简化了手术操作，缩短了手术和麻醉时间，减轻了患者痛苦；高龄患者术后不用再长期卧床，缩短了手术后的康复时间，患者住院时间和医疗费用也都相应减少；一些以往不能治疗或治疗困难的患者现在也可以得到治愈。

（一）骨科手术中的应用

传统的骨科手术，医生确定手术方案，但方案质量的高低往往依赖于医生的外科经验与技能。用计算机代替医生进行手术方案的三维构思，则更加客观、定量、精确，且其信息可供整个手术组的每一位成员共享。

原来许多创伤骨科手术都需要进行术中 X 射线影像扫描，由机器人进行手术则可以有效地降低医生和患者术中 X 射线辐射的时间；骨折内固定手术和关节置换手术较复杂，骨科医生必须像安装工人一样费力地进行截骨、翻修、测量尺寸和角度，但却不能像工人那样有精密的机床来辅助装配。采用计算机导航技术后，可以制造出同患者真实骨骼尺寸相符的人工关节，这种"特制"的个体化人工关节同人体完全匹配，并由机器人进行准确的安装。

（二）神经外科手术中的应用

目前国内外很多医院都在开始使用神经外科手术导航系统，其操作主要分为四个阶段：术前准备、系统设定、术中导航和术后记录。简单地说，在手术前，导航系统可以帮助临床医生完成患者颅脑等病灶部位的三维图像重建，该三维模型是做导航手术时给医生提供患者的立体解剖图像，方便医生准确判断，切除肿瘤时不会触及其他组织。可重建模型包括人头模型、肿瘤模型、血管模型、脑室模型等的三维图像，实现对病变的毫米级精度的准确定位，从而有利于制定精确的手术计划。在手术中，导航系统能够引导手术显微镜自动寻找病变位置，随时动态反馈手术的进程，在完成切除病变的同时，对正常神经血管结构做到损伤尽可能小或几乎没有损伤。

因此，适用于传统神经外科手术的各种神经系统病变都可以借助于神经外科导航系统，更有效地实施手术。神经导航系统也可以与血管影像技术结合，实现颅内血管系统影像捕捉与重建，治疗脑血管病变。同时，神经外科手术导航系统还可与脑室内窥镜技术结合，无需开颅，仅通过钥匙孔大小的一个腔隙就能治疗脑室内病变。如果把神经导航系统与计算机网络技术和虚拟现实技术结合起来，还能实现远程遥控手术。

（三）脊柱手术中的应用

脊柱手术要求绝对的精准，做脊柱手术的医生要有丰富的经验和娴熟的技术。由于脊柱是支撑着人体坐正站直的一组骨骼，脊柱中间的脊髓中穿梭着从全身每个部位到大脑和从大脑返回全身的全部感觉和运动神经，在这里动手术的丝毫差错都将产生严重的后果，所以说是实实在在的"失之毫厘，差之千里"。

脊柱手术导航系统是一个由立体定向、计算机影像学、红外线信号追踪和机器人自动化技术结合的高科技产物。由于脊柱外科手术要求高度精准的特点，这项技术很快被应用到脊柱手术中，即脊柱导航手术。

脊柱导航的基本原理并不深奥。首先为患者拍摄 CT、MRI 等，将这些影像数据输入计算机，再由计算机制作成患病局部的三维立体图像，然后医生就可以根据这个立体图像了解患处的细部特征，进而制定详细的手术计划。最后再通过红外线信号引导手术者准确地找到病变组织甚至直接切除病变。以往的影像学资料提供的都是二维图像，它需要医生通过积累的解剖知识和临床经验去理解。而脊柱导航可以将传统的二维影像重建为三维结构，通过术前制定手术计划和术中观察重建的三维结构可以提高外科医生对脊柱解剖的定位和辨别能力，大大提高了手术的精确性和安全性。

目前常用的脊柱导航手术包括两种方式：一种就是上面提到的在 CT 影像基础上进行的脊柱导航，称为 CT 脊柱导航；另一种是在术中 X 射线扫描，称为 C 型臂脊柱导航。当然也可以将这两种影像结合在一起进行导航。这两种方法都可以为外科医生提供精确的定位，极大地提高了手术的安全性。

脊柱导航手术可以应用在几乎所有的脊柱脊髓手术中，如脊柱外伤、畸形、滑脱、椎间盘突出、椎管狭窄、脊柱脊髓肿瘤等。特别是在内固定如椎弓根钉植入手术中，它可以随时显示螺钉的位置深度和角度及其周围重要的血管神经结构，明显降低了手术中损伤重要神经血管导致严重并发症的危险性，这一点在颈部手术中尤其重要。在脊柱脊髓肿瘤手术中，导航系统可以达到毫米级的精确定位，把手术创伤减少到最低的程度。

（四）磁共振成像导航介入治疗系统

磁共振成像导航介入治疗系统在临床应用范围正不断扩大，促进诊疗效果明显提升，患者可免受许多大型手术之苦。专家认为，介入诊疗技术、药物诊疗、手术诊疗并列为临床三大诊疗技术。其中，介入诊疗技术可称为 20 世纪发展起来的临床医学新领域。介入性诊疗技术具有创伤小、患者痛苦少、安全有效的优势而倍受临床医学的欢迎。早期外科医生在实施介入手术时，大多数情况下，只能在 X 线、CT 或超声的引导下，对病变部位做简单定位，不能对疗效进行实时监控，存在定位不准确、分辨率不高的问题；而 CT 等监控设备会产生有害射线，对患者和医生身体健康造成严重影响。

"磁共振成像导航介入治疗系统"通过将手术导航系统结合到磁共振扫描机上，借助计算机的处理，把手术器械（如穿刺针）的影像及虚拟的进针路线投射到 MRI 实时成像的解剖图像上，以达到准确定位和实时监控。微创介入治疗提供了革命性的创新，其前景十分广阔，对心血管介入治疗、妇科介入治疗及其他介入治疗都广泛应用。

利用计算机辅助导航系统对各种手术进行手术计划和导航正在广泛地应用在各种外科手术中，正在影响和改变着传统手术方法和效果，它也必将带来一场西医学手术的革命。

第三节　医学图像的中医临床应用

中医诊病以医生的主观诊断为主，很大程度上缺乏客观诊断方法和标准，阻碍了中医的发展。中医诊断客观化、标准化研究具有十分重要意义。在中医客观化诊断中，中医舌诊和中医肤色诊断研究中取得了一定的成功。医学图像的中医临床应用在中医舌诊图像分析和中医肤色图像分析中得到了充分体现。

一、中医舌诊图像分析

计算机图像采集、计算机图像识别及计算机图像分析技术为中医舌诊客观化研究提供了可能和有力技术支撑，中医舌诊图像分析在中医舌诊中越来越受到重视。

（一）　中医舌诊简介

中医四诊中，望为先。舌诊是望诊的重要组成部分，也是辩证论治的主要客观依据，现已成为中医诊察疾病的一种常规诊断方法。望舌一般从望舌、望苔、望舌下络脉等角度出发，望舌顺序一般先看舌尖，其次看舌中、舌侧，最后看舌根部，同时看舌体（舌质）的色质和舌苔的厚薄、颜色等。舌象包括舌质和舌苔各种表现。舌质是舌的肌肉脉络组织，舌质的颜色可以分为淡红、淡白、红色、绛红和紫色，正常舌质淡红且鲜明润泽，柔软灵活，运动自如，胖瘦老嫩大小适中，未见异常形态；舌苔是舌面上附着的一层苔状物。舌苔分为苔色和苔质，苔色包括白苔、黄苔、灰苔和黑苔。苔质通常指苔的有无、厚薄、腐腻和润燥等。正常舌苔薄白，颗粒均匀，干湿适中，不黏不腻，其下有根。舌质和舌苔的异常变化则构成病理舌象。舌诊主要观察舌象特征，如舌神、舌质的颜色、舌苔的颜色、舌苔的厚薄、湿度、质地、舌形、舌态和舌底脉络等。颜色是舌诊的重要依据，舌质和舌苔的颜色基本没有重叠。主要的舌象特征有：

1. 舌神

舌神是全身神气表现的一部分，主要表现为舌质的荣枯；舌色红活鲜明，舌质滋润，舌体活动自如者称荣舌；舌色晦暗枯涩，活动不灵便，称为枯舌。

2. 舌质颜色

正常舌质的颜色为淡红舌。舌质颜色浅淡，或全无血色，称为淡白舌，多见于血虚证、气虚证或实寒证。舌色较正常舌红者，称为红舌；舌色深红者，称为绛舌。红舌和绛舌皆主热证。舌质色紫者，称为紫舌，为气血壅滞，运行不畅所致；舌若如水牛之色，称为青舌，为阴郁不宣，血运迟滞所致。

3. 舌苔颜色

白苔，常见于表证、寒证，某些里热证也有例在；灰黑苔主热盛与寒极；黄苔，主里证、热证，为邪热熏蒸所致。

4. 舌苔有无

舌有苔，胃气尚存；舌苔完全剥脱，舌面光洁如镜，为胃之气阴虚竭、胃毫无生发之气所致；舌苔部分剥脱，常为脾胃虚损。

5. 舌苔厚薄

苔的厚薄以"见底"和"不见底"为标准。能隐隐见到舌体的为薄苔，认为是正常的舌象；或在疾病中主病邪在表，表示疾病初起，病情尚轻。观察舌苔的厚薄，既能了解邪之表里外，又能测知邪正的消长、病情的进退。

6. 舌苔湿度

正常人或虽病而津液未伤者常为润苔，舌苔干湿适中；舌苔水分过多，称为滑苔，主寒、主湿；舌苔望之干枯，扪之无津，谓之燥苔，常为体内津液大伤或气化障碍所致。

7. 舌苔腐腻

苔质颗粒疏松，粗大而厚，如豆腐渣堆积舌面，揩之易去，称为腐苔。苔质颗粒细腻致密，紧贴舌面，刮之难去，称为腻苔。

8. 舌形

舌形主要是观察舌质形体的异常变化。常见的舌形变化主要有裂纹舌、齿痕舌、点刺舌、老舌、嫩舌等。

9. 舌态。

舌体动态，常见的有软、硬、缩、颤等。

10. 舌底脉络

舌腹面有两条静脉与一些微细的小血管，前者称为络脉，后者称为细络。舌下络脉的诊察，包括对这两支粗大的络脉细络、瘀点瘀斑、瘀血颗粒、黏膜变化等方面的观察。

（二）中医舌诊的临床应用

中医舌诊的临床应用主要体现在望舌对体质的判别、望舌辨证和望舌诊病等。

1. 望舌对体质的判别

匡调元教授提出的体质基本类型为常体（正常质）、倦体、湿体（腻滞质）、寒体（迟冷质）、热体（燥红质）、瘀体（晦涩质）。每种体质都有相应的主要特征，其中包括舌象特征，根据这些特征可以对体质进行判别。

2. 望舌辨证

通过观察舌质和舌苔的变化，可知人体气血之盛衰、病体的虚实、病邪的性质、病位的深浅、病情的进退、病机的转归和预后等。五脏六腑都直接或间接地与舌象相联系，不同性质的病邪在舌象上能反应了不同的变化。望舌辨证的研究多是在辨病的基础上进行的，即消化系统、呼吸系统、心脑血管系统、泌尿系统、内分泌系统、血液病、温病、神经系统等疾病入手进行望舌辨证的研究。

3. 望舌诊病

望舌诊病，特别是根据舌象的特征诊断疾病。目前已开展望舌诊病的研究和应用主要有慢性胃炎、消化性溃疡、肝脏疾病、肺与支气管疾病、高血压及心血管疾病、肾脏疾病、神经系统疾病、血液系统疾病、糖尿病、甲状腺功能亢进症、急腹症、周围血管病、烧伤、传染性疾病、妇科疾病、儿科疾病、皮肤疾病、肿瘤等。

（三） 中医舌诊图像分析

通常情况下，中医舌诊图像分析包括舌图像采集、舌图像预处理、舌图像色彩校正、边缘检测、区域分割、舌象提取、舌质和舌苔分离，以及舌质、舌苔和舌形等特征信息定性和定量分析等，并给出诊断结果。其基本算法流程如图 10-3 所示。

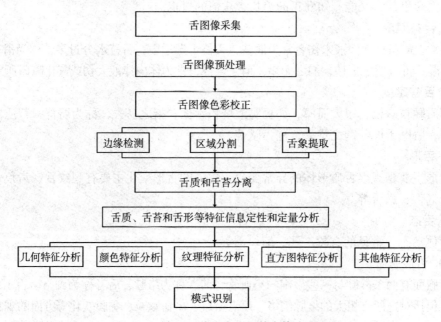

图 10-3　中医舌诊图像分析基本算法流程

1. 舌图像采集

舌图像的采集是中医舌诊客观化研究的关键之一，近年来已成为国内外进行舌诊客观化研究的重点内容之一。目前，舌图像的采集还没有建立一套统一的客观标准。舌诊图像采集主要考虑：采集环境、光源、采集硬件、采集软件、颜色重现和图像存储等方面。

目前，已有一些能完成舌象采集功能的设备，在此领域有部分研究成果获得了国家科技成果奖，如"SZY-1 型中医舌诊自动识别系统"，第一完成单位清华大学，该系统运用了色度学原理、数学图像处理技术和近代光学技术，并与中医理论与丰富的临床经验相结合，其结构合理，功能强，成本低。它的软件设计遵循中医辨舌要求，系统软件丰富，使用灵活、方便，采用了色谱匹配、模糊聚类等方法，能对舌苔、舌质和纹理进行分析。该系统可进行舌诊客观化、定量化研究。

"一种获取识别脉动信息与舌诊信息的装置及其方法"，第一完成单位北京中医药大学，该发明公开一种获取识别可视化脉动信息与舌诊信息装置及其获取识别方法，该装置包括：脉动信息获取识别装置和舌诊信息获取识别装置。脉动信息获取识别装置包括压力-B超复合探头、B型超声扫描仪、Vetspecs-Toe/W光电容积传感器、标准Ⅱ心电导联、微型计算机、两级运算放大器和视频采集设备组成。舌诊信息获取识别装置，包括彩色摄影机、光源、标准化定位的舌像采集遮光罩，以及支架、鼻准和计算机。

"舌象与头面部中医望诊信息采集装置"，第一完成单位上海中医药大学，此款公开了一种舌象与头面部中医望诊信息采集装置，包括暗室主体和信息采集装置，暗室主体由可折叠支架构成，可折叠支架具有光源活动支架、活动十字架和伸缩脚，可折叠支架外围覆盖有遮光布；信息采集装置包括光源和操作台，光源固定在前述光源活动支架上，操作台上固设有下颌支架，下颌支架侧边固设有CCD感光器件，CCD感光器件与计算机相连。适用于中医望诊中头面部和舌象信息的采集。

"数字化中医舌象采集装置"，第一完成单位北京工业大学。数字化中医舌象采集装置有摄取舌图像的图像采集器，计算机及显示器。图像采集器是由电动升降平台和固定其上的机厢构成。机厢内集数码相机、光源、电源、固定舌部位置的颚部托架和指示拍摄环境细微变化的色标为一体，构成相对封闭、稳定的拍摄环境。相机托架与颚部托架中下颚托距离相对固定。拍摄的数字化舌图像，送入计算机经其彩色校正后，在显示器上重现实像。该装置使得舌象采集和色彩显示可信度提高，是舌诊诊治的可靠仪器。.

"计算机舌象病证分析系统"，成果完成人张大鹏等，第一完成单位哈尔滨工业大学，合作完成单位香港理工大学、解放军第二一一医院。该项目开发出具有国际领先水平的计算机舌象病症分析系统以及面向健康指数检测的计算机舌象分析系统。实现了中医舌诊现代化中急需的量化分析和客观化建模等关键技术，为现代信息技术与中医诊断结合提供了一个成功范例。该研究通过首次将生物特征识别技术应用于中医舌诊现代化领域，开创了医学生物特征识别技术新技术领域，在人体健康指数客观化建模技术、7种西医疾病、8种中医证候、舌象复合色定量分析和建立大样本舌象数据库系统等工作均为国内首创。

"基于样条思内克斯模型的中医舌象计算机分割方法"，第一完成单位北京工业大学，基于样条思内克斯模型的中医舌图像计算机分割方法，是将中医舌图像中的舌体从背景中分割出来以便于随后的特征分析。该发明中采用数码相机采集舌图像，并将图像输入到计算机进行处理、传输等操作。该方法根据对舌体形状的统计分析，定义一个以矩形区域为外边界的舌体轮廓模板，采用灰度投影分析法，获得一个矩形区域确定了舌体的大致位置和大小，并提出一种基于灰度投影与刚性模板的舌体轮廓初始化方法；在思内克斯模型的能量函数中加入了有关舌体轮廓的先验知识；并采用Catmull-Rom样条思内克斯模型表示舌体轮廓。

"中医舌象分析仪"，第一完成单位北京市信号与信息处理基础性研究实验室，中医舌象分析仪是一种无创、定量和客观的中医舌象智能分析仪器，为中医的临床诊断、教学和研究服务。它能够采集、察看、存储数字化彩色舌图像，实现彩色舌图像的真实重现，并具有自动分析常见舌象特征（舌色、苔色、苔厚、湿度、裂纹等）的功能。

中医舌象分析仪可以有效地提高舌诊的准确度、客观性和工作效率。中医舌象分析仪在标准化的采集环境下，采集舌图像并传送到计算机，实时地进行彩色校正、舌体分割、舌象特征自动分析，经过医生诊断，最后将舌图像、分析结果、医生的诊断结果分类归档存储，通过高分辨率显示器或彩色打印机输出。

"自动舌象诊断与健康评价系统"，第一完成单位哈尔滨工业大学（深圳），该系统开发出了标准化舌象采集设备；与临床紧密结合，采集大量基于先验知识的舌象数据，建立了世界上已知规模最大的数字舌象库；在中医专家的指导下，利用 Medical Biometrics 技术，全面提取舌象病理特征；采用基于大样本统计的数学模型解决了中医舌诊中不确定知识的处理以及主观因素较多等问题；中医证候与西医疾病分析相融合；模块化设计，主要包括数据采集子系统、数据库子系统、特征提取子系统、数据分析子系统等。

2. 舌图像预处理

舌图像的预处理主要包括通用的彩色图像处理算法，例如 RGB 颜色调整、亮度及对比度调整、色调及饱和度调整、颜色位数转换、旋转和缩放等几何变换、亚采样、特效（包括模糊、滤波、图像平滑、锐化和边缘增强等）等。经过这些处理，可以完成舌图像的颜色调整、几何校正、去噪和滤波等功能。

3. 舌图像色彩校正

由于舌象采集设备得到的舌图像与真实舌体颜色相比存在一定的失真，经过图像预处理后，仍然无法满足舌象采集与诊疗对舌体颜色精度的要求。因此，舌象的彩色校正和颜色重现是非常必要的。目前，颜色校正和彩色重现的方法有许多，比如：矩阵法、三维查找表法、神经网络法、有限维反射模型法等常规的颜色校正方法。还有针对性强的多项式回归的颜色校正方法、支持向量机的回归颜色校正方法、偏最小二乘回归的颜色校正方法、基于 ICC 标准的颜色校正方法、基于有限维模型的颜色校正方法等。

4. 舌图像边缘检测

图像边缘检测是图像处理中的关键技术之一。图像分析和理解的首先就是边缘检测。边缘检测就是要减少不必要的处理数据，得到关于边界有用的结构信息，很多图像处理和识别算法都以边缘检测为重要基础。边缘主要存在于图像目标与目标、目标与背景、区域与区域（包括不同色彩）之间，是图像分割、特征提取等图像分析的重要基础。边缘按其颜色特征可分为灰度边缘和彩色边缘。灰度图像能由图像亮度函数来描述，灰度边缘可以理解为图像亮度函数的具有边缘特征的不连续点集合。彩色图像能由图像色彩函数来描述，彩色边缘可以理解为图像色彩函数的具有边缘特征的不连续点的集合。据相关研究表明，彩色图像中，约有九成的边缘与灰度图像中的边缘相同。因此，彩色边缘的检测受到人们的重视。在舌象图像研究中，完整、封闭的舌体边缘图像是舌体分割识别的关键所在，舌体图像的颜色信息显得尤为重要，因此，对舌象图像彩色边缘识别非常重要。边缘检测算法步骤通常为滤波、增强、检测、定位等。

5. 舌图像分割

舌图像分割是计算机辅助舌诊的一个关键步骤，是后续特征提取、舌病诊断的前提和基础。

舌图像为彩色图像，背景主要有色标、人脸、唇、齿、咽等组织器官，有时部分边缘还伴有阴影。舌体本身具有以下特点：①形状复杂。舌体的大体形状基本一致，多为细长的椭圆形，但由于病理、个体差异或伸舌姿势的影响，在具体形状上千差万别，如有的瘦长，有的钝圆，有的舌体里三角状，有的舌尖伴有凹陷，有的舌边则伴有丰富的齿痕等。②颜色色域丰富。仅舌体颜色而言，就可分为淡白、淡红、红、淡紫、紫、紫红、绛等不同颜色；舌色变化，可反映气血的盛衰及病邪的浅深。③舌体边缘舌色与唇、咽的颜色高度相近，均为相近的红色系列，而且在病理变化上，三者改变也基本一致。④部分舌边缘伴有阴影、亮斑等噪声。⑤舌的纹理信息丰富。其纹理要略粗于脸部纹理。纹理是对图像的像素灰度级在空间上的分布模式的描述，反映物品的质地，如粗糙度、光滑性、颗粒度、随机性和规范性等。当图像中大量出现同样的或差不多的基本图像元素（模式）时，纹理分析是研究这类图像的最重要的手段之一。

舌体分割是舌象识别诊断系统的前提工作，分割的好坏直接影响后续工作的成败。目前，已提出的舌体分割方法很多，如区域阈值分割、区域生长法、分类器和聚类算法、分水岭（watershed）算法、可变形模型法（如 Snake）等。

舌象图像分割主要包括两方面的内容，一方面是将舌体从采集的图像中提取出来，另一方面就是在前者的基础上将舌质与舌苔分离。

6. 舌体的提取

近年来，致力于舌体提取研究成功方法有许多，比如：基于数学形态学和 HIS 模型的彩色图像分割方法；基于边缘检测的方法进行舌象提取；综合半自动分割方法、梯度插值、最小二乘曲线拟合等得到分割结果；利用 YCbCr 空间的色度、饱和度信息、2D Gabord 小波系数能量分布特征实现了舌体从原始图中的分离；基于亮度信息和形态特征的舌图像自动分割方法；基于先验知识的舌体分割方法；在 HSV 色度空间中用 Snake 模型，使得曲线收敛到舌体边缘，并结合动态轮廓模型提取舌体；用极性边缘检测与动态轮廓模型相结合分割舌象；舌体边缘检测和梯度矢量流动态轮廓线相结合的全自动舌体分割方法；基于 RGB 空间的直方图统计信息的自动阈值选取算法；用分水岭变换与动态轮廓模型结合提取舌象的方法；基于双椭圆可交模型与双椭圆动态轮廓模型相结合的舌体自动提取方法；基于超光谱图像的舌体分割算法；用超光谱图像和支持向量机提取舌体等等。

7. 舌质与舌苔的分离

舌像包括舌质和舌苔两部分，舌质和舌苔的分离目的是为了进一步进行颜色、纹理分析。经过对舌质、舌苔特征分析发现，舌质、舌苔在图像特征区别最大的是颜色，舌色以红色为主，在视觉表现上舌色主要表现为淡白、淡红、红绛（深红）、青紫四种颜色，苔色则主要表现为白色、黄色、灰色和黑色等颜色。因此，舌色与苔色分别具有不同的颜色属性和量值范围，这为颜色区域划分来判断区分舌质和舌苔提供了重要依据，也是舌诊定性和定量化研究的重要依据。

舌质舌苔的分离研究总结起来大致有：监督 FCM 聚类算法；基于神经网络集成的舌苔自动分类方法；改进了的分裂-合并算法；优先选用线性核函数的一对一方法训练多类 SVM 分类器，再用有向无回路图方法对测试样本进行识别；采用基于颜色、纹理相结合的无监督的图像分割方法进行舌苔与舌质的同类区域划分；基于 JSEG 算法和 k-NN 法的自动分离苔质的方法；使用多个色彩通道动态选取阈值的舌苔舌质分离算法；DAG 和决策树结合应用于舌色苔色识别的方法；聚类分析的方法进行舌苔舌质分离等等。

8. 舌诊特征信息定性和定量分析

传统中医望舌是以肉眼观察为主，正确程度往往受限于医生的经验和当时的环境因素，缺乏统一的客观标准，难以达到研究上的可重复性，也可能因各种因素而造成对舌象的判断失误，制约了舌诊科研、教学、临床的发展和交流。定量化研究为舌诊提供一个客观的依据，对促进中医现代化进程具有重要意义。舌诊定量分析研究可从以下方面着手：几何特征分析，颜色特征分析，纹理特征分析，直方图特征分析，其他特征分析等。舌诊定性和定量分析有时也称为舌诊模式识别。

舌诊定量化包括对舌色苔色定量化、舌形定量化（裂纹舌定量化，齿痕舌定量化，点刺舌定量化）、苔质定量化（剥落苔定量化，厚薄、腐腻、润燥苔定量化）等。

根据舌象定量化结果，可结合舌象数据库中已有专家确诊病例的舌象特征、专家知识和一些先验知识，可得到舌象定性化分析结果。舌诊定性化分析结果包括舌象与证的相关、舌象与病的相关。

二、中医肤色图像分析

在望诊中，望面色是其中重要内容。中医肤色图像分析在中医客观化诊断中起到非常重要作用。

（一）中医肤色研究简介

在彩色空间中，皮肤颜色的分布相对集中，可较好地区分其他景物颜色，可以用模型描述或对样本进行学习的方法加以判别。在图像肤色检测中侧重考虑色度信息，就可以减少光照的影响，使肤色的分布更趋集中，达到肤色识别效果。中医肤色研究一个重要应用在于望诊中的基于肤色模型的人脸检测，如田巍等基于 HSV 色彩空间的自适应肤色检测、毛红朝等面向中医面诊的诊断信息提取——关键算法研究与实现和面向中医望诊的人脸图像配准，杨大生等面向中医望诊的人脸多特征点定位等。

（二）中医肤色图像分析

中医肤色研究一个重要应用在于望诊中的基于肤色模型的人脸检测，而中医肤色图像分析技术主要体现在肤色分割和肤色模型的建立。

1. 肤色分割

肤色是人脸面部最为显著的特征之一，在人脸检测和识别等研究中得到很好应用。椭圆肤色模型，是基于肤色在 YCbCr 空间 Cb、Cr 分量分布的稳定性，判别像素点是否属于肤色区域的肤色分割，为人脸检测的预处理部分。图像采集通常是 RGB 色彩模型，经过线性变换可将 RGB 颜色空间变换至 YCbCr 颜色空间，像素点的 Cb、Cr 值通过非线性变换至椭圆肤色空间，椭圆肤色模型将图像的像素点划分成肤色点集和非肤色点集，图像进行二值化处理。通过四连通算法提取出包含肤色区域的最小外接矩形。矩形区域表示图像中肤色区域的位置和大小，肤色区在矩形区域内，非肤色区在矩行区域外。

2. 肤色模型的建立

目前，在人脸识别领域已经有不少学者建立了人脸肤色模型，成功应用于中医诊断中的有毛红朝等的面向中医面诊的诊断信息提取——关键算法研究与实现。其建立肤色模型的可描述如下：将每张人脸图片手工分割出小块脸部皮肤放入皮肤库；将图片中的颜色模型由 RGB 转换为 YCbCr 模型，去掉亮度信息，只取其中 CbCr 色度空间，经过统计处理，得 Cb、Cr 的分布图；用一个二维高斯函数来表示此分布；求得此像素点是脸部皮肤的概率；得到皮肤近似度；对皮肤相似度图的处理，即采用阈值分割方法，建立肤色模型。

第四节　医学图像的应用展望

一、医学图像的临床应用展望

随着计算机技术、图像处理技术的飞速发展，以及各个学科的交叉渗透和有效结合，医学图像的医学临床应用将具有十分广阔前景。

1. 医学影像学在临床诊断起到非常重要作用。医学成像模式可分为两类：一类为解剖成像，一类为功能图像。

2. 超声图像与其他主要医学影像技术相比，具有廉价、实时、无损伤、无射线辐射、可重复性好等优势。三维超声可避免了二维超声主观切面形成的错误，是目前世界最先进的超声技术之一。目前主要用于先天性心脏病、冠心病、动脉夹层等心血管疾病的诊断上，在测量病变大小和心室收缩功能等也更准确。随着三维超声成像在临床的应用，相应的图像处理方法研究的深入，将在医学临床上应用越来越广泛。

3. 医学图像融合可综合各种影像学技术和超声图像的优势，对疾病的诊断、治疗、病变的精确定位、放疗计划的设计、外科手术方案的制定、疗效评估判断均有重要意义。

4. 随着图像去噪和可视化研究的深入，扩散张量成像这种新的、发展潜力巨大的成像模态，将会大大提高图像的分辨率以提高纤维追踪的准确度和纤维的分辨率，为临床疾病诊断等提供良好的前提。

5. 随着现代计算机科学与医疗设备的迅猛发展，PACS 实现对图像信息的采集、存储、管理、处理和传输等一系列功能，使图像资料实现有效管理和充分利用；还可为医院实现提高效率、资源共享、降低成本、提升医疗质量，可为病患缩短就诊时间、减少费用，获得更为周到便捷的医疗服务。

6. 眼底图像处理技术涉及医学、数学、计算机以及图像处理等许多方面，是一项多种学科交叉的技术。眼底图像是一种医学图像，由于它的复杂性和处理结果的精确性要求特别高，故而难度较大。随着大量的图像处理专家与医学专家，以及图像处理、软件开发工作者们共同的努力，未来将为眼部疾病医学临床起到非常重要的作用。

7. 随着计算机软、硬件技术和数字图像技术的发展，医学图像三维重建和可视化技术应运而生。各组织在三维重建中得以系统、完善地表达，医生能够更好地借助它对病变进行空间定位，详细了解各解剖结构的空间关系。医学图像将在诊断、治疗、术后及教学等广阔的应用空间。

二、医学图像的中医应用展望

随着计算机技术、医学图像的成像技术、处理技术、重建和可视化技术、压缩存储与传输技术的发展，以及医学图像处理软件和医疗设备的更新换代，医学图像在中医临床上将有广阔的应用前景，为我国的中医事业发展起到非常重要的作用。

从 20 世纪 80 年代以来，基于医学图像的中医舌诊研究取得了很大成功。随着舌图像采集、舌图像预处理、舌图像色彩校正、舌图像分割、舌体的提取、舌质与舌苔的分离、舌诊特征信息定性和定量分析等理论和技术的研究与发展，中医舌诊的客观化研究以及临床应用将会得到进一步的发展。

基于医学图像的中医肤色研究和人脸检测近年来也成为研究和应用的热点。医学图像的中医临床应用必将带动整个中医望诊发展和中医诊疗手段的全面信息化、客观化、标准化，为中医和人民健康事业作出更大贡献。

本章小结

1. 国内外医学图像处理软件。
2. 医学图像应用的最新成果。
3. 医学图像在中医临床的应用。

思考与练习十

1. 医学图像处理与分析软件平台分哪几类？
2. 国外常用的医学处理软件有哪些不足？
3. 我国常用的医学处理软件 MITK 有什么特点？
4. 借助医学图像处理平台的外科手术的仿真与规划、手术计划与导航各有什么特点？
5. 中医舌诊通常包括哪些步骤？

主要参考书目

1. 罗述谦，周果宏．医学图像处理与分析．北京：科学出版社，2003．

2. 王世伟．医学影像实用技术教程．北京：中国铁道出版社，2007．

3. 张凯．计算机科学技术前沿选讲．北京：清华大学出版社，2010．

4. 高上凯．医学成像系统．北京：清华大学出版社，2000．

5. 贾克斌．数字医学图像处理、存档及传输技术．北京：科学出版社，2006．

6. 徐杰．数字图像处理．武汉：华中科技大学出版社，2009．

7. 康晓东．医学影像图像处理．北京：人民卫生出版社，2009．

8. 孙即祥．图像处理．北京：科学出版社，2004．

9. 李弼程．智能图像处理技术．北京：电子工业出版社，2000．

10. 王耀南．计算机图像处理与识别技术．北京：高等教育出版社，2001．

11. 章毓晋．图像处理和分析教程．北京：人民邮电出版社，2009．

12. 黄力宇．医学成像的基本原理．北京：电子工业出版社．2009．

13. 高上凯．医学成像系统．2 版．北京：清华大学出版社．2010．

14. 胡新珉．医学物理学．2 版．北京：人民卫生出版社．2008．

15. 余晓锷，卢广文．CT 设备原理、结构与质量保证．北京：科学出版社．2005．

16. 冈萨雷斯，数字图像处理．北京：电子工业出版社．2007．

17. 张里仁．医学影像设备学．北京：人民卫生出版社，2000．

18. 张泽宝．医学影像物理学．2 版．北京：人民卫生出版社，2005．

19. 吴恩惠．医学影像学．北京：人民卫生出版社，2003．

20. 况明星．医用物理学．南昌：江西高校出版社，2000．

21. 张泽宝．医学影像物理学学习指导．北京：人民卫生出版社，2006．

22. 洪洋．医用物理学．2 版．北京：高等教育出版社，2008．

23. 王鹏程．医学影像物理学实验．北京：人民军医出版社，2007．

24. 赵喜平．磁共振成像系统原理及其应用．北京：科学出版社，2000．

25. 李萌，陈本佳．影像技术学．北京：人民卫生出版社，2008．

26. 张雪林．医学影像学．北京：人民卫生出版社，2001．

27. 张雪林．磁共振成像（MRI）诊断学．北京：人民军医出版社，2002．

28. 康晓东．现代医学影像技术．天津：天津科技翻译出版公司，2000．

29. 章新友．医学图形图像处理．北京：中国中医药出版社，2015.．

30. 章新友．医药电子技术．北京：中国中医药出版社，2019．

31. 章新友，侯俊玲．物理学．北京：中国中医药出版社，2016．

32. 章新友．医学成像与处理技术．北京：中国铁道出版社，2011．